耳鼻咽喉头颈外科专科护理手册

主　编　杨　辉　张文光　潘　乐
副主编　李丽红　郑智英　郑　婷
编　委（以姓氏笔画为序）

王海芬（山西医科大学第一医院）　　尚振林（山西医科大学第一医院）

白　洁（山西医科大学第一医院）　　郑　婷（山西医科大学第一医院）

刘　爽（山西医科大学第一医院）　　郑智英（山西医科大学第一医院）

刘丽芳（山西医科大学第一医院）　　赵奕雯（山西医科大学第一医院）

刘新林（山西医科大学第一医院）　　荆　璇（山西医科大学第一医院）

李　婷（山西医科大学第一医院）　　贾月丽（山西医科大学第一医院）

李丽红（山西医科大学第一医院）　　郭秀琴（山西医科大学第一医院）

杨　捷（山西医科大学第一医院）　　黄　婕（山西医科大学第一医院）

杨　辉（山西医科大学第一医院）　　常慧芳（山西医科大学第一医院）

何　婵（山西医科大学第一医院）　　康晓燕（山西医科大学第一医院）

何鹏飞（山西医科大学第一医院）　　谭　茜（山西医科大学第一医院）

张文光（山西医科大学第一医院）　　潘　乐（山西医科大学第一医院）

陈　佳（山西医科大学第一医院）

人民卫生出版社
·北京·

图书在版编目(CIP)数据

耳鼻咽喉头颈外科专科护理手册 / 杨辉,张文光,潘乐主编. -- 北京 : 人民卫生出版社,2024.11.
ISBN 978-7-117-37120-9

I. R473.76-62

中国国家版本馆 CIP 数据核字第 202417AJ95 号

人卫智网	www.ipmph.com	医学教育、学术、考试、健康,
		购书智慧智能综合服务平台
人卫官网	www.pmph.com	人卫官方资讯发布平台

耳鼻咽喉头颈外科专科护理手册
Erbi Yanhou Toujing Waike Zhuanke Huli Shouce

主　　编:杨　辉　张文光　潘　乐
出版发行:人民卫生出版社(中继线 010-59780011)
地　　址:北京市朝阳区潘家园南里 19 号
邮　　编:100021
E - mail : pmph @ pmph.com
购书热线:010-59787592　010-59787584　010-65264830
印　　刷:廊坊十环印刷有限公司
经　　销:新华书店
开　　本:787×1092　1/16　　印张:13
字　　数:316 千字
版　　次:2024 年 11 月第 1 版
印　　次:2024 年 11 月第 1 次印刷
标准书号:ISBN 978-7-117-37120-9
定　　价:39.00 元

打击盗版举报电话:010-59787491　E-mail: WQ @ pmph.com
质量问题联系电话:010-59787234　E-mail: zhiliang @ pmph.com
数字融合服务电话:4001118166　E-mail: zengzhi @ pmph.com

前　言

　　随着现代医学科学技术的发展,新的诊疗技术和治疗方法不断得到应用和推广,护理知识也随之得到拓展和完善。护理学是紧密联系自然科学与社会科学的为人类健康服务的综合性应用学科。随着医学科学的迅速发展和医学模式的转变,医学理论和诊疗护理方法不断更新完善,护理学科发生了巨大变化。为了促进广大耳鼻咽喉头颈外科医务人员在临床工作中更好地认识、了解相关疾病,普及和更新临床及护理知识,满足广大基层医务工作者的需要,我们结合临床经验,编写了《耳鼻咽喉头颈外科专科护理手册》。

　　本书以专科护理基础、专科疾病护理常规、专科诊疗技术及操作、专科急救及重症护理为主要内容,充分体现实用性和指导性。全书注重专科护理特色,将现代医学护理理论与实践经验进行有机结合,体现了较强的理论性、科学性和可操作性。本书由耳鼻咽喉头颈外科具有丰富临床经验及教学经验的专业人员编写,旨在为临床护理人员提供最新的专业理论和实践指导,帮助护理人员熟练掌握基本理论知识和临床护理技能,提高护理质量。

　　本书适合耳鼻咽喉头颈外科及相关专业医师及护理人员使用。

　　由于编者经验水平所限,书中不足之处恳请广大读者批评指正。

编者

2024 年 5 月

目　录

第一章

专科护理基础

第一节　耳鼻咽喉头颈外科常用护理评估

护理评估是护理程序的第一步,是有目的、有计划、系统地收集与护理对象健康有关的资料,随即对资料进行分析和判断,发现护理对象现存的或潜在的健康问题。资料根据来源的不同可分为主观资料和客观资料。主观资料是指患者自身经历的、感觉到的、想到的或只有本人才能描述出来的自身的症状、感知、感受、价值观、对健康状态的认知、心理感受、生活态度等,如喉部异物感、灼热感、疼痛感、吞咽梗阻感、濒死感等;客观资料是指通过观察或测量得到的资料,既可通过视、触、叩、听、嗅获得,也可通过各种医疗仪器检查获得,如血氧饱和度、喉镜检查、听力检查、CT、磁共振成像等检查结果。

总体而言,护理评估的基本内容可以从以下 4 个方面着手。

【评估健康史】

(1)了解患者此次患病的经历,包括疾病诱因、起病时间、主要症状、严重程度及患病后的诊断和治疗过程。以急性会厌炎为例,应评估患者有无呼吸道感染,有无邻近器官感染、如咽炎、扁桃体炎等,有无过度疲劳、吸入有害气体、外伤、误吸异物、接触病原体等,发病的时间,起病缓急,有无呼吸困难、声嘶,目前治疗情况等。

(2)了解患者的生活方式,包括饮食习惯、睡眠习惯、运动习惯、个人清洁卫生习惯,是否吸烟、饮酒、喝浓茶和咖啡,有无滥用药物等。如喉癌患者应重点评估其有无烟酒嗜好。

(3)了解患者过去的健康状况,有无高血压、血液病、营养不良等相关疾病,有无家族史、外伤史、手术史、过敏史等。女性患者还应了解月经史和生育史。如喉癌患者应评估是否有喉乳头状瘤、声带白斑病史等。

(4)如果患者就诊或住院时有严重的呼吸困难或疼痛等不适,护士应缩短询问健康史的时间,采集最关键问题的答案,避免增加患者的不适和痛苦。

【评估身体状况】

身体状况的评估侧重于耳、鼻、咽、喉、头颈部位结构和功能的异常表现,包括主观症状和体征。同时也要重视全身健康状况的评估,还应注意评估患者目前主诉是否引起饮食、营养、排泄、睡眠、自理、活动等方面的改变,以及改变的程度如何。

【了解辅助检查结果】

应从患者近期的各种辅助检查结果报告中了解患者的阳性体征、病变范围、病变性质等。耳鼻咽喉头颈外科患者常用的辅助检查包括听力检查、前庭功能检查、鼻内镜检查、喉镜检查,耳、鼻、咽、喉、颅底各部 X 线检查、CT 等。以喉癌患者为例,辅助检查资料包括喉镜检查结果、颈部B超结果、CT或磁共振成像检查报告、活检病理报告等。

【评估心理－社会状况】

患者的一般社会资料包括性别、年龄、民族、职业、婚姻状况、受教育水平、家庭住址、联系人等。

耳鼻咽喉头颈外科疾病均发生在头面部,疾病本身或其治疗方式会引起头面部明显的结构和功能改变。如上颌骨切除使面部严重塌陷,语音不清;全喉切除会使患者失去发声功能,且颈部留下终身性造口;耳聋会给患者的生活和工作带来严重障碍等。这些改变都会严重影响患者的心理社会状况,需要患者调整和适应生活的改变。若适应不良则会导致严重的心理疾病和社会适应异常,如自我形象紊乱、抑郁、家庭关系受损、社会适应能力降低、生活质量严重下降等,更有甚者还会产生极端情绪。所以,护士应重视评估患者的自我概念、认知能力、情绪和情感状态、角色适应状态、压力水平和压力应对方式、家庭结构、家庭功能、家庭关系、教育水平、生活方式、社会关系等。通过对患者心理和社会状况的评估,可以发现和确定患者存在或可能发生的心理和社会问题,并根据不同患者的特点提供有针对性的护理措施。

耳鼻咽喉头颈外科疾病的发生和发展与环境因素有密切关系,长期接触环境中的有害因素,可以直接或间接导致耳、鼻、咽、喉等器官的病变。环境中的有害因素大致分为三类,即物理因素,如高温、低温、高压、低压、噪声等;化学因素,包括有毒粉尘或气体;生物因素,包括病毒、真菌、细菌等。此外,一些持续用喉的职业,如教师、歌手等,若发声方法不当或用喉过度,会引起职业性声带疾病;患者的生活习惯如长期吸烟、饮酒等也与喉部疾病的发生和发展有密切关系。所以,护士评估患者时,要注意评估患者的职业、工作和生活环境、生活习惯、特殊嗜好及自我保健知识水平等,以针对性提高患者预防疾病发生和发展的有关知识和技能。

下面具体阐述耳、鼻、咽、喉、颈部的身体状况评估,包括常见症状和体征。

一、耳部状况评估

(一)耳部常见症状

1. **耳郭形状异常**　多见于先天性耳郭畸形、外伤或耳郭疾病,如化脓性耳郭软骨膜炎等,患者因形象异常可能会产生自卑心理。

2. **耳痛**　指耳内或耳周疼痛,约95%为耳部疾病所致,5%为牵涉性痛。耳痛的性质有钝痛、刺痛、抽痛等。根据发生机制可分为原发性耳痛和继发性耳痛,原发性耳痛多为耳部疾病所致,常见的原因有耳的各部分发生炎症、耳郭外伤、耳部肿瘤等;继发性耳痛主要为邻近器官疾病引起的神经反射性痛,如牙源性疾病、颞颌关节病变、急性扁桃体炎、茎突综合征等。耳痛会引起患者烦躁不安,无法正常学习和生活,小儿会哭闹不安、摇头等。

3. **耳漏**　指经外耳道流出或在外耳道积聚异常分泌物。黏液性或脓性耳漏多见于急慢性化脓性中耳炎;水样耳漏且有耳、颅脑外伤史或手术史,要警惕脑脊液耳漏。外耳道长期流脓且伴有臭味的患者,可能不愿与人接触,自尊水平降低。

4. **耳聋**　临床上将不同程度的听力下降称为耳聋,根据病变部位可分为传导性聋、感音神经性聋和混合性聋。传导性聋即病变发生在外耳和中耳的传音装置;感音神经性聋即病变发生在耳蜗和耳蜗以后的各部位;混合性聋兼有传导性聋和感音神经性聋。耳聋患者日常工作和生活会受到严重影响,患者易产生焦虑、孤独、恐惧、自卑等各种心理问题。此外,耳聋还会导致小儿言语功能发育障碍及社交困难。

5. **耳鸣**　为听觉功能紊乱的常见症状,可分为主观性耳鸣和客观性耳鸣。主观性耳鸣多见,为患者主观感到耳内或颅内有声响,而周围环境并无相应的声源;传导性聋患者的耳鸣为低音调或机器轰鸣,感音神经性聋患者的耳鸣多为高音调,如蝉鸣;主观性耳鸣原因尚不清楚,患者的精神、心理状态可能有较大影响。客观性耳鸣少见,指患者和他人都能听到耳鸣的声音,主要有血管的搏动声、咽鼓管异常开放的呼吸音和颞下颌关节紊乱发出的声音等。耳鸣常会使患者烦躁、失眠、头晕、情绪易激动等,而这些因素又可加重耳鸣,形成恶性循环。临床上还应注意有些耳鸣可能是某种疾病的先兆,如注射链霉素后发生耳鸣,提示可能已发生药物耳毒性反应;高血压患者出现耳鸣,提示血压可能上升。

6. **眩晕**　是自身与周围物体的位置关系发生的主观上的改变错觉,大多由周围前庭病变引起,表现为睁眼时周围物体旋转,闭眼时自身旋转,多伴有恶心、呕吐、出冷汗等自主神经功能紊乱现象。出现眩晕时,患者易发生跌倒,应注意安全防护。

(二) 耳部常见体征

1. **鼓膜充血**　多见于大疱性鼓膜炎、急性化脓性中耳炎早期、急性乳突炎等。
2. **鼓膜穿孔**　常见于鼓膜外伤、急性化脓性中耳炎未及时控制、慢性化脓性中耳炎等。
3. **鼓室积液**　多见于分泌性中耳炎。

二、鼻部状况评估

(一) 鼻部常见症状

1. **鼻塞**　指鼻通气不畅,常见于鼻及鼻窦疾病,如鼻炎、鼻窦炎、肿瘤、鼻中隔偏曲等。由于引起鼻塞的原因和病变的程度不同,可表现为单侧或双侧鼻塞,持续性、间歇性、交替性鼻塞或鼻塞进行性加重。鼻塞根据其严重程度可分为:轻度鼻塞,仅在有意识吸气时感到呼吸不畅;中度鼻塞,感觉通气不畅明显,有时须张口呼吸;重度鼻塞,完全须张口呼吸。患者长期鼻塞会引起许多不适或导致不良后果,如口唇干裂、口臭、慢性咽峡炎、小儿颌面发育畸形等,严重者会导致鼾症,甚至影响心肺功能。

2. **鼻漏**　是指鼻内分泌物过多,从前鼻孔流出或向后流入鼻咽部。由于原因不同,分泌物性状各异。水样鼻漏多见于急性鼻炎早期和变应性鼻炎发作期;脑脊液鼻漏多发生于外伤或术后,可疑者测定其鼻溢液葡萄糖和蛋白质含量可确诊;黏液性鼻漏见于急性鼻炎恢复期、慢性鼻炎和鼻窦炎等;脓性鼻漏见于较严重的鼻窦炎,有时伴有臭味;血性鼻漏见于鼻腔、鼻窦、鼻咽部肿瘤及鼻腔异物等。对鼻漏患者应仔细询问发生时间和诱因、鼻溢液量、持续时间、观察鼻溢液的性状及伴随症状等,以便准确评估患者。

3. **鼻出血**　又称鼻衄,是鼻科疾病常见临床症状之一,多因鼻腔病变引起,也可由全身疾病引起,偶有因鼻腔邻近病变出血经鼻腔流出者。鼻出血多为单侧,亦可为双侧;可间歇反复出血,亦可持续出血;出血量多少不一,轻者仅鼻涕中带血,重者可引起失血性休克;反复出血可导致贫血。鼻出血多见于高血压、凝血功能障碍、鼻部手术后、鼻腔肿瘤患者。

4. **喷嚏**　是鼻内三叉神经末梢受到粉尘、异味、冷气等刺激时,通过神经反射,先发生明显的吸气相,然后产生强大的、突发气流将刺激物喷出。一般情况下喷嚏是人体正常的鼻内保护性反射,但如果每日喷嚏次数过多,每次连续3个甚至更多,连续4d以上则可视为异常,多见于变应性鼻炎、急性鼻炎、血管运动性鼻炎等。此外,临床上也可见因焦虑、抑郁等精神因素引起的顽固性喷嚏。因此,应注意评估患者喷嚏发作的时间、诱因、频率、程度及有无伴随症状等,以做出正确判断。

5. **嗅觉障碍** 按原因可分为3种类型:呼吸性嗅觉减退和失嗅,如鼻腔阻塞、全喉或气管切开术后,呼吸气流不经鼻腔;感觉性嗅觉减退和失嗅,因嗅黏膜、嗅神经病变而不能感到嗅索存在;嗅觉官能症,因嗅中枢及嗅球受到刺激或变性所致,患者可能会产生嗅觉过敏、嗅觉倒错、幻嗅等,多见于癔症、神经衰弱、精神病等患者。嗅觉障碍会引起患者食欲减退、精神不振等症状。

（二）鼻部常见体征

1. **鼻黏膜充血肿胀与鼻甲充血肿大** 见于急慢性鼻炎、鼻窦炎、变应性鼻炎。
2. **鼻黏膜干燥,鼻甲缩小** 见于萎缩性鼻炎。
3. **鼻窦面部投射点红肿和压痛** 见于炎症较重的急性鼻窦炎患者。

三、咽部状况评估

（一）咽部常见症状

1. **咽痛** 为最常见的咽部症状,由咽部急慢性炎症、溃疡、异物或咽部邻近器官疾病引起,也可以是全身疾病的伴随症状,患者常因咽痛而不愿进食。

2. **咽部感觉异常** 患者自觉咽部有异物感或堵塞、贴附、瘙痒、干燥等异常感觉,常用力"吭"以清除。常见的原因有:咽部及其周围组织的器质性病变,如慢性咽炎、咽角化症、扁桃体肥大等;也可为神经官能症的一种表现,多与恐惧、焦虑等精神因素有关。

3. **吞咽困难** 是指吞咽费力,食物通过口、咽和食管时有梗阻感,吞咽时间延长甚至不能咽下食物。吞咽困难大致分为3种:功能障碍性,凡导致咽痛的疾病均可引起吞咽困难;梗阻性,因咽部或食管狭窄、肿瘤及扁桃体过度肥大,妨碍食物下行;麻痹性,因中枢性病变或周围性神经炎引起咽肌麻痹。吞咽困难严重的患者常处于营养不良、饥饿消瘦状态。

4. **打鼾** 睡眠时因软腭、悬雍垂、舌根等处软组织随呼吸气流颤动而产生节律性声音,各种病变造成的上呼吸道狭窄可引起打鼾,如肥胖等。鼾症患者常有注意力不集中、记忆力减退、工作效率低等特点,鼾声会影响他人,也影响患者人际交往。

（二）咽部常见体征

1. **咽部黏膜充血肿胀与咽后壁淋巴滤泡增生** 见于急慢性咽炎、急慢性扁桃体炎、扁桃体周脓肿、咽后脓肿等。

2. **腭扁桃体肥大** 见于急慢性扁桃体炎、生理性扁桃体肥大、扁桃体肿瘤等。临床上常将腭扁桃体肥大分为3度:Ⅰ度肥大,扁桃体仍局限于扁桃体窝内;Ⅱ度肥大,扁桃体超出扁桃体窝,但距中线有一定距离;Ⅲ度肥大,扁桃体肥大如核桃,达到或接近中线,甚至两侧扁桃体能相互碰触。

3. **腺样体肥大** 见于扁桃体炎、过敏性鼻炎、鼻窦炎等。

4

4. 鼻咽部隆起或新生物　见于鼻咽血管纤维瘤、鼻咽癌等。

四、喉部状况评估

（一）喉部常见症状

1. **声音嘶哑**　声带非周期性振动产生声音嘶哑,是喉部疾病最常见的症状。常见原因主要为声带病变,如炎症、息肉、肿瘤,以及支配声带运动的神经受损、癔症等。

2. **喉痛**　为喉部常见症状。常见原因主要有喉部急慢性炎症、喉部恶性肿瘤、喉结核、喉外伤等。

3. **吸气性呼吸困难**　主要表现为吸气费力,吸气时间延长,吸气时空气不易进入肺内,此时胸腔内负压增加,出现胸骨上窝、锁骨上窝、剑突下及肋间隙软组织凹陷,临床上称之为"四凹征"。常见于喉部阻塞性病变者,如先天性喉畸形、喉部炎症、喉水肿、喉肿瘤等。

4. **喉喘鸣**　是由于喉或气道发生阻塞,患者用力呼吸时气流通过喉或气管狭窄处发出的特殊声音,是喉部特有的症状之一。引起喉喘鸣的常见原因包括先天性喉喘鸣、喉部急性炎症、喉痉挛等。

（二）喉部常见体征

1. **喉部黏膜充血肿胀**　多见于急性喉炎、急性会厌炎、喉头水肿等。
2. **喉部息肉、肿瘤**　多见于声带息肉、声带小结、会厌囊肿、喉癌等。
3. **喉部黏膜增生、肥厚**　多见于喉部慢性炎症、先天性喉畸形。
4. **声带固定、活动度差、闭合不全**　多见于神经损伤、声带麻痹。

五、颈部状况评估

（一）颈部常见症状

1. **甲状腺功能亢进症**　简称甲亢,出现高代谢症状、交感神经功能亢进、基础代谢率增加及心血管功能改变,如脉率增快、脉压增大。

2. **压迫症状**　如压迫气管致呼吸困难;压迫食管致进食困难;压迫喉返神经致声嘶、失音甚至呼吸困难、窒息;胸骨后甲状腺压迫颈深静脉,可继发甲亢、亨特综合征。

3. **疼痛**:肿物过大会引起颈部憋胀、疼痛。
4. 颈部外形、皮肤颜色、肿物位置、大小、活动度。

（二）颈部常见体征

1. **甲状腺肿大**　早期甲状腺弥漫性肿大,之后甲状腺一侧叶或两侧叶多个结节肿大。
2. **突眼**　见于甲亢患者。
3. **淋巴结肿大**　甲状腺癌转移可见肿物邻近部位或肝、脾淋巴结肿大。

第二节　耳鼻咽喉头颈外科常用护理风险评估

一、跌倒／坠床风险评估

患者跌倒／坠床风险评估与护理措施记录见表1-1。

表1-1　患者跌倒/坠床风险评估与护理措施记录单

科室：　　　姓名：　　　性别：　　　年龄：　　　住院号：　　　诊断：

评估项目		得分	日期					
视力障碍		2						
听力障碍		1						
活动障碍	移动、转运时需要辅助或监督	2						
	肢体偏瘫或行走时步态不稳	3						
精神状态异常（躁狂、重度抑郁、焦虑）		3						
意识障碍		3						
头晕、眩晕、直立性低血压		2						
有不明原因跌倒经历		1						
体能虚弱（白天过半时间卧床或坐椅）		2						
排尿或排便需要他人协助		1						
使用高跌倒风险药物	使用1种	1						
	使用2种或以上	2						
	过去24h内有手术或镇静史	3						
患者携带导管	携带1种导管	1						
	携带2种导管	2						
	携带3种或以上导管	3						
其他危险因素（短暂性脑缺血发作、低血糖、阿-斯综合征）		3						
年龄≥60岁	60~69岁	1						
	70~74岁	2						
	≥75岁	3						
风险评估得分								

护理措施

1. 床头悬挂跌倒或坠床标识
2. 提供足够的灯光、消除病房及床旁通道障碍
3. 协助患者上、下床
4. 协或助指导患者上（床边）大小便
5. 避免地面积水导致湿滑
6. 加强观察、巡视，特别加强夜间巡视，做好交接班
7. 固定床、轮椅、座椅
8. 呼叫器放于患者易取位置，并教会患者使用
9. 使用床挡并保持稳妥
10. 使用约束带

护士签字

家属签字

注：高跌倒风险药物有散瞳剂、镇静催眠药、降压利尿剂、镇痉抗癫痫剂、麻醉止痛剂、降血糖药、抗组胺类药物、抗心律不齐药、泻药等。

二、压力性损伤评估

沃特洛（Waterlow）压力性损伤危险因素评估与护理措施记录见表 1-2。

表 1-2 沃特洛（Waterlow）压力性损伤危险因素评估与防范措施记录单

科室： 姓名： 性别： 年龄： 住院号： 诊断：

	评估项目												护理措施					护士签字	家属签字
日期	体重指数(BMI)	皮肤类型	性别	年龄（周岁）	营养状况	食欲	控便能力	运动能力	其他危险因素	药物	风险评估得分		1. 对活动能力受限或长期卧床患者，2h变换体位或使用充气床垫，使用者采取局部减压措施	2. 保持患者皮肤清洁，衣物、汗液、床单位和床垫清洁干燥，无皱褶	3. 大小便失禁患者及时清洁局部皮肤，肛周涂皮肤保护剂	4. 骨突出皮肤，使用半透膜敷料或者水胶体敷料保护	5. 每班严密观察并严格交接患者皮肤状况，特别是耳廓、骶尾、肩甲部、枕部等易受压部位		

注：BMI=体重(kg)/[身高(m)]²。

1. 病人入院或转入 24h 内评估。
2. 评分≥10 分为危险；15~19 分为高度危险；≥20 分为非常高度危险。
3. 评分≥10 分者填写记录单，科室自行管理；评分≥15 分者，同时上报护理部。
4. 首次评估后执行相关护理措施，长期（>1 个月）卧床者，应每周重新评估 1 次。危险因素没有发生变化的患者，每周评估 1 次。病情改变须每次重新评估。并记录。
5. 评估说明

性别 男：1 分；女：2 分。
年龄（周岁） 14~49 岁：1；50~64 岁：2；65~74 岁：3；75~80 岁：4；≥81 岁：5 分。
营养状态 抽烟：1 分；贫血：2 分；周围血管病：5 分；心衰单器官衰竭：5 分；多器官衰竭：8 分。恶液质：8 分。
食欲 中等：0 分；差：1 分；流食/鼻饲：2 分；禁食/厌食：3 分。
控便能力 完全/导尿：0 分；小便失禁：1 分；大便失禁：2 分；大小便失禁：3 分。
运动能力 完全：0 分；躁动不安：1 分；冷漠的：2 分；限制的：3 分；卧床：4 分；轮椅：5 分；创伤：5 分。
其他危险因素 糖尿病：4 分；心脑血管意外：4 分；脊柱手术：6 分；手术时间>6h：8 分。多发性硬化、感觉异常、运动异常
手术时间>2h：5 分；>30：6 分；<20：7 分。
药物 服用细胞毒性药物、长期服用大量类固醇、抗生素：4 分。

体重指数 20~24.9：4 分；25~29.9：5 分；≥30：6 分；<20：7 分。
皮肤类型 菲薄/干燥/水肿/潮湿：1 分；颜色异常：2 分；破溃：3 分。

三、管路滑脱风险评估

管路滑脱风险评估与护理措施记录见表1-3。

表 1-3　管路滑脱风险评估与护理措施记录单

科室：　　　姓名：　　　性别：　　　年龄：　　　住院号：　　　诊断：

评估项目及分值

评估项目	选项（分值）
管道类型	胃肠导管/导尿管(1)；外周静脉导管(1)；中心静脉导管(2)；透析管路(2)；胸腔造瘘管/腹腔以下的胃肠管/盆腔/创腔引流管(2)；T形引流管/脑室引流管(3)；气管切开套管/气管插管(3)；动脉插管(3)
年龄	14~69岁(0)；0~13岁/≥70岁(2)
意识状态	清楚(0)；昏迷/镇静良好(1)；嗜睡/意识模糊(2)；烦躁/谵妄(3)
精神状态	正常(0)；痴呆/认知障碍(2)；行为异常/抑郁(3)
病史	自杀/拔管(3)
导管固定方式	缝合固定/球囊固定(1)；胶贴固定器(2)；胶贴(3)
活动	完全自主活动(1)；使用助行器行动不稳/有约束措征约束(2)；绝对卧床/定时翻身(3)
疼痛/不适	疼痛Ⅰ级/有不适可耐受(1)；疼痛Ⅱ级/有不适可耐受(2)；疼痛Ⅲ级/有不适不可耐受(3)
合作性	完全配合(0)；间断配合(1)；配合差/不配合(3)
风险评估得分	

护理措施

1. 各种管路标识明确，床头悬挂防导管滑脱标识
2. 行健康宣教，告知患者、家属或陪护相关知识，征得患者家属或家属理解配合
3. 按护理级别巡视患者，夜间巡视次数增加
4. 每班床头交接管路情况，保持引流通畅，执行正确的管道护理操作，各种高危时段增加巡视次数并记录留置管长度
5. 协助翻身、搬动患者时，保护管路和各种导管，避免管路滑脱
6. 烦躁、自杀史、精神异常行为、不合作的患者，进行规范有效约束
7. 遵医嘱落实镇静和镇痛措施，及缓解留置管者引起的疼痛和不适
8. 及时评估导管留置的必要性，与医师沟通拔管计划，置管时间

日期　　　护士签字　　　家属签字

注：1. 留置各种导管可累计计分，其余项目不累计计分；导管固定方式中，如有多条管道，以其中固定方式风险评估值高的计分。
2. 置留各种导管的患者，责任护士均应进行首次风险评估，<8分为轻度风险，9~12分为中度风险，≥13分为高度风险。
3. >9分的患者随时可能发生管路滑脱，应悬挂防导管滑脱警示标识，并根据病情每日跟踪评估1次，直至风险评估≤8分。
4. 有风险变化时及时评估，风险评估≥13分的患者每日评估。

四、静脉血栓栓塞风险评估

静脉血栓栓塞 (venous thromboembolism, VTE) 风险评估见表 1-4。

表 1-4　静脉血栓栓塞 (VTE) 风险评估

科室:　　　姓名:　　　性别:　　　年龄:　　　住院号:　　　诊断:

评估项目	危险因素	分值							
	脑卒中(1个月内)	5							
	择期关节置换术	5							
	髋关节、骨盆或下肢骨折	5							
	急性脊髓损伤(1个月内)	5							
	年龄 >75 岁	3							
	VTE 病史	3							
	VTE 家族史	3							
	V因子莱登突变	3							
	凝血酶原 G20210A 突变	3							
	狼疮抗凝物阳性	3							
	抗心磷脂抗体阳性	3							
	血清同型半胱氨酸升高	3							
	肝素诱导的血小板减少症	3							
	其他先天性或获得性血栓形成倾向	3							
	年龄 61~74 岁	2							
	恶性肿瘤	2							
	计划关节镜手术(>45min)	2							
	计划开放性手术(>45min)	2							
	计划腹腔镜手术(>45min)	2							
	石膏固定	2							
	中心静脉导管	2							
	限制活动 >72h	2							
	年龄 41~60 岁	1							
	计划小手术(<45min)	1							
	下肢水肿	1							
	严重肺部疾病(1个月内)	1							
	败血症(1个月内)	1							
	肺功能异常	1							
	静脉曲张	1							
	急性心肌梗死	1							
	充血性心力衰竭(1个月内)	1							
	炎性肠病	1							
	限制活动 <72h	1							
	妊娠期或产后1个月	1							
	不能解释或二次自然流产病史	1							
	口服避孕药或激素替代治疗	1							
评估日期									
总分									
护士签字									

五、疼痛评估

疼痛评估见表 1-5。

表 1-5　疼痛评估单

科室：　　　　　姓名：　　　　　性别：　　　　　年龄：　　　　　住院号：
诊断：　　　　　身高：　　cm　　体重：　　kg

1. 疼痛部位及性质	
疼痛部位（请在图中标明疼痛部位,并在疼痛最剧烈的部位以"X"标出）	疼痛性质（在选项后画"√",可多选;选择其他需要额外注明疼痛性质）

前面　　　　　背面

右　　　　左　　　左　　　右

疼痛性质列一	疼痛性质列二
1. 酸痛□	10. 牵拉样痛□
2. 刺痛□	11. 压榨样痛□
3. 跳痛□	12. 放电样痛□
4. 钝痛□	13. 电击样痛□
5. 胀痛□	14. 烧灼样痛□
6. 坠痛□	15. 麻木样痛□
7. 钻顶样痛□	16. 刀割样痛□
8. 爆裂样痛□	17. 束带样痛□
9. 撕裂样痛□	18. 轻触痛□
19. 其他:	

2. 疼痛分级及评分		
疼痛等级	临床表现	评分
无痛	无痛	0分
轻度疼痛（不影响睡眠）	安静平卧不痛,翻身、咳嗽、深呼吸时疼痛	1分:安静平卧不痛
		2分:安静平卧不痛,咳嗽疼痛,深呼吸不痛
		3分:安静平卧不痛,咳嗽、深呼吸疼痛
中度疼痛（入睡浅）	安静平卧时有疼痛,影响睡眠	4分:安静平卧时间歇疼痛
		5分:安静平卧时持续疼痛
		6分:安静平卧时疼痛较重
重度疼痛（睡眠严重受限）	翻转不安,无法入睡,全身大汗,无法忍受	7分:疼痛较重,翻转不安,疲乏,无法入睡
		8分:持续疼痛难忍,全身大汗
		9分:剧烈疼痛无法忍受
		10分:剧烈疼痛,生不如死

（一）评估时机

入院、自觉疼痛、术后及使用镇痛措施时。

（二）疼痛评估与记录频率

1. 首次疼痛评分≤2 分，不必再评。

2. 疼痛评分为 3~4 分，每天评估 2 次，时间为 7：00、15：00。

3. 疼痛评分≥5 分，每天评估 3 次，时间为 7：00、15：00、22：00。

4. 连续 24h 评分≤2 分时停止评估。

5. 手术患者麻醉清醒后 24h 内评估 3 次，后续的评估频率按常规进行。

6. 当患者发生即时疼痛须立即评估，将评分与镇痛措施记录于护理病历中，40min 后复评并记录，之后按上述要求频率进行评估。

（三）用药后复评时间

①静脉注射 20min 后；②肌内注射 30min 后；③口服 60min 后。

六、营养评估

营养评估见表 1-6。

表 1-6　营养评估单

评估项目			评分
体重指数（BMI）	过轻：<18.5　　适中：18.5~24　　过重：25~29　　肥胖：30~34　　非常肥胖：>35 　　　3 分　　　　　0 分　　　　　　0 分　　　　　　0 分　　　　　　0 分		
疾病评分	3 分：颅脑损伤 / 骨髓移植 / 加护病患（APACHE>10 分）		
	2 分：腹部大手术 / 脑卒中 / 重度肺炎 / 造血系统恶性肿瘤		
	1 分：骨盆骨折或慢性病患者合并肝硬化、COPD、长期血液透析、糖尿病、肿瘤等疾病		
营养状态评分	体重下降>5% 是在	3 分：1 个月内	
		2 分：2 个月内	
		1 分：3 个月内	
	1 周内进食量较从前减少	3 分：76%~100%	
		2 分：51%~75%	
		1 分：25%~50%	
年龄评分	1 分：年龄>70 岁		
	0 分：年龄≤70 岁		
评估总分值			
执行者		执行时间	

注：总分值≥3 分，患者处于营养风险，需要营养支持，应结合临床实际需求，并请营养科会诊，协助制订营养治疗计划。

七、心理社会评估

心理社会评估见表 1-7。

表 1-7　心理社会评估见表

科室：　　　姓名：　　　性别：　　　年龄：　　　住院号：　　　诊断：

文化程度：　　　　职业：　　　婚姻状况：　　　　　日期：

指导语:请根据被试者最近两周的实际感觉,以被试者对问题的第一印象迅速选择最适合被试者情况的选项。不要猜测题目内容要求,答案本身无正确与错误之分。每一题必须作答,不能空题。		
项目 / 说明		**评分**
1. 感觉担心或紧张	完全没有	0	
	偶尔	1	
	一部分时间	2	
	大部分时间	3	
	全部时间	4	
2. 没有缘由地感觉害怕	完全没有	0	
	偶尔	1	
	一部分时间	2	
	大部分时间	3	
	全部时间	4	
3. 感觉心神不宁	完全没有	0	
	偶尔	1	
	一部分时间	2	
	大部分时间	3	
	全部时间	4	
4. 感觉不安而平静不下来	完全没有	0	
	偶尔	1	
	一部分时间	2	
	大部分时间	3	
	全部时间	4	
5. 感觉心情低落,无法快乐起来	完全没有	0	
	偶尔	1	
	一部分时间	2	
	大部分时间	3	
	全部时间	4	

续表

项目/说明			评分
6. 感觉对很多平常感兴趣的事情提不起兴趣	完全没有	0	
	偶尔	1	
	一部分时间	2	
	大部分时间	3	
	全部时间	4	
7. 感觉过去经常做的事情现在有些力不从心	完全没有	0	
	偶尔	1	
	一部分时间	2	
	大部分时间	3	
	全部时间	4	
8. 感觉疲乏,没有精神	完全没有	0	
	偶尔	1	
	一部分时间	2	
	大部分时间	3	
	全部时间	4	
9. 感觉生活没有意思	完全没有	0	
	偶尔	1	
	一部分时间	2	
	大部分时间	3	
	全部时间	4	
10. 感觉死亡对自己来说是一种解脱	完全没有	0	
	偶尔	1	
	一部分时间	2	
	大部分时间	3	
	全部时间	4	

总分≤11分表示无不良情绪,总分12~16分表示轻度不良情绪,总分17~21分表示中度不良情绪,总分≥22分表示重度不良情绪,条目9~12大于等于1分提示有自杀风险。

第三节　耳鼻咽喉头颈外科常见辅助检查

一、耳部辅助检查

耳部临床检查方法主要包括主观听力检查、客观听力检查、前庭功能检查、耳内镜检查及耳部影像学检查。目前临床常用的主观听力检查有纯音测听、言语测听、小儿行为测听和盖莱试验;客观听力检查主要有听性脑干反应、自动听性脑干反应、耳声发射、声导抗、咽鼓管压力测定、耳蜗电图和前庭诱发肌源性电位。

（一）主观听力检查

1. 纯音测听 是测试听觉敏度的标准化的主观行为反应测听。

（1）目的

1）定量：判断耳聋的程度。

2）定性：判断耳聋性质（传导性聋、感音神经性聋、混合性聋）。

3）定位：判断病变位置（外耳、中耳或耳蜗、蜗后）。

（2）适应证：听力损失者。

（3）检查前准备

1）测试环境准备：隔声室。

2）仪器准备：输入患者姓名、年龄、性别等基本信息。

3）患者准备：简单询问患者病史；检查患者耳道有无畸形、耵聍、异物，鼓膜有无穿孔等；除去眼镜、耳饰、拨开头发；佩戴气导耳机（左蓝右红）或骨导耳机（骨振子放置在乳突区）。

（4）检查中配合及注意事项：向患者解释测试要求，听到声音按按钮，没有声音不按，不论左右、不论大小，听到一声按一下。

（5）结果判读：根据听力损失的程度、类型来划分。

1）根据听力损失的程度分级：以单耳听力损失为准，分轻度（26~40dB HL）、中度（41~55dB HL）、中重度（56~70dB HL）、重度（71~90dB HL）、极重度（91dB HL 以上）5 级，一般听阈小于 25dB HL 称为正常听力。

2）根据听力损失的类型进行分类：按照气、骨导的关系分为传导性聋、感音神经性聋和混合性聋。传导性聋是指气、骨导阈值差大于 10dB HL 且骨导阈值在正常范围内，常见于中耳或外耳原因；感音神经性聋是指气、骨导阈值差小于 10dB HL 且均不在正常范围，大部分为内耳原因；混合性聋是指气、骨导阈值差大于 10dB HL 且阈值不在正常范围内。

2. 言语测听 用言语信号作为声刺激，检查受试者的言语接受阈和言语识别能力的听力学测试方法。

（1）目的：进行言语接受阈和言语识别能力检查，用言语接受阈和言语识别率表述言语听力损失程度。

（2）适应证：听神经病诊断；判断助听器的助听效果；可用于言语听力康复的评估；用于儿童或一些对纯音测听不配合患者的听觉敏度测量。

（3）检查前准备

1）设备准备：包括言语听力计的校准、耳机的校准和扬声器的校准。

2）受试者及测试者的准备：受试者在测试前应避免明显的噪声暴露，在检查前至少要休息 5min；检查前应对受试者做耳镜检查，如有耵聍堵塞外耳道应予以清除；测试者检查受试者耳机佩戴是否正确，压耳式耳机不应压扁外耳道，若为声场测试，检查音响放置的位置及受试者坐的位置是否正确；须确认受试者听懂检查材料的能力，如果受试者是用口语声对检查材料做出反应，应确保受试者能够复诵检查材料。

（4）检查中配合及注意事项

1）向受试者说明检查耳的顺序、将会听到的检查项类型及如何做出相应反应。

2）鼓励受试者大胆猜测，听到任何言语信号时都要做出反应，即使言语信号很轻。

3）听到每一个检查项后应立即做出反应,不要过多思考。

4）在复诵听到的检查项时,应大声清晰地复述出来,对每个检查项只能有 1 个对应的反应。

5）针对不是口语复述的测试,受试者应迅速指出所对应的图片、字或写下答案。受试者应保持安静,避免不必要的动作。

3. **小儿行为测听** 是指检查者通过小儿表现出来的对声音产生反应的行为(如将头转向声源或做出某种动作)来判断小儿听阈的一种主观测听方法。

(1) 目的:判断小儿听力损失程度、性质(传导性聋、感音神经性聋、混合性聋)及听力损失对小儿交流能力造成的影响。

(2) 适应证:目前临床上根据受试者的年龄阶段不同选择不同的小儿行为测听方法。① 6 个月以内婴幼儿:行为观察测听;② 7 个月 ~2.5 岁:视觉强化测听;③ 2.5~6 岁及听力损失较重或者多发残疾的大龄患儿:游戏测听。

(3) 检查前准备

1）测试应在隔声室中进行。灯光照亮测试房间,但在受试者视线范围内不能出现测试者活动的阴影。

2）测试者采集病历,与受试者尽快建立亲密关系。

3）尝试建立条件化,判断当下受试者状态是否可以进行测试,让其学会等待刺激声出现才可以进行游戏。

(4) 检查中配合及注意事项

1）尽可能让受试者戴耳机,判断其是否能独立完成给定的游戏。

2）根据已知的听力结果或预估听阈,给予阈上 15dB 或更高的刺激声。

3）训练受试者建立条件化。

4）观察者要吸引受试者,让其注意自己面前分散注意力的玩具,使其处于相对安静的状态,这样测试者很容易察觉受试者对刺激声的行为变化或反应方式。

5）正式测试:最佳初始频率从 1 000Hz 和 4 000Hz 开始,运用纯音测听法,使用声场或耳机测试。测试者应控制测试进程,控制给出的刺激声强度和频率范围。测试者在受试者转头和身体移动时确定这种反应是否正确。

4. **盖莱试验** 用于检查鼓膜完整患者镫骨底板活动情况的试验。

(1) 目的:检查镫骨有无固定。

(2) 适应证:耳硬化症。

(3) 检查前准备:安静的周围环境;患者平静、放松。

(4) 检查中配合及注意事项:将振动的 C256 音叉柄底放在鼓窦区,同时以鼓气耳镜向外耳道交替加压和减压,受试者感受声音的变化。

(5) 结果判读:若受试者感觉声音有强弱波动,即加压时顿觉声音减低,减压时恢复,为阳性,表明镫骨活动正常;若加压、减压时感觉声音无变化,则为阴性,为镫骨底板固定征象。

(二) 客观听力检查

1. **听性脑干反应(auditory brainstem response,ABR)** 指给予声音刺激,在头皮表面记录由听觉神经通路所产生的电位。

15

（1）目的：客观评估听力状况和脑干病变。

（2）适应证：传导性聋、梅尼埃病、听神经瘤、诊断脑干病变、功能性聋和伪聋，客观评估听阈。

（3）检查前准备

1）测试环境：隔声室应远离电器设备。在隔声室内壁（6面）加装铜丝网进行电屏蔽。室内电源引线应用屏蔽线，屏蔽层接地。

2）测试设备：包括耳机（插入式耳机、扬声器、骨导耳机、耳罩式耳机）、电极、生物信号放大滤波器、信号平均叠加器、电脑和打印机。

3）皮肤去脂：用棉块蘸取医用乙醇，并涂抹少许摩擦膏，对皮肤进行脱脂处理，以降低皮肤阻抗，使其低于 $5k\Omega$，并尽量降低极间阻抗。

（4）检查中配合及注意事项

1）嘱患者平卧于检查床上，全身放松，保持安静或睡眠状态，不须对测试中给出的声音做出任何反应。

2）婴幼儿进行听性脑干反应须服用镇静药，保持在睡眠状态进行测试。给药方式可分为口服、肌内注射和灌肠。

3）参数设置：换能器，如插入式耳机、压耳式耳机、骨导耳机；刺激信号，包括短声（click）、短纯音（tone burst）、短音（tone pip）、线性调频信号（chirp）等，均使用交替波刺激；刺激重复率为 20.1Hz；刺激速率采用 19.1 次 /s 或 21.1 次 /s；电极导联：记录电极置于颅顶或前额，参考电极置于同侧乳突或耳垂，接地电极置于鼻根处；叠加次数，至少叠加 1 000 次；滤波设置，高通滤波截止频率设置为 10~30Hz，低通滤波截止频率设置为 1.5~3kHz；记录时窗为 10~20ms。

2. 自动听性脑干反应　是以 ABR 为基础的一种电生理测试技术，通过使用测试部件，即将电极、扬声器及前置放大器集合为一体，通过耳罩式耳机或插入式耳机完成测试的技术。

（1）目的：反映外周听觉系统、第Ⅷ脑神经和脑干听觉通路的功能。

（2）适应证：对新生儿及婴儿进行听力筛查。

（3）检查前准备：受试者应处于安静睡眠状态。

（4）检查中配合及注意事项：通常需要在前额、乳突或面颊和颈背部放置一次性表面电极进行测试，给予 35dB nHL 短声刺激，速率为 93 次 /s，叠加 2 000 次。

（5）结果判读：通过将受试者的波形与正常者 ABR 测试数据所得的标准模板进行比较，设备自动显示筛查结果为"通过（pass）"或"未通过（refer）"。

3. 耳声发射　是产生于耳蜗，经听骨链及鼓膜传导释放入外耳道的音频能量。

（1）目的：反映耳蜗的主动调谐功能是否正常。

（2）适应证：新生儿听力筛查、蜗后病变诊断、内耳功能检查、药物治疗监控、耳鸣、听觉过敏。

（3）检查前准备：安静的周围环境，记录耳声发射时的噪声环境应尽量保持在 30dB HL 以下，一般应该在隔声室内进行；去除电、声干扰，应注意仪器的电屏蔽和机壳接地；探头放置时应使探头尖端尽量对准鼓膜，探头与耳道耦合好。

（4）检查中配合及注意事项：受试者应尽量保持安静，避免身体活动及吞咽等动作，保持平静呼吸。应注意连接头的电缆位置，避免与受试者身体产生摩擦。

4. **声导抗** 中耳对外界传来的声能有吸收传导的特性,又有反射和声阻抗的特性,通过测试中耳的声阻抗或声导纳,了解中耳的功能状态。

(1)目的:评估中耳功能及第Ⅶ、第Ⅷ脑神经功能状态。

(2)适应证:①可客观显示中耳传音系统是否正常,听骨链是否中断、硬化,咽鼓管是否通畅,鼓室内有无负压、积液、粘连。②可鉴别感音性聋是由于耳蜗病变,还是由于耳蜗后听神经的病变引起。③周围性面瘫的定位。④鉴别伪聋。⑤鉴别肉眼不易辨认的小穿孔。⑥听力重建术后疗效观察。

(3)检查前准备:安静的周围环境;探头放置时应使探头尖端尽量对准鼓膜,探头与耳道耦合好。

(4)检查中配合及注意事项:受试者应尽量保持安静,避免身体活动及吞咽等动作,保持平静呼吸。应注意连接头的电缆位置,避免与受试者身体产生摩擦。

(5)结果判读:鼓室导抗图的横坐标为外耳道压力(单位为daPa,外耳道压力在 -400~200daPa 之间变化),纵坐标为声导抗声顺(临床上常以容积替代表示,单位为ml);一般正常耳的声反射阈为 70~95dB HL。

5. **咽鼓管压力测定** 是一种在鼓膜完整时,结合吞咽动作(吞咽动作通过咽腭肌肉,改变咽鼓管状态,从而改变中耳的压力)进行动态观察声导抗鼓室峰压的变化,了解咽鼓管功能的检查。

(1)目的:评估咽鼓管功能。

(2)适应证:咽鼓管功能不良。

(3)检查前准备:安静的周围环境;探头放置时应使探头尖端尽量对准鼓膜,探头与耳道耦合好。

(4)检查中配合及注意事项:鼓膜完整时,进行第一次声导抗鼓室压力测定,记录峰值压力;嘱患者鼓气,进行第二次声导抗鼓室压力测定,记录峰值压力;嘱患者吞咽,进行第三次声导抗鼓室压力测定,记录峰值压力。

(5)结果判读:吞咽或鼓气时,中耳压力变化≥20daPa,为咽鼓管功能良好。

6. **耳蜗电图** 是声刺激后来自耳蜗及听神经的电活动,是诊断内耳疾病的重要方法之一。

(1)目的:测量耳蜗电反应和听神经电位。

(2)适应证:①辅助判断 ABR 中的Ⅰ波。②术中检测耳蜗毛细胞和听神经功能。③梅尼埃病、膜迷路积水的诊断。

(3)检查前准备

1)测试环境要求:在电屏蔽室进行测试,测试人员须对听觉诱发电位仪、换能器、导联线、记录电极等部件进行检查。

2)受试者应尽量放松,必要时检查前签署知情同意。

3)用耳镜查看鼓膜及外耳道状况,必要时进行外耳道冲洗。

4)测试解释工作:一方面,让患者了解放置记录电极可能会引起耳部不适,告知患者该电极并非用于施加电刺激,而是记录由声音引起的人体正常电活动,放置电极引起的不适是一过性的,打消患者顾虑;另一方面,嘱患者测试期间安静躺在诊疗床上,保持全身放松,不须对测试中给出的声音做出任何反应。

（4）检查中配合及注意事项

1）将患者的耳道向后外上方牵拉，借助额镜看清鼓膜光锥，使用卷棉子蘸取 95% 乙醇或乙醚，轻轻擦拭鼓膜前下象限使之充分脱脂，将耳蜗电极放置于鼓膜。记录电极置于鼓膜上，参考电极置于同侧乳突或耳垂，接地电极置于鼻根处。

2）操作过程中嘱患者尽量保持安静，切忌突然晃动头部，尽量避免身体活动及吞咽等动作，保持平静呼吸。

3）刺激强度是引出波形的重要参数之一，通常短声起始强度是 80~100dB nHL，低于该强度波形往往分化不好。

4）参数设置：①通常刺激速率可设定在 20~40 次 /s。②放大器增益通常设置为 100×10^3。③滤波器截止频率推荐设置为 100~3 000Hz。④叠加次数至少为叠加 1 000 次，通常不超过 1 500 次。⑤记录窗宽通常设置为 5~10ms。⑥除非患者存在小耳畸形，否则换能器尽量使用插入式耳机进行气导测试。

7. 前庭诱发肌源性电位（vestibular evoked myogenic potentials，VEMPs）　是一种强声诱发的短潜伏期反应，可分为在胸锁乳突肌记录到的颈性前庭诱发肌源性电位（cervical vestibular evoked myogenic potential，cVEMP）和在眼外肌记录到的眼性前庭诱发肌源性电位（ocular vestibular evoked myogenic potential，oVEMP）。

（1）目的：共同评价耳石器功能，其中 cVEMP 评价球囊功能，oVEMP 评价椭圆囊功能。

（2）适应证：前庭神经炎、梅尼埃病、听神经瘤、上半规管裂、大前庭导水管综合征、突发性聋及耳石症。

（3）检查前准备

1）安静的周围环境，一般应在隔声室内进行。

2）去除电、声干扰，应注意仪器的电屏蔽和机壳的接地。

3）皮肤去脂：皮肤阻抗<5kΩ，极间电阻<1kΩ。

4）电极放置：接地电极置于鼻根处；cVEMP 参考电极置于胸骨上窝处，记录电极置于同侧胸锁乳突肌上 1/3 处；oVEMP 参考电极置于下颌，记录电极置于对侧眼睑中央下方 1cm 处。

（4）检查中配合及注意事项

1）患者应尽量保持安静，保持平静呼吸。

2）cVEMP 测试时，患者可保持平卧位，双侧耳同时给声，患者听到声音抬头，使胸锁乳突肌激动，直到声音结束；也可患者保持平卧位或坐位，单侧耳给声，患者听到声音后向对侧转头，使胸锁乳突肌激动，直到声音结束。

3）oVEMP 测试时，患者应保持平卧位或坐位，单侧或双侧耳给声，患者听到声音后保持眼球向上，使眼下肌激动，直至声音结束。

4）参数设置：采用 500Hz 短纯音，上升 / 下降时间 1ms，峰时持续时间 2ms，刺激频率 5Hz，记录窗宽 50ms，滤波 10~1 000Hz，强度 100dB nHL。

（三）前庭功能检查

前庭功能检查是由很多试验组成的，临床最常见的检查有眼动检查、温度试验图、视频头脉冲试验、前庭自旋转、主观视觉垂直 / 水平线及变位试验等。主要通过观察前庭系统病变引起的自发体征,或通过某种生理性或非生理性刺激诱发前庭反应进行观察,推断前庭系统病变的程度和部位。

1. 眼动检查 包括自发性眼震检查法、扫视试验、平稳跟踪试验、凝视试验和视动性眼震试验,如出现异常提示可能为中枢性质的损害。

（1）目的:评价前庭眼反射(vestibulo-ocular reflex,VOR)功能,确定眼震是由于外周或中枢性病变还是某些眼疾引起。

（2）适应证:突发性聋伴眩晕、脑卒中、迷路炎、梅尼埃病、前庭神经炎、耳硬化症、上半规管裂、前庭阵发症、前庭性偏头痛、双侧前庭病、持续性姿势 - 知觉性头晕、帕金森病、橄榄体脑桥小脑萎缩、听神经瘤等相关疾病。

（3）检查前准备:女士请勿化妆(勿涂睫毛膏、画眼线);有白内障、斜视、失明等眼部疾病应提前告知医师。

（4）检查方法:受试者取坐位,头部固定正中位,眼睛追随视靶移动。

（5）检查中配合及注意事项:时刻提醒受试者集中注意力;密切关注受试者的情况,如出现不良反应及时汇报医师并做出相应处理。

2. 温度试验 通过温度变化的刺激引发前庭眼动反射(VOR)反应。

（1）目的:评估水平半规管超低频功能状态,测试频率约为 0.003Hz。

（2）检查前准备:检查前至少 24h 内避免服用任何兴奋或抑制中枢系统的药物;不能饮酒及咖啡;检查前应禁饮食或少量进食;女士勿化妆(勿涂睫毛膏、画眼线);有白内障、斜视、失明、严重颈椎病、高血压、冠心病等应提前告知医师。

（3）检查方法:①受试者保持仰卧位头部抬高 30°,使水平半规管呈垂直位。②灌注顺序为右热气(水)→左热气(水)→右冷气(水)→左冷气(水)。③依次进行灌注分别观察眼震,待最大眼震出现后进行固视抑制检查,时间>10s,结束固视抑制检查后再观察 10s 左右,结束测试。

（4）检查中配合及注意事项:温度试验为诱发性试验,会引起强烈的不适感,严重时可出现呕吐、心悸、四肢麻木等不良反应。应提前告知受试者可能出现的不良反应,须放松心情,不能耐受及时告知医师,根据情况判断检查是否继续进行。年幼及老年患者应由家属陪同。

3. 视频头脉冲试验 通过高频、快速甩头动作刺激相应半规管。

（1）目的:评估半规管系统的功能,是前庭眼动反射的高频检测技术之一,测试频率为 2~5Hz。

（2）检查前准备:女士勿化妆(勿涂睫毛膏、画眼线);有严重颈椎病、白内障、斜视、失明等眼部疾病应提前告知医师。

（3）检查方法

1）水平半规管:低头约 30° 紧盯正前方视靶(水平半规管处于水平面),开始水平方向甩头(向左甩头刺激左侧水平半规管,向右甩头刺激右侧水平半规管)。

2）左前右后半规管:头向右转 45°（头位图视线变黄 / 绿）,嘱患者盯住正前方视靶(左前右后半规管处于矢状面),开始在矢状面上正前正后甩头(向前甩头刺激左前半规管,向后甩头刺激右后半规管)。

3）右前左后半规管:头向左转 45°（头位图视线变黄 / 绿）,嘱患者盯住正前方视靶(右前左后半规管处于矢状面);开始在矢状面上正前正后甩头(向前甩头刺激右前半规管,向后甩头刺激左后半规管）。

（4）检查中配合及注意事项：颈部放松，牙齿咬紧（避免甩头过程中患者咬到舌头）；颈部活动严重受限者酌情进行检查。

4. 前庭自旋转　通过受试者主动左右摇头和上下点头诱发的慢相眼球运动。

（1）目的：评估两侧半规管系统高频功能状态的前庭眼反射，检测频率为 2~6Hz。

（2）适应证：梅尼埃病、前庭性偏头痛、小脑梗死、后循环短暂性脑缺血发作、老年中枢及外周急性前庭综合征等相关疾病。

（3）检查前准备

1）皮肤处理：使用 95% 乙醇棉片或磨砂膏对贴电极处的皮肤进行脱脂，应擦拭到皮肤微红，防止乙醇流入受试者眼中。

2）讲解要求：测试前指导人员先示范，或请受试者注意前面人员的检测过程。

3）注意：进入检查程序前一定要将受试者头套固定紧。

（4）检查方法

1）电极要求：按前庭自旋转（vestibular autorotation test，VAT）技术要求正确安装电极及电极引线。电极安装位置：R 粘贴位置为右眼外眦角 0.5cm 处；F 粘贴位置为鼻梁上方两眉中间；U 粘贴位置为左眼眉毛上方；L 粘贴位置为左眼外眦角 0.5cm 处；D 粘贴位置为左眼下方，颧骨上缘处。

2）配合要求：告知受试者全身尽量放松，随节拍运动头部，摆头频率按节拍器声音由慢到快进行，当节拍加快时，头部运动为抖动。

（5）检查中配合及注意事项：检测人员应仔细观察受试者头部运动过程中出现的问题，并指导其改正；时刻提醒受试者紧盯视靶，不能眨眼。

5. 主观视觉垂直线（subjective visual vertical，SVV）和主观视觉水平线（subjective visual horizontal，SVH）　指人们在排除视觉参照情况下对重力垂直线及水平线的判断知觉。

（1）目的：评估耳石器功能，反映两侧前庭耳石系统静态张力平衡状态。

（2）适应证：梅尼埃病、前庭神经炎、前庭性偏头痛、双侧前庭功能障碍、良性阵发性位置性眩晕及前庭中枢疾病等。

（3）检查前的准备

1）解释：向受试者解释手柄的使用方法。

2）注意：戴头盔，调节头盔至合适位置。

（4）检查方法

1）体位：身体坐端正，不倚靠椅背。

2）要求：旋转调节按钮改变线条角度，使其调成水平或垂直后，点击确认键。

（5）检查中配合及注意事项：运用简单明了的语言沟通，使受试者快速准确理解检查的流程及配合方法。

6. 变位试验　主要包括 Dix-Hallpike 试验和翻滚试验（roll test），通过头位的变化观察有无眼震的产生。

（1）目的：评价半规管中是否存在异位耳石。

（2）适应证：良性阵发性位置性眩晕。

（3）检查前准备

1）常规准备：垃圾袋，以防因眩晕产生呕吐。

2）严重颈椎病、不稳定性心脏病和严重颈动脉狭窄者应慎行，酌情而定。

（4）检查方法

1）Dix-Hallpike试验：受试者取坐位，检查者把持其头部转向一侧45°，保持头位不动迅速仰卧，头后仰悬垂与水平面呈30°，观察有无眩晕及眼震。

2）翻滚试验：受试者取平卧位，向一侧转头90°观察，至眩晕或眼震消失后20s恢复初始位置，再向另一侧转90°观察，重复诱发时可直接从对侧转头180°观察。

（5）检查中配合及注意事项：时刻提醒受试者睁眼以利于眼震观察；防止因眩晕而引起跌倒，须全程在床旁搀扶；注意中枢性位置性眼震患者，及时与医师沟通，酌情进行检查。

（四）耳内镜检查

耳内镜为耳科用硬管内镜，通过耳内镜可观察外耳道、鼓膜全貌，在耳内镜下可进行耵聍、外耳道异物取出、鼓膜穿刺及外耳道新生物活检。

（1）目的：观察外耳道及鼓膜情况。

（2）检查前准备：耳内镜检查无须麻醉，告知患者放松心情，不必紧张。

（3）检查中配合及注意事项：一般采取坐位或侧卧位，受检耳朝向检查医师。部分外耳道狭窄、外耳道炎的患者检查中可能会感到轻微疼痛，鼓膜穿刺时可有痛感，属于正常现象。检查中如有不适，应及时告知医师，切勿自行转头或推镜，以防镜头划伤外耳道皮肤，甚至损伤鼓膜。

（4）检查后：一般耳内镜检查，患者完成检查后休息片刻即可离开。

（五）耳部影像学检查

1. 颞骨CT检查　传统的螺旋CT检查，颞骨扫描可采用轴位和冠状位。轴位由上而下分别可以显示咽鼓管骨段、骨性外耳道、锤骨、耳蜗、颈静脉窝、蜗窗、砧骨、镫骨、面神经管水平段和迷路段、内耳道、水平半规管、前半规管、后半规管、乳突和鼓室天盖等。冠状位从前至后分别可以显示锤骨、耳蜗、颈动脉管升部、前半规管、内耳道、外耳道、水平半规管、中鼓室、下鼓室、鼓窦等。现阶段临床应用的耳鼻喉专用CT机，即锥束计算机断层扫描（CBCT），具有高空间分辨率（层厚薄、像素高）和低剂量的优点，从颞骨逐步拓展，由于其低剂量辐射，可用于儿童颞骨检查。

2. 颞骨磁共振成像（MRI）检查　由于MRI具有很高的软组织辨识度，相比CT扫描，MRI可以为明确耳部病变组织的性质提供帮助，对听神经瘤、颈静脉球体瘤、耳源性脑脓肿等的诊断具有重要价值。

3. 数字减影血管造影（DSA）　可以辅助诊断耳部血管瘤、颈静脉球体瘤、颈静脉瘘等。

二、鼻部辅助检查

（一）鼻内镜检查

鼻内镜是一种能对鼻腔进行详细检查的光学设备，能直接进入鼻腔深部，在近乎直视下观察鼻腔和鼻窦口甚至窦腔的情况，同时还可将图像通过显示器显示和放大，分硬管鼻内镜和软管鼻内镜，其对鼻部疾病的诊断和治疗有重要作用。

(1) 目的

1) 硬管鼻内镜:可对鼻腔内各部分进行检查,观察鼻腔深部出血部位及早期肿瘤,确定颅底骨折及脑脊液鼻漏的瘘口部位,还可以在直视下取活组织检查,行电凝固止血等。

2) 软管鼻内镜:可观察上颌窦、额窦、筛窦和蝶窦的自然开口及其附近的病变。

(2) 适应证:寻找鼻出血部位,在内镜直视下止血;寻找脓性分泌物的来源;早期鼻腔、鼻咽肿瘤的定位和直视下活检;脑脊液鼻漏的瘘口定位。

(3) 检查前准备

1) 硬管鼻内镜:1% 丁卡因及麻黄碱,鼻内镜包括 0° 和侧斜 30°、70°、90°、110° 及 120° 多种视角镜,显示、照相和录像装置。

2) 软管鼻内镜:冷光源纤维导光鼻内镜,表面麻醉剂如 1% 丁卡因。

(4) 操作步骤

1) 硬管鼻内镜:检查前先用 1% 丁卡因及麻黄碱麻醉并收缩鼻黏膜,根据检查部位不同选用 0° 及侧斜 30°、70°、90°、110°、120° 的视角镜,沿鼻底插入,越过鼻中隔后缘,转动镜窗检查鼻咽各壁,然后逐渐退出检查鼻腔各部位情况。

2) 软管鼻内镜:管径很细,可在表面麻醉下经前鼻孔送入鼻腔,术中可随需要将内镜的末端弯曲,进入各鼻道,如中鼻道、半月裂、钩突、筛漏斗等处。

(5) 检查中配合及注意事项

1) 硬管鼻内镜:操作时注意动作轻柔,麻醉彻底,以利于减轻患者痛苦,减少损伤和出血;注意操作的角度,检查鼻咽各壁及鼻腔情况时要全面仔细;如有鼻出血,暂停检查。

2) 软管鼻内镜:操作时注意避免粗暴操作,以免造成损伤、疼痛和出血;如遇鼻腔分泌物阻塞软管,要及时清除分泌物。

（二）鼻功能检查

1. 呼吸功能检查　主要检查患者的鼻腔通气功能,如鼻阻力和鼻腔通气量,以及嗅觉功能。除常规前鼻镜及后鼻镜检查外,还可借助仪器检查。

(1) 鼻阻力:测定呼吸时气流在鼻腔的阻力,是衡量鼻通气度的客观指标之一。

1) 目的:判断鼻气道阻力大小、鼻气道狭窄部位、鼻气道有效通气横截面积等,对判定病情、指导治疗方案均有重要作用;对手术疗效进行评估;及时针对性给药。

2) 适应证:鼻塞患者。

3) 检查中配合及注意事项:检查前嘱受试者静坐 15min,摘去眼镜。

(2) 声反射:定量判断鼻腔及鼻咽腔容积、最小横截面积,进而对鼻腔及鼻咽部疾病的病变程度、疗效甚至疾病性质做出客观的评价。

1) 目的:可以客观准确地反映鼻腔的几何形态。

2) 适应证:鼻塞患者。

3) 检查中配合及注意事项:检查前嘱受试者静坐 15min,摘去眼镜;嘱患者晨起鼻腔不喷鼻用减充血剂或抗过敏药物等,以免影响检查效果。

2. 嗅觉功能检查

(1) 主观检查法

1) 嗅瓶实验

①目的:检查有无嗅觉功能。

②检查前准备:不同嗅剂,如香精、醋、樟脑油、煤油等,同一颜色的小瓶。

③操作步骤:将不同嗅剂分别装于同一颜色的小瓶中,嘱受检者选取其中任一瓶,手指堵住一侧鼻孔,以另一侧鼻孔嗅之,并说明气味的性质,依次检查完毕。能嗅出所有气味者为嗅觉正常,只辨出两种以下者说明嗅觉减退。

2)嗅阈检查法

①目的:检查某一嗅觉缺失。

②检查前准备:7 种原嗅素,即醚类、樟脑、麝香、花香、薄荷、辛辣、腐臭气味,以多数人可以嗅到的最低嗅剂浓度为一个嗅觉单位,按 1、2、3、4、5、6、7、8、9、10 嗅觉单位配成 10 瓶,规定 7 种嗅剂,共配成 70 瓶。

③操作步骤:检查时测出对 7 种物质的最低辨别阈,用小方格 7×10 标出,称为嗅谱图。当患者某一嗅素缺失时,在嗅谱图上出现一条黑色失嗅带。

(2)客观检查法

1)嗅觉诱发电位:是由气味剂或电脉冲刺激嗅黏膜,在头皮特定部位记录到的特异性脑电位。由气味剂刺激诱发者又称嗅觉相关电位,通过嗅觉诱发电位仪将一定浓度和湿度的气味剂以恒定的温度和流量送至受试者鼻腔嗅区,按国际标准 10/20 法(测诱发电位时在头皮摆放电极的位置)在头皮记录到稳定的特异性脑电位变化,即为嗅觉诱发电位。该检查已在临床用于嗅觉障碍的诊断、嗅觉水平的检测和评估。

2)功能性磁共振成像(functional magnetic resonance image,fMRI):fMRI 技术是以人体内的血氧浓度变化作为对照剂,可以提供时间和空间分辨率的图像。通过计算机自动处理得到一系列脑功能活化区,包括梨状皮质、眶额回、杏仁体、岛回、基底结、扣带回和丘脑。且fMRI 没有放射暴露,可反复测试,分辨率高。

3. 变应原检测

(1)皮肤试验:变应原皮肤试验是确定 IgE 介导的Ⅰ型变态反应的重要检查手段,称为变应原体内检测,主要方法包括皮肤点刺试验(skin prick test,SPT)和皮内试验。SPT 具有高敏感性和较高特异性,可对变应性鼻炎的诊断提供有价值的证据,可用于儿童和老年人。

1)适应证:适用于临床怀疑是 IgE 介导的变态反应,如变应性鼻炎、鼻窦炎、哮喘、变应性结膜炎、特应性皮炎、食物过敏、药物过敏、昆虫毒液过敏等都可以进行皮肤点刺试验。

2)检查中配合及注意事项:皮肤点刺试验应在停用抗组胺药至少 7d 后进行;对超敏患者,皮肤试验应慎重进行,若特别必要,可将试剂浓度稀释后再进行;皮肤试验后,患者须在候诊室观察 30min,候诊室应配备抗过敏性休克的抢救药品;患者处于全身或局部过敏时,暂不行皮肤试验。

(2)血液检查

1)血清总 IgE 检测:变应性疾病、自身免疫病、免疫系统缺陷病、寄生虫感染以及其他一些因素均可使体内总 IgE 水平升高。血清总 IgE 水平升高仅提示Ⅰ型变态反应的可能性大,其临床意义有限,不能作为变应性鼻炎的独立诊断依据。而且,约 1/3 的常年性变应性鼻炎患者血清总 IgE 在正常范围。

2)体外特异性 IgE 检测:是指能与某种变应原特异性结合的 IgE。血清特异性 IgE 检测是体外检测变应原的重要手段,主要用于Ⅰ型变态反应的诊断。

①目的：确定患者变应原种类，评价患者变应反应状态、脱敏治疗的疗效，对哮喘的诊断和鉴别诊断有重要帮助。

②适应证：适用于任何年龄的患者，不受皮肤条件的限制。

③检查中配合及注意事项：受到微生物污染、经过热处理、含有明显微粒的血清样本不应用于检测。应避免使用严重溶血的血清或脂血血清。

（3）鼻激发试验：该方法是将某种变应原直接作用于鼻黏膜，模拟自然发病的情况，观察是否诱发临床相关症状。试验方法为将吸附有变应原溶液（激发剂）的滤纸片贴于下鼻甲，或使用定量泵将激发剂喷雾喷于鼻腔，变应原浓度逐步增加，10 倍为 1 个上升梯度，直至出现阳性反应。变应原浓度的级别越低，表示鼻黏膜反应性越大，变应原的致敏程度越高。

（4）其他检查：包括鼻分泌物涂片、鼻灌洗液中变应原特异性 IgE 测定等。鼻分泌物涂片采用瑞氏染色，高倍显微镜下嗜酸性粒细胞比例>5% 为阳性。鼻灌洗液中变应原特异性 IgE 测定对变应性鼻炎的鉴别诊断有一定临床价值。

4. 鼻部影像学检查

（1）X 线检查：常用的摄片体位有鼻颏位（华特位）和鼻额位（柯德威尔位）。通过观察窦腔和窦壁 X 线片透光度的变化，判断某些鼻窦有无炎症、肿瘤、囊肿、异物、骨折等疾病。

（2）CT 和 MRI 检查：CT 扫描是鼻腔鼻窦疾病诊断和鼻内镜手术前最常用和首选的影像学检查方法，可清晰显示病变及相关解剖学结构，常采用冠状位和轴位拍摄。现阶段临床应用的耳鼻喉专用 CT 机，即锥束计算机断层扫描（CBCT），具有高空间分辨率（层厚薄、像素高）和低剂量的优点，从颞骨逐步拓展，由于其低剂量辐射，可用于儿童的鼻部检查。MRI 不受骨影干扰，对软组织辨识能力高于 CT，可以准确判断鼻及鼻窦与颅底或眶内关联病变的位置、大小及侵及范围，更有利于观察病变与周围软组织、淋巴结等的解剖关系。

三、咽部辅助检查

（一）咽部内镜检查

咽部内镜检查包括两种。①硬性内镜检查法：分经鼻和经口两种，用 1% 丁卡因进行鼻腔、咽腔黏膜表面麻醉后，将内镜经鼻或经口放入鼻咽部，转动内镜以观察鼻咽部。②软式内镜检查法：检查前清理鼻腔分泌物，用 1% 丁卡因进行鼻腔、咽腔黏膜表面麻醉后，患者取坐位或卧位进行检查（参照电子鼻咽喉镜检查）。

（二）多导睡眠监测

多导睡眠监测（polysomnography，PSG）是最常用的睡眠监测手段，是国际公认的诊断睡眠呼吸暂停低通气综合征的"金标准"。

（1）目的：①诊断睡眠呼吸暂停低通气综合征，判断其类型及程度。②检测患者睡眠结构及睡眠呼吸紊乱指数。③判断是否有睡眠相关疾病，如发作性睡病、异常睡眠行为、睡眠期癫痫和睡眠周期性肢体运动、伴有失眠症状的抑郁症等。

（2）适应证：打鼾人群。

（3）检查中配合及注意事项：①患者须在 21:00 前进入睡眠监测室适应环境，监测人员问完病史后进行一夜监测至次日 7:00 离开。②监测当日禁服助眠药，禁止饮酒、咖啡、可乐、茶等兴奋性饮料(除非这些已成为患者每日的习惯)。③监测当日,白天尽量少睡,以保证夜间睡眠质量。④夜间需要起夜者,尽可能减少入睡前的饮水量。⑤监测前洗澡、洗头、更衣,男子必须剃净胡须,不要使用化妆品。⑥最好自带一套宽松的睡衣、睡裤,睡衣必须是可以从前面解开的样式,以便安放电极。⑦患者可根据自己入睡情况,自带报刊、书籍、收音机等。⑧除有严重并发症或自理不便者外,一般无须陪床。⑨监测前避免剧烈运动,保持精神情绪稳定,以免影响睡眠。⑩监测前避免上呼吸道感染。

(三)咽部影像学检查

咽部 X 线检查最常用的是鼻咽侧位片,主要用于腺样体肥大的检查,根据鼻咽顶后壁黏膜增厚的程度及气道的宽度,判断有无腺样体肥大。CT 和 MRI 检查适用于鼻咽部的占位性病变检查,可提示病变范围及与周围结构的关系。现阶段临床应用的耳鼻喉专用CT机,即锥束计算机断层扫描(CBCT),具有高空间分辨率(层厚薄,像素高)和低剂量的优点,鉴于其诸多优势,可用于儿童腺样体筛查。

四、喉部辅助检查

(一)电子鼻咽喉镜检查

电子鼻咽喉镜检查采用领先的光学数字技术提供高清晰度图像,屏幕显示更易观察,无须对焦,自动调光也反应更快。其镜体轻巧、纤细、灵便,具有灵活的追随性及更好的插入性,进入喉腔更易接近病变部位,可清晰观察呼吸道微细的变化,实现快速诊疗。

(1)目的:对喉部和喉咽部进行检查,还可进行活检、息肉摘除、异物取出等手术。

(2)适应证:早期的喉部肿物、炎症、异物、声带麻痹及喉部发声功能障碍的患者;咽喉部症状,如声音嘶哑、咽部异物感、吞咽困难等患者做出声带小结、声带息肉、声带白斑、囊肿及喉部恶性肿瘤的早期诊断。

(3)检查前准备:①患者一般采取坐位,也可取仰卧位。②麻醉:用喷雾器先喷少许麻醉药于患者咽中,观察 3~5min,如有过敏反应立即停药;一般口咽部喷 2 次,拉住舌头后,喉咽和喉再喷 2~3 次。

(4)检查中配合及注意事项:①检查前要详问病史,排除禁忌证;检查前 4~6h 禁饮食,向患者解释检查过程、注意事项。②如果经鼻腔内镜检查困难,可经口进行检查;检查过程注意手法轻柔,减少刺激;重症患者检查时,应评估全身情况;儿童尤其是新生儿应注意喉、喉咽的结构及发育异常的表现,在适当的体位下进行检查;必要时配备相应监护及抢救设施。③观察声带运动,嘱患者发"咿"声,可观察声带运动。

(二)喉肌电图检查

肌电图是一种神经肌肉检查技术,用于诊断各种神经损伤及神经肌肉障碍。喉肌电图(laryngeal electromyography,LEMG)通过测试喉内肌及其支神经肌电活动,对喉神经肌肉病变的诊断具有决定性作用,包括确定声带运动障碍的性质(如神经麻痹、环杓关节固定)、辨别喉神经损伤的部位(喉上神经或喉返神经的单独或联合性损伤)、评估声带麻痹患者的预后、选择治疗方法等。随着甲状腺及其他颈部手术的广泛开展,为防止喉返神经损伤,可在手术同时进行喉神经功能监测。

(1)目的:①评估肌肉,包括环甲肌、甲杓肌及环杓后肌,甲杓肌及环杓后肌的肌电特征反映喉返神经的功能状态,环甲肌的肌电特征反映喉上神经的功能状态。②通过喉神经传导功能评价神经损伤情况,喉部神经传导测试须根据喉肌神经诱发电位特征评估喉神经的功能状况,喉各支配神经诱发电位的潜伏期、时程、波幅与波形是重要的评估参数。③针对患者的嗓音基础及神经进行全方位的了解,发现嗓音问题的根源,解决问题。

(2)适应证:喉痉挛性发音不全、喉外伤、运动神经疾病、嗓音震颤、神经性发音障碍、脑神经障碍、肌障碍、喉痉挛、脑干或颈部癌、脑干病变等。

(3)检查前准备:①在知情同意后,受试者取仰卧位或坐位,头后仰以充分暴露环甲间隙。②环甲间隙区适用2%利多卡因1~2ml浸润麻醉,并经环甲膜穿刺后于气管内滴入适量1%丁卡因(2~4ml)。

(4)检查中配合及注意事项:①患者初次检查均存在恐惧心理,应向患者讲明检查作用、目的、检查过程中可能存在的不良反应。②肥胖、颈部较粗、甲状腺术后患者等环甲间隙标志不清,按正常角度进针较困难者,检查时把手放在患者颈前部嘱患者反复吞咽,查清解剖标志方可进针。③对于双侧声带麻痹有呼吸困难及喉痉挛病史者须慎重,以防激发喉痉挛。④诱发电位的刺激电流应从小缓慢增大,使患者逐渐适应。⑤对重症肌无力患者行重频刺激检查时,应嘱患者屏气,不要吞咽、讲话、咳嗽,以防影响检查结果;电极针刺入后,嘱患者放松喉部,以观察平静状态有无异常波形出现。⑥在电极插入及记录时,嘱患者尽量放松并抑制吞咽。⑦为保证检测结果的准确客观,每块肌肉应检测3~5个不同部位,可将电极稍向深插入或向外拔出,也可将电极旋转180°以改变检测部位。

(三)嗓音声学检测

嗓音声学检测是喉功能检查的重要手段。发声是喉的重要功能之一,喉疾病往往出现发声障碍,故嗓音检查一直被喉科医师、言语病理学家所重视。主要分为主观心理听觉评估和客观声学检测分析两种。主观心理听觉评估主要由有经验的嗓音专业医师或言语病理学家、嗓音治疗师进行评估,包括GRBAS评估和CAPE-V评估;客观声学检测分析多利用计算机软件进行,可检测20余种参数,临床最有价值的参数是基频、音域、共振峰、最大发音时间、微扰值、谐噪比及标准化噪声能量检测值等。

(1)目的:①动态观察病变的转归情况。②判定病变的程度与范围。③估计发声障碍的程度与范围。④估计预后。⑤判定治疗效果。⑥诊断部分病例。

(2)适应证:①喉炎性疾病,常见的有急性喉炎、慢性喉炎、声带良性增生性病变、喉神经肌肉功能障碍、声带机械性运动障碍。②喉部肿瘤,喉乳头状瘤、喉血管瘤为常见良性肿瘤,声带白斑、声带角化症为常见的癌前病变,喉声带癌、喉咽癌为常见的喉部恶性肿瘤。③功能性发音障碍。④先天性疾病,如先天性喉蹼、先天性喉裂、先天性喉软化、声带沟等。

(3)检查前准备:检查前应先详细询问病史,进行常规查体,做喉外形、呼吸状态、颈部触诊、喉活动度、喉镜(间接或电子喉镜)等检查,以及必要的实验室检查。对受试者做出初步临床诊断后制订评估方案,评估人员需经专业训练,保证测试的一致性。定期对实验仪器进行校准,确保测试结果的准确可靠。检测时要求环境噪声低于30dB,最好在隔声室内进行,测试声样宜选择受口、舌干扰最小的"e""i""a"元音。在测试前先让受试者做短时间的发音练习,以保证发音的平稳。受试者口距麦克风30cm,取声样中段平稳的部分进行分析。

(4)检查中配合及注意事项

1)受试者自我评估:采用嗓音障碍指数(voice handicap index,VHI)量表中文版自测。

向受试者讲解 VHI 量表各条目含义及评估方法,使受试者端正回答问题心态,实事求是作答。某一范畴的分数高,说明受试者嗓音障碍的程度重。

2）音频与声强:基频发声(fundamental frequency,F0),让受试者一开始用舒适的音调发"a"元音,再以能达到的最高频率发"a"元音,再以能达到的最低频率发"a"元音,排除假声发音。弱强度发声(lowest intensity,I-low):让受试者用舒适的音调尽可能轻地发"a"元音。

3）测最大声时(maximum phonation time,MPT):嘱受试者深吸一口气后,尽可能长的以平稳舒适的音调音强发出持续"a"元音,反复测试 3 遍,每次测试之间最少休息 15s,取最长的一次记录。

4）基频微扰(jitter):让受试者以平稳舒适的音调音强发出"a"元音 3s,反复测试 3 遍,取信号最强、最稳定、数值最小者。

5）嗓音障碍指数(dysphonia severity index,DSI)值:采用专业的声学分析系统自动对 F0、I-low、jitter 及 MPT 这四个参数按回归方程处理。

（四）咽喉 pH 检测

咽喉 pH 检测是诊断咽喉反流性疾病的"金标准",也是专家共识明确推荐的咽喉反流性疾病的客观诊断手段。通过记录仪准确描记患者 24h 咽喉动态 pH 及咽喉反流事件,完成后将记录仪所记录的资料输入电脑,进行显示、分析、判断和打印,为进一步的治疗提供重要依据。

（1）目的:用于咽喉反流性疾病的诊断和鉴别诊断。

（2）适应证:刺激性咳嗽、哮喘、长期咽喉部不适、异物感等咽喉症状。

（3）检查前准备:①检测前先在体外用 pH7.0 的标准缓冲液核正电极,参考电极置于剑突下。②自鼻腔插入 pH 电极,置于食管下括约肌以上 5cm 处,该部位的确定对监测的准确性十分重要,可用测压法、pH 梯度法、在内镜下或 X 线检查下定位。③将电极导管固定于面颊部,连接盒式 pH 记录仪。④检测前 3d 停用影响胃酸分泌及胃肠动力的药物。

（4）检查中配合及注意事项:①监测开始前,向患者介绍按键记录情况并发给患者日志进行书写记录;按键记录与书写记录同时进行,保证记录准确一致。②监测期间进餐须注意:一日三餐清淡饮食,饮白开水,避免加餐,禁食番茄等酸性蔬菜水果及干果制品,禁食零食、碳酸饮料及酸性乳饮品,禁食酸辣、刺激性菜品等;进餐前后按下进餐键记录进餐时间。③监测期间的休息和睡眠:避免反复躺下坐起,避免半躺半卧于床头,确定需要休息后垫枕头,左卧位、右卧位、平卧位、俯卧位均可;这时需要按键记录卧位开始,收集器上出现"sleep on"的字样;待休息结束,起身后再次按下按键,"sleep on"字样消失。④如果出现胃灼热感、胃痛等症状时须按下"胃灼热感"按键,5min 后若再次出现症状则再次按下按键记录;如果发生咳嗽,则按下"咳嗽"按键,5min 后若再次发生咳嗽事件,则再次按下按键记录。⑤遗漏的事件及时间书写记录于日志上,分析时可以进行补充。⑥如突然发生明显恶心、呕吐、哮喘、憋气、胸痛、呼吸困难、误吸、误咽等,立即按呼叫器寻求帮助,护士会经鼻孔拔出导管,吸引痰液,保持呼吸道通畅。⑦无线连接有效距离 4m,离开过远会失去信号联系。

（五）喉部影像学检查

常规 X 线检查有喉正位片、侧位片及正位体层片,有助于发现喉部肿瘤的部位、范围及喉狭窄的程度。喉部正位片常因颈椎阴影重叠,仅可显示气管有无偏斜及狭窄,侧位片在诊断会厌、杓状会厌襞、声门下区的恶性肿瘤的范围和大小、喉狭窄的程度等方面有一定的帮助。喉正位体层片是在平静呼吸或发音时进行喉部逐层显像,可清楚显示病变的范围和性质。喉腔内造影术系用X线无法穿透的药剂,如碘化油或钽粉作为对比剂注入喉内,可显示整个咽喉部的轮廓。

喉部CT及MRI扫描对了解喉部肿瘤的位置、大小、范围有一定的价值,同时可以了解喉周围间隙、会厌前间隙及喉软骨的受累情况,可帮助了解颈部淋巴结有无转移及淋巴结被膜外受侵的状况,对于喉癌的分期及预后评估也有很高的价值。同时CT对于喉部外伤的程度、软骨骨折移位的程度、呼吸道梗阻的状态有一定的诊断价值。

五、颈部辅助检查

颈部辅助检查多使用影像学检查,常用的颈部影像学检查包括超声检查、CT检查、MRI检查、数字减影血管造影(digital subtraction angiography,DSA)检查和放射性核素检查等。

(一)颈部超声检查

超声成像是利用超声波的物理特性和人体组织声学参数进行的成像技术,并以此进行疾病诊断。目前颈部的超声检查多采用二维B超检查,以及在其基础上发展的彩色多普勒血流成像和超声多普勒血流成像等多项技术的综合应用。

1. **目的与适应证**　多用于甲状腺、涎腺、淋巴结和颈部肿块等方面的检查。对于确定有无占位性病变、囊性或实性、形状和边界、钙化的有无和类型、血流类型、弹性硬度及深部肿块与邻近血管的关系方面很有价值。为甲状腺疾病的首选检查。同时,可以在超声引导下行穿刺活检或介入治疗。

2. **方法**　受检者取仰卧位,双肩垫枕,头略向后仰。检查时嘱患者颈部伸展,头略向另一侧倾斜。颈部超声检查无须过多准备。

(二)颈部CT检查

1. **目的与适应证**　CT检查是颈部的主要影像学检查技术。CT显示断面图像,图像清晰,密度分辨率高,基本取代X线在头颈部的应用。多层螺旋CT的快速容积数据采集与后处理技术的开发,实现了多平面重建、三维重建、血管成像、仿真内镜等技术,使得器官解剖结构、病变及病变与周围的关系更加清晰。扫描范围应包括颅底至胸骨柄上缘,基线一般选择与下颌骨体下缘平行;检查喉部时基线与喉室平行,层厚5mm,病变范围小时可用1~3mm薄层扫描。增强扫描可以提高病变组织与正常组织间的密度差别,从而提高病变的显示率。对于某些血管丰富区域的病变,在区别血管与淋巴结、确定肿瘤复发等方面具有较强的诊断和鉴别诊断价值。当甲状腺占位病变引起声音嘶哑或可疑侵犯气管、食管、喉腔、胸腔及颈部大血管时,应加做CT检查,胸骨后甲状腺肿扫描范围应至少包含病变下界。颈部转移淋巴结的CT诊断指标包括淋巴结的大小、密度、内部结构、边缘、数目和周围组织结构的改变等,对头颈部及其他肿瘤的分期具有重要价值。

2. **注意事项**

(1)检查前:①检查前应去除如义齿、饰品、金属钮扣及拉链等金属物品,女士请勿穿戴有金属的内衣。②糖尿病患者需在增强扫描前后均停服二甲双胍48h。③增强检查须家属陪同,急危重患者应由相应科室的医护人员陪同前往。

(2)检查中:不要移动身体,如有不适或异常情况发生,应立即呼叫示意;增强检查注射对比剂时会出现发热等不适感,属正常反应。

(3)检查后:增强检查绝大部分不良反应发生在注射对比剂后的30min内,因此建议检查结束后观察30min再离开。

(4)部分患者会在对比剂注射后1h~1周内出现药疹样皮肤不良反应,但大多数可自行恢复。若反应严重,应及早到皮肤科就诊。

(三)颈部MRI检查

磁共振成像(MRI)是利用强外磁场内人体的氢原子核即氢质子,在特定射频脉冲作用下产生磁共振现象,所进行的一种崭新医学成像技术。

1. 目的与适应证　MRI的最大优势是软组织对比度好,能明确显示肿瘤范围及侵犯深度,有利于观察肿瘤沿神经、肌肉的蔓延。MRI对探查淋巴结肿大很敏感,且能较好地区分正常和异常淋巴结;尤其对咽后淋巴结的显示明显优于CT,并能鉴别咽后淋巴结肿大与鼻咽癌的直接侵犯。因此,MRI成为诊断鼻咽癌、腮腺肿瘤及鉴别鼻咽癌放射治疗(简称放疗)后改变与复发的极有价值的检查方法。

2. 注意事项

(1)体内是否含有任何种类的金属植入物(金属支架、过滤器、吻合器、心脏起搏器、人造心脏瓣膜、人工关节、动脉夹、脑动脉瘤夹、金属节育环、电子耳、义眼等)。

(2)是否曾有过外伤并且可能有金属物品遗留体内。

(3)检查前去除携带的任何金属制品(可拆卸的义齿、首饰、钥匙、硬币、眼镜等),固定义齿无须处理,但可能对邻近组织的MRI造成影响。

(4)检查前去除携带的任何可被磁场损坏的物品(磁卡片、手机、手表、助听器、胰岛素泵等电器产品)。

(5)担架、轮椅、平车、病床、各种监护仪、输液泵、除颤仪、氧气瓶等禁止进入检查室。

(6)检查当天不使用化妆品(口红、眼影、发胶等)。

(7)不穿戴有金属制品(金属拉链、挂钩等)的衣物。

(8)是否有幽闭恐惧症。

(9)是否处于妊娠期。

(10)患者在检查过程中身体发热是常见的现象,若检查前体温超过37.5℃须降温后接受此检查,以防检查过程中出现烧伤。

(11)5岁以下患儿及躁动患者须给予镇静药后检查并有家属陪同。

(12)行动不便的患者或危重患者需家属陪同,急重症患者需要医师陪同。

(13)检查时间长且检查时噪声较大,应告知患者做好心理准备并尽可能配合医师做好检查;检查过程中如有任何身体不适,应及时通知医师。

(四)颈部数字减影血管造影(DSA)

颈动脉造影术是将对比剂注入颈动脉使其显影的X线检查技术。数字减影血管造影(DSA)是目前最常用的方法,其原理是注入对比剂后,通过计算机减影使动脉显像的对比敏感度明显升高。

1. 目的与适应证　颈部DSA检查对与血管有关的颈部肿块的诊断有重要意义。此外,颈部DSA还可应用于介入治疗,即在DSA的引导下,经血管内导管将栓塞物注入肿瘤血管内以阻断肿瘤血供,达到治疗或控制术中出血的目的。

(1) 颈动脉体瘤:在颈总动脉分叉处可见一血管丰富的肿块,颈内、外动脉均受压移位,一般颈外动脉向内、向前移位,而颈内动脉向外、向后移位,分叉角度增大与肿瘤呈握球状改变或所谓"高脚杯"样改变。

(2) 颈部良性肿瘤:较大肿瘤可压迫颈动脉移位,而瘤体本身无或很少显影(血管瘤除外)。

(3) 颈部恶性肿瘤:与血管相邻或较大的肿瘤可包绕或压迫血管,使血管腔变窄或闭锁。

(4) 颈部血管瘤:颈部DSA可了解血管瘤的主要供血血管,将其栓塞以减少术中出血,进而降低手术风险。

(5) 鼻出血:颈部DSA可发现鼻出血部位的血管来源,经血管内导管将栓塞物注入此血管以阻断血供,达到治疗鼻出血的目的。

2. 注意事项

(1) 碘过敏试验,包括口服试验、结膜试验、舌下试验、皮内试验及静脉碘试验,其中静脉碘试验最为常用。其方法为:用1ml的30%泛影葡胺缓慢静脉注射。若15min后产生恶心、呕吐、胸闷、打喷嚏、咳嗽、气短、荨麻疹,严重时可致休克,为阳性反应;有时静脉碘试验也可产生严重的过敏反应,所以需要先用0.1ml碘制剂进行皮内试验,若无反应再将0.9ml碘制剂注入静脉内。各种碘过敏试验中静脉碘试验最为可靠,但并非一定安全。有的患者虽然碘过敏试验结果为阴性,但注入对比剂后仍有过敏反应发生或出现迟发反应,严重者可致死亡。因此碘过敏试验要求除急诊外,须在造影前1~3d进行。碘过敏试验可减少严重过敏反应的发生,但即使试验结果为阴性,造影时仍应做好各种抢救措施的准备。

(2) 术前检查患者心、肝、肾功能及血小板计数情况。严重的心、肝、肾功能障碍患者不宜做此检查,有出血倾向及凝血功能不良的患者手术中及术后难以止血。

(3) 检查前4h禁食、禁水。禁食是防止患者在造影过程中出现呕吐,禁水是避免对比剂过度稀释,使血液含碘浓度下降。

(4) 根据检查情况做好穿刺部位的备皮准备。

(5) 做好解释,消除患者顾虑和紧张,争取其术中配合。

(6) 对小儿及躁动患者使用镇静药或给予固定。

(7) 建立静脉通道,便于术中给药及应急处理。

(8) 器械准备:大容量X线检查设备、DSA设备及高压注射器、穿刺针、导管、导丝、消毒手术包,以及必要的抢救设备如供氧设备、除颤仪、气管切开包、气管插管器械等。

(9) 药品准备:对比剂、栓塞剂、抗凝剂、化疗药及各种急救药品。

(五)颈部放射性核素检查

放射性核素检查是利用放射性核素及其标记化合物对疾病进行诊断和研究的一类方法,是20世纪50年代以后迅速发展起来的现代医学重要诊断技术之一。

1. 目的与适应证　颈部放射性核素检查主要用于甲状腺疾病的诊断,包括:鉴定和定位具有功能的甲状腺组织,确定是否有异位甲状腺的存在;鉴定甲状腺内结节的吸碘功能;检查术后甲状腺残余组织的大小并了解其形态及功能情况,作为术后随访的依据;确定甲状腺癌患者甲状腺全切除后转移灶的部位并评估其功能;鉴别急性甲状腺炎和甲状腺结节内出血。但是,甲状腺放射性核素检查的诊断特异性较低,对甲状腺内的微小病灶往往不能做出诊断。

2. 注意事项

(1) 糖尿病患者应将血糖调整至合适水平。

(2) 甲状腺核素静态显像检查前须限碘饮食(限制海带、紫菜、带鱼和海鲜等摄入)1 周,禁服甲状腺素、甲巯咪唑和硫氧嘧啶类药物。有甲状腺 B 超报告者务必携带。

(3) 注射完甲状腺显像剂,在候诊区安静休息 15~30min 后上机检查,检查时间为5~30min。

第四节 耳鼻咽喉头颈外科常见疾病护理评价

一、慢性化脓性中耳炎

慢性化脓性中耳炎护理评价见表 1-8。

表 1-8 慢性化脓性中耳炎护理评价

项目		质量标准	分值	检查结果	说明及异常处理措施
结构6分		有耳科疾病患者相关管理制度	2		
		有耳科疾病患者护理常规	2		
		有耳科疾病患者护理流程	2		
过程78分	入院护理24分	测量生命体征,完善各项记录	2		
		告知特殊检查项目及注意事项:颞骨 CT、主观和客观听力检查等	2		
		观察有无颅内并发症的发生、听力受损程度、外耳道流脓情况	3		
		规定时间内完成入院评估(首次评估、日常生活活动能力 activities of daily living(ADL)评估)	2		
		高危患者入院有专项风险评估	2		
		各项评估分值与患者实际病情相符	3		
		有效落实风险防范措施(预防跌倒、坠床等)	3		
		入院宣教内容逐项完成(饮食、预防感冒等)	3		
		告知患者头面部清洁时避免耳内进水	2		
		了解患者相关医嘱(外耳道用药、口服用药等)	2		

项目		质量标准	分值	检查结果	说明及异常处理措施
过程78分	术前护理16分	术前健康宣教	3		
		对患者进行术前病情及护理相关风险评估	2		
		依据医嘱落实术前准备（备皮、禁饮食、抗生素药物过敏试验等）	3		
		告知患者麻醉方式及可能出现的不适症状	1		
		告知患者戴好腕带、穿病号服、术区标识及意义	1		
		去掉患者活动的义齿及各种配饰	2		
		准备床单位，备齐监护仪器等各种物品	1		
		告知患者术日勿下床活动，床上排大小便	1		
		与手术室工作人员核对患者信息并做好交接	2		
	术后护理29分	与手术室/麻醉科人员交接，了解患者病情	2		
		监测患者生命体征、吸氧	2		
		按手术护理常规观察并记录术区渗出液量、色、性质	2		
		观察患者有无头晕、面瘫等并发症发生	2		
		术后健康宣教（体位、饮食等）	3		
		协助医师按时术耳换药及局部用药	2		
		观察伤口愈合情况	2		
		基础护理到位	3		
		做好术后并发症的护理	3		
		治疗项目及时、准确	3		
		根据患者病情、用药变化进行动态风险评估	5		
	出院护理9分	完成出院健康宣教（防止污水入耳引起感染，若出现耳痛等异常情况立即就诊，防感冒，定期复查）	3		
		床单位终末处理	3		
		规定时间内完成出院随访	3		

项目	质量标准	分值	检查结果	说明及异常处理措施
结果 16分	责任护士对疾病相关管理制度、护理常规、护理流程知晓率100%	3		
	患者接受健康宣教后的知识知晓率达90%	3		
	患者无相关并发症发生	5		
	科室无不良事件发生	5		
总分 100分	应得总分			
	实得总分			
	得分百分比			
	接受检查者签名			

检查时间:　　　　　　　　　　　　　　　　检查者签字:

注:1. 能正确执行者检查结果栏内"√"表示;不符合要求在检查结果栏内"×"表示;不涉及该项目在检查结果栏内"NA"表示。

2. 应得总分 = 总分 − 未涉及项目分;实得总分 = 涉及项目得分总和;得分百分率 = 实得总分 / 应得总分×100%。

二、特发性突聋

特发性突聋护理评价见表1-9。

表 1-9　特发性突聋护理评价

项目		质量标准	分值	检查结果	说明及异常处理措施
结构 6分		有特发性突聋患者相关管理制度	2		
		有特发性突聋患者护理常规	2		
		有特发性突聋患者护理流程	2		
过程 78分	入院护理 33分	测量生命体征,完善各项记录	3		
		告知特殊检查项目及注意事项:头颅MRI、主观和客观听力检查等	3		
		规定时间内完成入院评估(首次评估、ADL评估)	3		
		高危患者入院有专项风险评估	3		
		各项评估分值与患者实际病情相符	3		
		有效落实风险防范措施	3		
		入院宣教内容逐项完成	4		

续表

项目		质量标准	分值	检查结果	说明及异常处理措施
过程78分	入院护理33分	了解患者相关医嘱,及时执行(急查血细胞分析、凝血功能检查、药物治疗等)	3		
		告知患者使用激素的目的,消除顾虑	3		
		告知用药注意事项	5		
	住院护理36分	关注听力、耳鸣、眩晕等症状改善情况,全面掌握患者各项信息,完善相关检查	3		
		治疗项目及时、准确	5		
		基础护理到位	3		
		落实各项专科护理措施,输液时给予吸氧、采取平卧位	6		
		根据患者病情、用药变化进行动态风险评估	6		
		落实并发症预防措施,输注扩血管药物时不宜太快,以免发生静脉炎及其他不适	3		
		告知疾病预后,疗程为 10~14d	3		
		执行健康宣教,告知其放松心情、勿急躁,保持情绪稳定	3		
		护理记录客观、准确、及时	4		
	出院护理9分	完成出院健康宣教(劳逸结合、禁用耳毒性药物、勿去人多嘈杂的环境、少用耳机等)	3		
		床单位终末处理	3		
		规定时间内完成出院随访	3		
结果16分		责任护士对疾病相关管理制度、护理常规、护理流程知晓率 100%	3		
		患者接受健康宣教后的知识知晓率达 90%	3		
		患者无相关并发症发生	5		
		科室无不良事件发生	5		
总分100分		应得总分			
		实得总分			
		得分百分比			
		接受检查者签名			

检查时间: 　　　　　　　　　　　　　　　　　　检查者签字:

注:1. 能正确执行者检查结果栏内"√"表示;不符合要求在检查结果栏内"×"表示;不涉及该项目在检查结果栏内"NA"表示。

2. 应得总分 = 总分 − 未涉及项目分;实得总分 = 涉及项目得分总和;得分百分率 = 实得总分 / 应得总分 ×100%。

三、人工耳蜗植入术

人工耳蜗植入术护理评价见表 1-10。

表 1-10　人工耳蜗植入术护理评价

项目		质量标准	分值	检查结果	说明及异常处理措施
结构6分		有耳科疾病患者相关管理制度	2		
		有耳科疾病患者护理常规	2		
		有耳科疾病患者护理流程	2		
过程78分	入院护理24分	测量生命体征,完善各项记录	3		
		告知特殊检查项目及注意事项:颞骨 CT、头颅 MRI、内耳水成像、主观和客观听力检查等	3		
		进行专科评估(有无上呼吸道感染史、有无耳毒性药物用药史及听力受损程度等)	3		
		规定时间内完成入院评估	3		
		高危患者入院有专项风险评估	3		
		各项评估分值与患者实际病情相符	3		
		有效落实风险防范措施(预防跌倒、坠床等)	3		
		入院宣教内容逐项完成(预防感冒等)	3		
	术前护理16分	术前健康宣教	3		
		对患者进行术前病情及护理相关风险评估	2		
		依据医嘱落实术前准备(备皮、禁饮食、抗生素药物过敏试验等)	3		
		告知患者麻醉方式及可能出现的不适症状	1		
		告知患者戴好腕带、穿病号服、术区标识及意义	1		
		去掉患者的各种配饰	2		
		准备床单位,备齐监护仪器等各种物品	1		
		告知患者术日勿下床活动,床上排大小便	1		
		与手术室工作人员核对患者信息并做好交接	2		
	术后护理29分	与手术室 / 麻醉科人员交接,了解患者病情	2		
		监测患者生命体征,吸氧	2		

项目		质量标准	分值	检查结果	说明及异常处理措施
过程 78分	术后护理 29分	观察患者有无恶心、呕吐、头晕、面瘫、头皮血肿等	2		
		术后健康宣教(体位:平卧或健侧卧位;饮食:健侧咀嚼;以及活动等)	3		
		告知术耳加压包扎的重要性,头部勿过度活动,预防感冒	2		
		协助医师换药	2		
		观察伤口愈合情况	2		
		基础护理到位	3		
		做好术后并发症的观察	3		
		治疗项目及时、准确	3		
		根据患者病情、用药变化进行动态风险评估	5		
	出院护理 9分	完成出院健康宣教(告知患者3~5周开机;保护头部,避免外力碰撞;禁用耳毒性药物,如有耳痛立即就诊;预防感冒,定期复查)	3		
		床单位终末处理	3		
		规定时间内完成出院随访	3		
结果 16分		责任护士对疾病相关管理制度、护理常规、护理流程知晓率100%	3		
		患者接受健康宣教后的知识知晓率达90%	3		
		患者无相关并发症发生	5		
		科室无不良事件发生	5		
总分 100分		应得总分			
		实得总分			
		得分百分比			
接受检查者签名					

检查时间：　　　　　　　　　　　　　　　　　　　　　　检查者签字：

注:1. 能正确执行者检查结果栏内"√"表示;不符合要求在检查结果栏内"×"表示;不涉及该项目在检查结果栏内"NA"表示。

2. 应得总分＝总分－未涉及项目分;实得总分＝涉及项目得分总和;得分百分率＝实得总分/应得总分×100%。

四、鼓膜外伤

鼓膜外伤护理评价见表 1-11。

表 1-11　鼓膜外伤护理评价

项目		质量标准	分值	检查结果	说明及异常处理措施
结构 6分		有耳科疾病患者相关管理制度	2		
		有耳科疾病患者护理常规	2		
		有耳科疾病患者护理流程	2		
过程 78分	入院护理 24分	测量生命体征,完善各项记录	2		
		告知特殊检查项目:纯音电测听、电子耳镜检查	2		
		观察有无出血、听力减退、耳鸣、脑脊液耳漏情况	2		
		规定时间内完成入院评估(首次评估、ADL 评估)	2		
		高危患者入院有专项风险评估	2		
		各项评估分值与患者实际病情相符	2		
		有效落实风险防范措施(预防跌倒、坠床、压疮等)	3		
		入院宣教内容逐项完成(预防上呼吸道感染、勿用力擤鼻等)	3		
		告知患者保持耳道清洁干燥,头面部清洁时避免耳内进水	2		
		告知患者禁止外耳道冲洗或点药	2		
		了解患者相关医嘱	2		
	术前护理 16分	术前健康宣教	3		
		对患者进行术前病情及护理相关风险评估	2		
		依据医嘱落实术前准备(备皮、禁饮食、抗生素药物过敏试验等)	3		
		告知患者麻醉方式及可能出现的不适症状	1		
		告知患者戴好腕带、穿病号服、术区标识及意义	1		
		去掉患者活动的义齿及各种配饰	2		
		准备床单位,备齐监护仪器等各种物品	1		
		告知患者术日勿下床活动,床上排大小便	1		
		与手术室工作人员核对患者信息并做好交接	2		

续表

项目		质量标准	分值	检查结果	说明及异常处理措施
过程 78 分	术后护理 29 分	与手术室/麻醉科人员交接,了解患者病情	2		
		监测患者生命体征、吸氧	2		
		按手术护理常规观察并记录术区渗出液的量、色、性质	2		
		术后健康宣教(体位:平卧或健侧卧位,饮食告知健侧咀嚼)	3		
		告知患者勿用力擤鼻、咳嗽、打喷嚏,以免修补材料移位	2		
		协助医师按时术耳换药及局部用药	2		
		观察伤口愈合情况	2		
		基础护理到位	3		
		做好术后并发症的观察	3		
		治疗项目及时、准确	3		
		根据患者病情、用药变化进行动态风险评估	5		
	出院护理 9 分	完成出院健康宣教(防止污水入耳引起感染、禁止游泳、慎挖耳朵、预防感冒、定期复查)	3		
		床单位终末处理	3		
		规定时间内完成出院随访	3		
结果 16 分		责任护士对疾病相关管理制度、护理常规、护理流程知晓率 100%	3		
		患者接受健康宣教后的知识知晓率达 90%	3		
		患者无相关并发症发生	5		
		科室无不良事件发生	5		
总分 100 分		应得总分			
		实得总分			
		得分百分比			
		接受检查者签名			

检查时间: 　　　　　　　　　　　　　　　　　　　　　检查者签字:

注:1. 能正确执行者检查结果栏内"√"表示;不符合要求在检查结果栏内"×"表示;不涉及该项目在检查结果栏内"NA"表示。

2. 应得总分 = 总分 − 未涉及项目分;实得总分 = 涉及项目得分总和;得分百分率 = 实得总分 / 应得总分 × 100%。

五、鼻骨骨折

鼻骨骨折护理评价见表 1-12。

表 1-12　鼻骨骨折护理评价

项目		质量标准	分值	检查结果	说明及异常处理措施
结构6分		有鼻科疾病患者相关管理制度	2		
		有鼻科疾病患者护理常规	2		
		有鼻科疾病患者护理流程	2		
过程78分	入院护理24分	测量生命体征,完善各项记录	1		
		进行相关检查,如鼻骨 X 线侧位片或 CT	2		
		观察鼻部肿胀以及疼痛的程度	2		
		规定时间内完成入院评估(首次评估、ADL 评估)	2		
		高危患者入院有专项风险评估	2		
		各项评估分值与患者实际病情相符	3		
		有效落实风险防范措施(预防跌倒、坠床等)	3		
		入院宣教内容逐项完成(饮食、预防感冒等)	3		
		告知患者勿用力触碰鼻部,禁止擤鼻	2		
		告知患者复位时间:受伤后 14d 内	1		
		告知患者受伤后早期予以冷敷,24h 后热敷	1		
		了解患者相关医嘱(鼻腔用药、口服用药、输液治疗等)	2		
	术前护理16分	术前健康宣教	3		
		对患者进行术前病情及护理相关风险评估	2		
		依据医嘱落实术前准备(剪鼻毛、全身麻醉须禁饮食、抗生素药物过敏试验等)	3		
		告知患者麻醉方式及可能出现的不适症状	1		
		告知患者戴好腕带、穿病号服、术区标识及意义	1		
		去掉患者活动的义齿及各种配饰	2		
		准备床单位,备齐监护仪器等各种物品	1		
		告知患者术日勿下床活动,床上排大小便	1		
		与手术室工作人员核对患者信息并做好交接	2		

项目		质量标准	分值	检查结果	说明及异常处理措施
过程 78分	术后护理 29分	与手术室/麻醉科人员交接,了解患者病情	2		
		监测患者生命体征,吸氧	2		
		按手术护理常规观察并记录鼻腔渗出液的量、色、性质	1		
		术后健康宣教(体位、饮食等)	3		
		告知患者尽量避免用力咳嗽、打喷嚏	1		
		口内如有分泌物应吐出,勿咽下	1		
		告知患者术后会出现头痛、流眼泪等不适,可给予额部冷敷	2		
		告知患者术后2~3d取出鼻腔填塞物后进行鼻腔点药	3		
		基础护理到位	3		
		做好术后并发症的观察	3		
		治疗项目及时、准确	3		
		根据患者病情、用药变化进行动态风险评估	5		
	出院护理 9分	完成出院健康宣教(鼻部避免受外力刺激,勿按摩及用力擤鼻,预防感冒,定期复查)	3		
		床单位终末处理	3		
		规定时间内完成出院随访	3		
结果 16分		责任护士对疾病相关管理制度、护理常规、护理流程知晓率100%	3		
		患者接受健康宣教后的知识知晓率达90%	3		
		患者无相关并发症发生	5		
		科室无不良事件发生	5		
总分 100分		应得总分			
		实得总分			
		得分百分比			
		接受检查者签名			

检查时间: 　　　　　　　　　　　　　　　　　　　　　检查者签字:

注:1. 能正确执行者检查结果栏内"√"表示;不符合要求在检查结果栏内"×"表示;不涉及该项目在检查结果栏内"NA"表示。

2. 应得总分 = 总分 - 未涉及项目分;实得总分 = 涉及项目得分总和;得分百分率 = 实得总分 / 应得总分 × 100%。

六、鼻出血

鼻出血护理评价见表 1-13。

表 1-13　鼻出血护理评价

项目		质量标准	分值	检查结果	说明及异常处理措施
结构 6分		有鼻出血患者相关管理制度	2		
		有鼻出血患者护理常规	2		
		有鼻出血患者护理流程	2		
过程 78分	入院护理 33分	测量生命体征,完善各项记录	3		
		配合医师止血,评估出血量,安慰患者勿紧张,卧床休息	4		
		建立静脉通道,遵医嘱用药	3		
		规定时间内完成入院评估(首次评估、ADL评估)	5		
		高危患者入院有专项风险评估	4		
		各项评估分值与患者实际病情相符	4		
		有效落实风险防范措施	5		
		入院宣教内容逐项完成	5		
	住院护理 36分	病情观察详细,全面掌握患者各项信息	3		
		治疗项目及时、准确	5		
		基础护理到位,保持口腔清洁	3		
		落实各项专科护理措施(鼻腔点药,如有必要采取简易止血法止血)	5		
		根据患者病情、用药变化进行动态风险评估	3		
		做好并发症预防,防止发生晕厥(告知患者改变体位时动作不宜过快)	3		
		健康宣教(体位、饮食等)	4		

续表

项目		质量标准	分值	检查结果	说明及异常处理措施
过程 78分	住院护理 36分	告知患者尽量避免用力咳嗽、打喷嚏	1		
		口内如有血性分泌物应吐出勿咽下	1		
		告知患者可能会出现头疼、流泪等不适,可给予额部冷敷	2		
		告知患者2~3d后若鼻腔无出血,取出填塞物后进行鼻腔点药	3		
		保持大便通畅	1		
		护理记录客观、准确、及时	2		
	出院护理 9分	完成出院健康宣教(一个月内周避免重体力劳动,勿用力擤鼻、挖鼻,控制原发病)	3		
		床单位终末处理	3		
		规定时间内完成出院随访	3		
结果 16分		责任护士对疾病相关管理制度、护理常规、护理流程知晓率100%	3		
		患者接受健康宣教后的知识知晓率达90%	3		
		患者无相关并发症发生	5		
		科室无不良事件发生	5		
总分 100分		应得总分			
		实得总分			
		得分百分比			
		接受检查者签名			

检查时间: 检查者签字:

注:1. 能正确执行者检查结果栏内"√"表示;不符合要求在检查结果栏内"×"表示;不涉及该项目在检查结果栏内"NA"表示。

2. 应得总分=总分-未涉及项目分;实得总分=涉及项目得分总和;得分百分率=实得总分/应得总分×100%。

七、鼻内镜手术

鼻内镜手术护理评价见表 1-14。

表 1-14　鼻内镜手术护理评价

项目		质量标准	分值	检查结果	说明及异常处理措施
结构 6分		有鼻科疾病患者相关管理制度	2		
		有鼻科疾病患者护理常规	2		
		有鼻科疾病患者护理流程	2		
过程 78分	入院护理 24分	测量生命体征,完善各项记录	2		
		告知特殊检查项目:鼻窦 CT、鼻内镜检查	2		
		进行专科评估(有无支气管哮喘、嗅觉改变、头痛、视功能障碍、鼻塞、鼻出血等)	3		
		规定时间内完成入院评估(首次评估、ADL 评估)	2		
		高危患者入院有专项风险评估	3		
		各项评估分值与患者实际病情相符	3		
		有效落实风险防范措施	3		
		入院宣教内容逐项完成	3		
		了解患者相关医嘱(鼻腔用药、口服药、吸入剂使用情况等)	3		
	术前护理 16分	术前健康宣教	3		
		对患者进行术前病情及护理相关风险评估	2		
		依据医嘱落实术前准备(剪鼻毛、禁饮食、抗生素药物过敏试验等)	3		
		告知患者麻醉方式及可能出现的不适症状	1		
		告知患者戴好腕带、穿病号服、术区标识及意义	1		
		去掉患者活动的义齿及各种配饰	2		
		告知患者术日勿下床活动,床上排大小便	2		
		与手术室工作人员核对患者信息并做好交接	2		
	术后护理 29分	与手术室 / 麻醉科人员交接,了解患者病情	2		
		监测患者生命体征、吸氧	2		

续表

项目		质量标准	分值	检查结果	说明及异常 处理措施
过程 78分	术后 护理 29分	按手术护理常规观察并记录鼻腔渗出液的量、色、性质	1		
		术后健康宣教(体位、饮食、活动等)	3		
		告知患者尽量避免用力咳嗽、打喷嚏	1		
		口内如有分泌物应吐出,勿咽下	1		
		告知患者术后可能会出现头痛、溢泪、耳闷等不适,给予额部冷敷	2		
		告知患者术后2~3d取出鼻腔填塞物后进行鼻腔点药、鼻腔冲洗	3		
		基础护理到位	3		
		做好术后并发症的观察	3		
		治疗项目及时、准确	3		
		根据患者病情、用药变化进行动态风险评估	5		
	出院 护理 9分	完成出院健康宣教(防感冒,定期复查,继续用药、鼻腔冲洗等)	3		
		床单位终末处理	3		
		规定时间内完成出院随访	3		
结果 16分		责任护士对疾病相关管理制度、护理常规、护理流程知晓率100%	3		
		患者接受健康宣教后的知识知晓率达90%	3		
		患者无相关并发症发生	5		
		科室无不良事件发生	5		
总分 100分		应得总分			
		实得总分			
		得分百分比			
		接受检查者签名			

检查时间: 　　　　　　　　　　　　　　　　　　　　　　　检查者签字:

注:1. 能正确执行者检查结果栏内"√"表示;不符合要求在检查结果栏内"×"表示;不涉及该项目在检查结果栏内"NA"表示。

2. 应得总分 = 总分 − 未涉及项目分;实得总分 = 涉及项目得分总和;得分百分率 = 实得总分 / 应得总分×100%。

八、腺样体肥大

腺样体肥大护理评价见表 1-15。

表 1-15　腺样体肥大护理评价

项目		质量标准	分值	检查结果	说明及异常处理措施
结构 6分		有腺样体肥大疾病患者相关管理制度	2		
		有腺样体肥大疾病患者护理常规	2		
		有腺样体肥大疾病患者护理流程	2		
过程 78分	入院护理 24分	测量生命体征,完善各项记录	2		
		告知特殊检查项目:鼻咽侧位片或鼻咽镜	2		
		进行专科评估(是否发生中耳炎及扁桃体炎、睡眠时呼吸阻塞程度、是否出现腺样体面容)	2		
		夜间患者睡眠时密切观察呼吸情况	2		
		规定时间内完成入院评估(首次评估、ADL评估)	2		
		高危患者入院有专项风险评估	2		
		各项评估分值与患者实际病情相符	2		
		有效落实风险防范措施(预防跌倒、坠床、压力性损伤等)	3		
		入院宣教内容逐项完成(饮食、预防感冒等)	3		
		告知患者入睡时采取侧卧位	2		
		了解患者相关医嘱(鼻腔点药等)	2		
	术前护理 16分	术前健康宣教	3		
		对患者进行术前病情及护理相关风险评估	2		
		依据医嘱落实术前准备(剪鼻毛、禁饮食、抗生素药物过敏试验等)	3		
		告知患者麻醉方式及可能出现的不适症状	1		
		告知患者戴好腕带、穿病号服	1		
		去掉患者的各种配饰	2		
		准备床单位,备齐监护仪器等各种物品	1		
		告知患者术日勿下床活动,床上排大小便	1		
		与手术室工作人员核对患者信息并做好交接	2		

续表

项目		质量标准	分值	检查结果	说明及异常处理措施
过程 78分	术后护理 29分	与手术室/麻醉科人员交接,了解患者病情	2		
		监测患者生命体征、吸氧	2		
		观察并记录患者鼻腔渗出液的量、色、性质	2		
		术后健康宣教(体位、饮食等)	3		
		告知患者鼻腔点药的目的和方法	2		
		告知患者口鼻腔有少量渗血属正常现象,勿过度紧张	2		
		评估患者鼻腔通气及睡眠改善情况	2		
		基础护理到位	3		
		做好术后并发症的观察	3		
		治疗项目及时、准确	3		
		根据患者病情、用药变化进行动态风险评估	5		
	出院护理 9分	完成出院健康宣教(用药指导、预防感冒、定期复查等)	3		
		床单位终末处理	3		
		规定时间内完成出院随访	3		
结果 16分		责任护士对疾病相关管理制度、护理常规、护理流程知晓率100%	3		
		患者接受健康宣教后的知识知晓率达90%	3		
		患者无相关并发症发生	5		
		科室无不良事件发生	5		
总分 100分		应得总分			
		实得总分			
		得分百分比			
接受检查者签名					

检查时间:　　　　　　　　　　　　　　　　　　　检查者签字:

注:1. 能正确执行者检查结果栏内"√"表示;不符合要求在检查结果栏内"×"表示;不涉及该项目在检查结果栏内"NA"表示。

2. 应得总分 = 总分 - 未涉及项目分;实得总分 = 涉及项目得分总和;得分百分率 = 实得总分 / 应得总分 ×100%。

九、扁桃体肥大

扁桃体肥大护理评价见表1-16。

表 1-16　扁桃体肥大护理评价

项目		质量标准	分值	检查结果	说明及异常处理措施
结构 6分		有咽科疾病患者相关管理制度	2		
		有咽科疾病患者护理常规	2		
		有咽科疾病患者护理流程	2		
过程 78分	入院护理 24分	测量生命体征,完善各项记录	2		
		进行专科评估(扁桃体肥大程度,是否有全身性疾病如急性肾炎、风湿热等)	2		
		观察患者吞咽、呼吸及发声情况	2		
		规定时间内完成入院评估(首次评估、ADL 评估)	2		
		高危患者入院有专项风险评估	2		
		各项评估分值与患者实际病情相符	2		
		有效落实风险防范措施(预防跌倒、坠床、压力性损伤等)	3		
		入院宣教内容逐项完成(饮食、预防感冒等)	3		
		告知患者入睡时采取侧卧位,进食后漱口,保持口腔清洁	3		
		了解患者相关医嘱(输液、漱口等)	3		
	术前护理 16分	术前健康宣教	3		
		对患者进行术前病情及护理相关风险评估	2		
		依据医嘱落实术前准备(男性刮胡须,禁饮食、抗生素药物过敏试验等)	3		
		告知患者麻醉方式及可能出现的不适症状	1		
		告知患者戴好腕带、穿病号服、术区标识及意义	1		
		去掉患者活动的义齿及各种配饰	2		
		准备床单位,备齐监护仪器等各种物品	1		
		告知患者术日勿下床活动,床上排大小便	1		
		与手术室工作人员核对患者信息并做好交接	2		

续表

项目		质量标准	分值	检查结果	说明及异常处理措施
过程78分	术后护理29分	与手术室 / 麻醉科人员交接,了解患者病情	2		
		监测患者生命体征、吸氧	2		
		观察并记录口、鼻腔分泌物的量、色、性质	2		
		术后健康宣教(体位、饮食,告知患者术后 6h 进温凉全流食,次日半流食逐步过渡到软食)	2		
		告知患者术日勿用力咳嗽、少说话、勿漱口,防止出血。次日多饮水,进食后漱口	2		
		告知患者口腔有血液要吐出,给予患者颈部冷敷	2		
		观察术区疼痛情况,必要时给予镇痛	2		
		观察伤口愈合情况	2		
		基础护理到位	2		
		做好术后并发症的观察	3		
		治疗项目及时、准确	3		
		根据患者病情、用药变化进行动态风险评估	5		
	出院护理9分	完成出院健康宣教(进食后漱口,保持口腔清洁;预防感冒;术后 1 个月内软食;出现发热、咽痛立即就诊)	3		
		床单位终末处理	3		
		规定时间内完成出院随访	3		
结果16分		责任护士对疾病相关管理制度、护理常规、护理流程知晓率 100%	3		
		患者接受健康宣教后的知识知晓率达 90%	3		
		患者无相关并发症发生	5		
		科室无不良事件发生	5		
总分100 分		应得总分			
		实得总分			
		得分百分比			
		接受检查者签名			

检查时间:　　　　　　　　　　　　　　　　　　　检查者签字:

注:1. 能正确执行者检查结果栏内"√"表示;不符合要求在检查结果栏内"×"表示;不涉及该项目在检查结果栏内"NA"表示。

2. 应得总分 = 总分 – 未涉及项目分;实得总分 = 涉及项目得分总和;得分百分率 = 实得总分 / 应得总分 ×100%。

十、阻塞性睡眠呼吸暂停低通气综合征

阻塞性睡眠呼吸暂停低通气综合征护理评价见表 1-17。

表 1-17 阻塞性睡眠呼吸暂停低通气综合征护理评价

项目		质量标准	分值	检查结果	说明及异常处理措施
结构 6分		有咽科疾病患者相关管理制度	2		
		有咽科疾病患者护理常规	2		
		有咽科疾病患者护理流程	2		
过程 78分	入院护理 24分	测量生命体征,完善各项记录	2		
		告知特殊检查项目:多导睡眠监测	1		
		进行专科评估(鼻腔通气情况、口咽腔狭窄程度、低氧血症程度等)	2		
		观察佩戴无创呼吸机的效果	2		
		密切观察呼吸情况,尤其夜间加强巡视	2		
		规定时间内完成入院评估(首次评估、ADL评估)	2		
		高危患者入院有专项风险评估	2		
		各项评估分值与患者实际病情相符	2		
		有效落实风险防范措施(预防跌倒、坠床、压力性损伤等)	2		
		入院宣教内容逐项完成(饮食、预防感冒等)	2		
		告知患者入睡时采取侧卧位,进食后漱口,保持口腔清洁	1		
		告知患者勿擅自使用镇静催眠药物,以免直接导致窒息的发生	2		
		告知患者佩戴呼吸机的目的	1		
		了解患者相关医嘱(漱口、佩戴无创呼吸机等)	1		
	术前护理 16分	术前健康宣教	3		
		对患者进行术前病情及护理相关风险评估	2		
		术前准备(男性患者刮胡须,禁饮食、抗生素药物过敏试验等)	3		
		告知患者麻醉方式及可能出现的不适症状	1		
		告知患者戴好腕带、穿病号服	1		
		去掉患者活动的义齿及各种配饰	2		
		准备床单位,备齐监护仪器等各种物品	1		

续表

项目		质量标准	分值	检查结果	说明及异常处理措施
过程 78分	术前护理 16分	告知患者术日勿下床活动,床上排大小便	1		
		与手术室工作人员核对患者信息并做好交接	2		
	术后护理 29分	与手术室/麻醉科人员交接,了解患者病情	2		
		监测患者生命体征、吸氧	2		
		观察并记录分泌物量、色、性质	2		
		术后健康宣教(体位、饮食、活动等)	2		
		告知患者术日勿用力咳嗽、少说话、勿漱口	2		
		告知患者口腔有血液要吐出,给予患者颈部冷敷	2		
		观察术区疼痛情况,必要时给予镇痛	2		
		观察伤口愈合情况	2		
		基础护理到位	2		
		做好术后并发症的观察	3		
		治疗项目及时、准确	3		
		根据患者病情、用药变化进行动态风险评估	5		
	出院护理 9分	完成出院健康宣教(进食后漱口,保持口腔清洁;适当运动,控制体重;1个月后复查)	3		
		床单位终末处理	3		
		规定时间内完成出院随访	3		
结果 16分		责任护士对疾病相关管理制度、护理常规、护理流程知晓率100%	3		
		患者接受健康宣教后的知识知晓率达90%	3		
		患者无相关并发症发生	5		
		科室无不良事件发生	5		
总分 100分		应得总分			
		实得总分			
		得分百分比			
		接受检查者签名			

检查时间: 　　　　　　　　　　　　　　　　检查者签字:

注:1. 能正确执行者检查结果栏内"√"表示;不符合要求在检查结果栏内"×"表示;不涉及该项目在检查结果栏内"NA"表示。

2. 应得总分=总分-未涉及项目分;实得总分=涉及项目得分总和;得分百分率=实得总分/应得总分×100%。

十一、扁桃体周脓肿

扁桃体周脓肿护理评价见表 1-18。

表 1-18 扁桃体周脓肿护理评价

项目		质量标准	分值	检查结果	说明及异常处理措施
结构6分		有咽科疾病患者相关管理制度	2		
		有咽科疾病患者护理常规	2		
		有咽科疾病患者护理流程	2		
过程78分	入院护理31分	测量生命体征,完善各项记录	3		
		进行专科评估(咽痛程度、是否有颈部淋巴结肿大、吞咽困难、发热、饮水反流、张口困难等)	3		
		观察患者呼吸及发声情况	3		
		规定时间内完成入院评估(首次评估、ADL 评估)	3		
		高危患者入院有专项风险评估	3		
		各项评估分值与患者实际病情相符	3		
		有效落实风险防范措施(预防跌倒、坠床、压力性损伤等)	3		
		入院宣教内容逐项完成(饮食、预防感冒等)	3		
		告知患者进食后漱口,保持口腔清洁	2		
		告知患者检查处置项目:局部穿刺	2		
		了解患者相关医嘱(输液、漱口等)	3		
	住院护理38分	病情观察详细,全面掌握患者各项信息	6		
		治疗项目及时、准确	6		
		基础护理到位	5		
		落实专科护理措施	5		
		根据患者病情、用药变化进行动态风险评估	4		
		密切观察呼吸情况,呼吸困难者遵医嘱吸氧	4		
		健康宣教(饮食、漱口等)	4		
		监测体温变化,必要时采取降温措施	4		
	出院护理9分	完成出院健康宣教(进食后漱口,保持口腔清洁;增强抵抗力、预防呼吸道感染;积极治疗扁桃体炎症;多次脓肿发作者可行手术切除扁桃体)	3		
		床单位终末处理	3		
		规定时间内完成出院随访	3		

续表

项目		质量标准	分值	检查结果	说明及异常处理措施
结果 16分		责任护士对疾病相关管理制度、护理常规、护理流程知晓率100%	3		
		患者接受健康宣教后的知识知晓率达90%	3		
		患者无相关并发症发生	5		
		科室无不良事件发生	5		
总分 100分		应得总分			
		实得总分			
		得分百分比			
		接受检查者签名			

检查时间：　　　　　　　　　　　　　　　　　　　　检查者签字：

注：1. 能正确执行者检查结果栏内"√"表示；不符合要求在检查结果栏内"×"表示；不涉及该项目在检查结果栏内"NA"表示。

2. 应得总分 = 总分 − 未涉及项目分；实得总分 = 涉及项目得分总和；得分百分率 = 实得总分 / 应得总分 × 100%。

十二、咽旁脓肿

咽旁脓肿护理评价见表 1-19。

表 1-19　咽旁脓肿护理评价

项目		质量标准	分值	检查结果	说明及异常处理措施
结构 6分		有咽科疾病患者相关管理制度	2		
		有咽科疾病患者护理常规	2		
		有咽科疾病患者护理流程	2		
过程 78分	入院护理 24分	测量生命体征,完善各项记录	2		
		告知特殊检查项目:颈部 CT	2		
		进行专科评估(是否有邻近组织器官的化脓性炎症、发热、咽部外伤史、异物史、颈部或颌下区肿痛或波动感、张口困难等)	2		
		观察患者吞咽、呼吸及发声情况	2		
		规定时间内完成入院评估(首次评估、ADL 评估)	2		
		高危患者入院有专项风险评估	2		
		各项评估分值与患者实际病情相符	2		

续表

项目		质量标准	分值	检查结果	说明及异常处理措施
过程 78分	入院护理 24分	有效落实风险防范措施（预防跌倒、坠床、压力性损伤等）	2		
		入院宣教内容逐项完成（饮食等）	2		
		告知患者进食后漱口,保持口腔清洁	3		
		了解患者相关医嘱(输液、漱口、血标本的采集等)	3		
	住院护理 45分	密切观察局部肿胀情况及治疗效果,及时发现感染扩散征象	3		
		对重症患者进行病情及护理相关风险评估	3		
		须手术切开引流者,依据医嘱落实术前准备(男性患者刮胡须,禁饮食等)	2		
		告知患者麻醉方式及可能出现的不适症状	2		
		告知患者戴好腕带、穿病号服、术区标识及意义	2		
		去掉患者活动的义齿及各种配饰	2		
		准备床单位,备齐监护仪器等各种物品	2		
		告知患者术日勿下床活动,床上排大小便	2		
		与手术室/麻醉科人员交接,了解患者病情	2		
		术日监测患者生命体征、吸氧	2		
		告知患者术区引流的目的、勿将引流管打折弯曲、保持引流管负压状态	2		
		观察并记录引流液量、色、性质	3		
		术后健康宣教(体位、饮食、活动等)	3		
		观察局部皮肤及伤口愈合情况	3		
		基础护理到位	3		
		做好术后并发症的观察	3		
		治疗项目及时、准确	3		
		根据患者病情、用药变化进行动态风险评估	3		
	出院护理 9分	完成出院健康宣教(保持口腔清洁、预防上呼吸道感染、控制原发病、增加抵抗力等)	3		
		床单位终末处理	3		
		规定时间内完成出院随访	3		
结果 16分		责任护士对疾病相关管理制度、护理常规、护理流程知晓率100%	3		
		患者接受健康宣教后的知识知晓率达90%	3		
		患者无相关并发症发生	5		
		科室无不良事件发生	5		

续表

项目	质量标准	分值	检查结果	说明及异常处理措施
总分 100分	应得总分			
	实得总分			
	得分百分比			
接受检查者签名				

检查时间：　　　　　　　　　　　　　　　　检查者签字：

注:1. 能正确执行者检查结果栏内"√"表示;不符合要求在检查结果栏内"×"表示;不涉及该项目在检查结果栏内"NA"表示。

2. 应得总分 = 总分 - 未涉及项目分;实得总分 = 涉及项目得分总和;得分百分率 = 实得总分 / 应得总分×100%。

十三、急性喉炎、急性会厌炎

急性喉炎、急性会厌炎护理评价见表 1-20。

表 1-20　急性喉炎、急性会厌炎护理评价

项目		质量标准	分值	检查结果	说明及异常处理措施
结构 6分		有喉科疾病患者相关管理制度	2		
		有喉科疾病患者护理常规	2		
		有喉科疾病患者护理流程	2		
过程 78分	入院护理 33分	测量生命体征,完善各项记录	2		
		告知特殊检查项目:间接喉镜检查	2		
		进行专科评估(进食情况,有无犬吠样咳嗽、吞咽困难、呼吸困难、上呼吸道感染史等)	3		
		密切观察患者呼吸,尤其夜间加强巡视,呼吸困难者遵医嘱吸氧,严重呼吸困难者做好气管切开术前准备	4		
		规定时间内完成入院评估(首次评估、ADL 评估)	3		
		高危患者入院有专项风险评估	2		
		各项评估分值与患者实际病情相符	3		
		有效落实风险防范措施(预防跌倒、坠床、压力性损伤等)	3		
		入院宣教内容逐项完成(饮食、预防感冒等)	2		
		告知患者激素治疗的目的	2		
		告知患者雾化吸入治疗的目的及方法,治疗完毕后要漱口	3		

续表

项目		质量标准	分值	检查结果	说明及异常处理措施
过程 78分	入院护理 33分	了解患者相关医嘱(抗生素使用、激素治疗、雾化吸入治疗等)	4		
	住院护理 36分	病情观察详细,全面掌握患者各项信息	3		
		治疗项目及时、准确	5		
		基础护理到位	3		
		落实各项专科护理措施(雾化吸入治疗、吸氧等)	5		
		根据患者病情、用药变化进行动态风险评估	3		
		密切观察呼吸情况,呼吸困难者遵医嘱吸氧	2		
		健康宣教(体位、饮食等)	4		
		监测体温变化,必要时采取降温措施	3		
		告知患者使用激素的目的,不能随意停药	2		
		须气管切开者,告知手术的必要性,使其配合治疗,做好相关护理,保持气道通畅	3		
		护理记录客观、准确、及时	3		
	出院护理 9分	完成出院健康宣教(保持生活规律,预防感冒,发现吞咽疼痛立即就诊)	3		
		床单位终末处理	3		
		规定时间内完成出院随访	3		
结果 16分		责任护士对疾病相关管理制度、护理常规、护理流程知晓率100%	3		
		患者接受健康宣教后的知识知晓率达90%	3		
		患者无相关并发症发生	5		
		科室无不良事件发生	5		
总分 100分		应得总分			
		实得总分			
		得分百分比			
接受检查者签名					

检查时间:　　　　　　　　　　　　　　　　　　　　检查者签字:

注:1. 能正确执行者检查结果栏内"√"表示;不符合要求在检查结果栏内"×"表示;不涉及该项目在检查结果栏内"NA"表示。

2. 应得总分 = 总分 − 未涉及项目分;实得总分 = 涉及项目得分总和;得分百分率 = 实得总分 / 应得总分 × 100%。

十四、声带息肉

声带息肉护理评价见表1-21。

表1-21 声带息肉护理评价

项目		质量标准	分值	检查结果	说明及异常处理措施
结构 6分		有喉科疾病患者相关管理制度	2		
		有喉科疾病患者护理常规	2		
		有喉科疾病患者护理流程	2		
过程 78分	入院护理 24分	测量生命体征,完善各项记录	2		
		告知特殊检查项目:电子喉镜、喉动态镜检查等	2		
		进行专科评估(评估嗓音、声音嘶哑持续时间、有无呼吸困难等)	2		
		密切观察呼吸情况	2		
		规定时间内完成入院评估(首次评估、ADL评估)	2		
		高危患者入院有专项风险评估	2		
		各项评估分值与患者实际病情相符	2		
		有效落实风险防范措施(预防跌倒、坠床、压力性损伤等)	2		
		入院宣教内容逐项完成(饮食、预防感冒等)	2		
		告知患者勿过度用声,进行嗓音训练	2		
		告知患者喉镜检查后2h内禁饮食,以免发生误咽	2		
		了解患者相关医嘱(雾化吸入治疗等)	2		
	术前护理 16分	术前健康宣教	3		
		对患者进行术前病情及护理相关风险评估	2		
		依据医嘱落实术前准备(男性患者刮胡须,禁饮食、抗生素药物过敏试验等)	3		
		告知患者麻醉方式及可能出现的不适症状	1		
		告知患者戴好腕带、穿病号服、术区标识及意义	1		
		去掉患者活动的义齿及各种配饰	2		
		准备床单位,备齐监护仪器等各种物品	1		
		告知患者术日勿下床活动,床上排大小便	1		
		与手术室工作人员核对患者信息并做好交接	2		

续表

项目		质量标准	分值	检查结果	说明及异常处理措施
过程78分	术后护理29分	与手术室/麻醉科人员交接,了解患者病情	2		
		监测患者生命体征、吸氧	2		
		观察并记录分泌物量、色、性质	2		
		术后健康宣教(体位、饮食、活动等)	2		
		告知患者术日勿用力咳嗽、少说话,使声带充分休息	2		
		告知患者雾化吸入治疗的目的及方法,治疗后应漱口	2		
		指导患者腹式呼吸训练、吸管发音练习,矫正错误发声习惯,预防复发	4		
		基础护理到位	4		
		做好术后并发症的观察	3		
		治疗项目及时、准确	3		
		根据患者病情、用药变化进行动态风险评估	3		
	出院护理9分	完成出院健康宣教(避免过度用声、预防感冒、指导用药、定期复查等)	3		
		床单位终末处理	3		
		规定时间内完成出院随访	3		
结果16分		责任护士对疾病相关管理制度、护理常规、护理流程知晓率100%	3		
		患者接受健康宣教后的知识知晓率达90%	3		
		患者无相关并发症发生	5		
		科室无不良事件发生	5		
总分100分		应得总分			
		实得总分			
		得分百分比			
接受检查者签名					

检查时间:　　　　　　　　　　　　　　　　检查者签字:

注:1. 能正确执行者检查结果栏内"√"表示;不符合要求在检查结果栏内"×"表示;不涉及该项目在检查结果栏内"NA"表示。

2. 应得总分=总分－未涉及项目分;实得总分=涉及项目得分总和;得分百分率=实得总分/应得总分×100%。

十五、喉癌

喉癌护理评价见表 1-22。

表 1-22 喉癌护理评价

项目		质量标准	分值	检查结果	说明及异常处理措施
结构 6分		有喉科疾病患者相关管理制度	2		
		有喉科疾病患者护理常规	2		
		有喉科疾病患者护理流程	2		
过程 78分	入院护理 24分	测量生命体征,完善各项记录	2		
		告知特殊检查项目:颈部 CT、磁共振成像、B 超、纤维喉镜等	2		
		进行专科评估(声音嘶哑持续时间、有无呼吸困难及吞咽困难等)	2		
		密切观察呼吸,呼吸困难者卧床休息,取半卧位,遵医嘱吸氧;严重呼吸困难者做好气管切开术前准备	2		
		规定时间内完成入院评估(首次评估、ADL 评估)	2		
		高危患者入院有专项风险评估	2		
		各项评估分值与患者实际病情相符	2		
		有效落实风险防范措施(预防跌倒、坠床、压力性损伤等)	2		
		入院宣教内容逐项完成(饮食、预防感冒等)	2		
		交流障碍者,评估书写能力,备书写工具	2		
		指导患者有效咳痰,吸氧时勿私自调节氧流量	2		
		了解患者相关医嘱	2		
	术前护理 16分	术前健康宣教	3		
		对患者进行术前病情及护理相关风险评估	2		
		依据医嘱落实术前准备(备皮、禁饮食、抗生素药物过敏试验、备血等)	3		
		告知患者麻醉方式及可能出现的不适症状	1		
		告知患者戴好腕带、穿病号服、术区标识及意义	1		
		观察患者心理变化	1		
		去掉患者活动的义齿及各种配饰	1		
		准备床单位,备齐监护仪器、吸引装置等各种物品	1		
		告知患者术日勿下床活动,床上排大小便	1		
		与手术室工作人员核对患者信息并做好交接	2		

项目		质量标准	分值	检查结果	说明及异常处理措施
过程 78分	术后护理29分	与手术室／麻醉科人员交接,了解患者病情	2		
		监测患者生命体征、吸氧	2		
		气管切开患者随时吸痰,观察并记录痰液的量、颜色、性质,做好气管切开护理	2		
		术后健康宣教(水平半喉切除术后取屈头位,术日胃肠减压,次日给予鼻饲流食等)	2		
		告知患者各种管路留置的目的及勿将其打折弯曲,同时要防止脱管	2		
		观察并记录导尿管、胃管、术区引流管引流液的色、质、量,观察患者有无其他不适	2		
		观察术区疼痛情况,必要时给予镇痛	2		
		观察术区有无出血、皮下气肿等并发症的发生	2		
		基础护理到位,管路二次固定,标识清楚;鼻饲体位正确,床头抬高;口腔清洁无异味	3		
		经口进食时,指导进食的种类和吞咽训练,观察有无呛咳、伤口有无异常情况	4		
		治疗项目及时、准确	3		
		根据患者病情、用药变化进行动态风险评估	3		
	出院护理9分	完成出院健康宣教(生活规律,戒烟酒,防感冒,全喉切除者注意保护造瘘口,不去人群密集处,教会其套管的护理,定期复查等)	3		
		床单位终末处理	3		
		规定时间内完成出院随访	3		
结果 16分		责任护士对疾病相关管理制度、护理常规、护理流程知晓率100%	3		
		患者接受健康宣教后的知识知晓率达90%	3		
		患者无相关并发症发生	5		
		科室无不良事件发生	5		
总分 100分		应得总分			
		实得总分			
		得分百分比			
		接受检查者签名			

　　检查时间:　　　　　　　　　　　　　　　　　　　　检查者签字:

　　注:1. 能正确执行者检查结果栏内"√"表示;不符合要求在检查结果栏内"×"表示;不涉及该项目在检查结果栏内"NA"表示。

　　2. 应得总分 = 总分 − 未涉及项目分;实得总分 = 涉及项目得分总和;得分百分率 = 实得总分 / 应得总分×100%。

十六、颈部肿物

颈部肿物护理评价见表 1-23。

表 1-23 颈部肿物护理评价

项目		质量标准	分值	检查结果	说明及异常处理措施
结构 6分		有颈部疾病患者相关管理制度	2		
		有颈部疾病患者护理常规	2		
		有颈部疾病患者护理流程	2		
过程 78分	入院护理 24分	测量生命体征,完善各项记录	2		
		告知特殊检查项目:颈部 CT、颈部 B 超	2		
		进行专科评估(颈部肿物出现时间、部位、大小,有无呼吸困难等)	2		
		告知患者做颈部 CT、B 超时,身上不能携带金属物品、手机	2		
		规定时间内完成入院评估(首次评估、ADL 评估)	2		
		高危患者入院有专项风险评估	2		
		各项评估分值与患者实际病情相符	2		
		有效落实风险防范措施(预防跌倒、坠床、压力性损伤等)	2		
		入院宣教内容逐项完成(饮食、预防感冒等)	2		
		密切观察呼吸,根据呼吸困难程度给予对症护理	2		
		吸氧时勿私自调节氧流量	2		
		了解患者相关医嘱(对症输液治疗等)	2		
	术前护理 16分	术前健康宣教	3		
		对患者进行术前病情及护理相关风险评估	2		
		依据医嘱落实术前准备(备皮、禁饮食、抗生素药物过敏试验等)	3		
		告知患者麻醉方式及可能出现的不适症状	1		
		告知患者戴好腕带、穿病号服、术区标识及意义	1		
		去掉患者活动的义齿及各种配饰	2		
		准备床单位,备齐监护仪器等各种物品	1		
		告知患者术日勿下床活动,床上排大小便	1		
		与手术室工作人员核对患者信息并做好交接	2		

续表

项目		质量标准	分值	检查结果	说明及异常处理措施
过程 78分	术后护理 29分	与手术室/麻醉科人员交接,了解患者病情	2		
		监测患者生命体征、吸氧	2		
		告知患者术区引流的目的、勿将引流管打折弯曲、保持引流管负压状态	2		
		术后健康宣教(体位、饮食、活动、用药等)	2		
		告知患者术后若有头晕、恶心、咽痛现象,不必紧张,可逐渐缓解	2		
		密切观察并记录引流液的颜色、量及性质	2		
		观察术区疼痛情况,必要时给予镇痛	2		
		观察伤口愈合情况	2		
		基础护理到位	3		
		观察患者有无出血等并发症的发生	4		
		治疗项目及时、准确	3		
		根据患者病情、用药变化进行动态风险评估	3		
	出院护理 9分	完成出院健康宣教(生活规律,预防感冒,用药指导,出现颈部肿块、疼痛等异常变化及时就医等)	3		
		床单位终末处理	3		
		规定时间内完成出院随访	3		
结果 16分		责任护士对疾病相关管理制度、护理常规、护理流程知晓率100%	3		
		患者接受健康宣教后的知识知晓率达90%	3		
		患者无相关并发症发生	5		
		科室无不良事件发生	5		
总分 100分		应得总分			
		实得总分			
		得分百分比			
接受检查者签名					

检查时间:　　　　　　　　　　　　　　　　　检查者签字:

注:1. 能正确执行者检查结果栏内"√"表示;不符合要求在检查结果栏内"×"表示;不涉及该项目在检查结果栏内"NA"表示。

2. 应得总分 = 总分 - 未涉及项目分;实得总分 = 涉及项目得分总和;得分百分率 = 实得总分 / 应得总分×100%。

(潘　乐　李丽红　郑　婷　郑智英　谭　茜　荆　璇

李　婷　黄　婕　杨　捷　何鹏飞　何　婵　康晓燕)

第二章

专科疾病护理常规

第一节　耳　科　疾　病

一、先天性耳前瘘管

（一）定义

先天性耳前瘘管（congenital preauricular fistula）是一种常见先天性耳畸形。瘘管多为单侧,也可为双侧;瘘口多位于耳轮脚前,为胚胎期形成耳郭的第1、2鳃弓的小丘样结节融合不良或第1鳃沟封闭不全所致,是一种先天性疾病。

（二）疾病特点

1. **临床表现**　一般无症状,偶尔局部发痒,可见皮肤上的一个小凹为瘘管外口,挤压时有少量白色皮脂样物从管口溢出;继发感染时局部红肿、疼痛、有脓液溢出,甚至形成脓肿,反复感染破溃后可形成瘢痕。

2. **治疗**　无症状者不做处理;有感染者先行局部抗炎治疗,待炎症控制后行手术治疗。

（三）专科评估与观察要点

1. **专科体征**　患者耳前瘘管处皮肤有无瘢痕;有无继发感染,局部的红肿、疼痛、流脓情况。

2. **心理状况**　耳前瘘管出生即存在,平日无症状,感染时才接受治疗,患者常不愿被他人发现,且担心手术效果或手术遗留瘢痕影响美观而产生焦虑。

（四）护理问题

术前护理问题

1. **皮肤完整性受损**　与耳前瘘管有关。

2. **有感染的危险**　与疾病性质有关。

3. **知识缺乏**:缺乏有关先天性耳前瘘管的日常护理知识。

术后护理问题

1. **有感染的危险**　与皮肤组织破损后细菌入侵有关。

2. **体温过高**　与合并感染有关。

3. **疼痛**　与手术创伤有关。

4. **焦虑**　与担心手术及疾病预后有关。

（五）护理措施

1. **术前护理**

（1）心理护理:评估患者的心理情况,做好患者及家属的解释安慰工作,向患者讲解本病特点及防止感染的措施。

（2）控制感染：合并感染者，遵医嘱使用抗生素；有脓肿者须切开排脓，放置引流条，遵医嘱定时换药。

（3）术前准备：抽取血液生化标本，协助患者进行相关检查，并告知患者手术的目的、意义、麻醉方式及可能出现的不适反应。全身麻醉者术前 4~6h 禁饮食；术晨备皮，范围是患耳耳周 3 指，长发患者剩余头发扎住并偏向健侧，充分暴露手术部位；准备床单位，备齐各种物品。

2. 术后护理

（1）病情观察：遵医嘱按时监测生命体征，注意体温、脉搏变化；观察患者有无头晕、恶心等症状。

（2）体位与活动：取平卧或健侧卧位，勿压迫患耳，全身麻醉术后次日下床活动。

（3）饮食护理：全身麻醉术后清醒 6h、局部麻醉术后 2h 进软食，忌辛辣刺激性食物，注意使用健侧咀嚼。

（4）控制感染：遵医嘱应用抗生素预防感染。

（5）切口的护理：观察切口有无红肿、渗血、渗液等情况，询问患者有无疼痛，告知患者保持术耳清洁干燥；观察敷料有无松动，保持固定良好。

（6）加强心理护理，必要时可遵医嘱使用镇静药或镇痛药。

（六）健康指导

1. 疾病康复　告知患者预约复诊日期及拆线日期；指导患者出院后保持患耳清洁干燥，合理洗漱，伤口未完全愈合前禁止游泳、淋浴。

2. 饮食　宜进易消化软食。

3. 预防上呼吸道感染，避免复发。

4. 耳前瘘管有复发的可能，告知患者一旦发现局部红、肿、热、痛或有脓肿形成应立即就医。

（七）护理评价

1. 耳前瘘管无感染。

2. 生命体征平稳。

3. 了解手术目的，了解疾病的治疗、护理及预后，主动配合治疗、护理。

4. 疼痛减轻或能耐受。

5. 焦虑缓解并了解自我保健的相关知识。

二、先天性外耳畸形

（一）定义

先天性外耳畸形（congenital microtia ear dysmorphia）是第 1、2 鳃弓发育不良以及第 1 鳃沟发育障碍所致的耳郭或外耳道畸形。

（二）疾病特点

1. 临床表现　耳部形态、体积及位置均有不同程度的畸形，且常与耳道狭窄、闭锁及中耳畸形伴发。

2. 治疗　耳郭畸形听力基本正常者，可不予治疗；因外耳畸形影响外观要求治疗者，行整形手术矫正;双耳畸形伴中度以上传导性聋者,应尽早实施手术,以提高听力,促进语言、智力发育。

（三）专科评估与观察要点

1. **畸形种类** 常见的有移位耳、隐耳、招风耳、猿耳、杯状耳、大耳、副耳及小耳畸形。

2. **心理状况** 畸形出生时即存在,影响美观,因此患者不愿与人交往,常感孤独。

（四）护理问题

术前护理问题

1. **自我形象紊乱** 与先天性外耳畸形有关。

2. **焦虑** 与担心手术效果有关。

3. **言语沟通障碍** 与听力差有关。

4. **知识缺乏**:缺乏本病相关知识。

术后护理问题

1. **有感染的危险** 与手术创伤有关。

2. **舒适度减弱** 与伤口疼痛、耳道内纱布填塞及耳部加压包扎有关。

（五）护理措施

1. **术前护理**

（1）健康教育:向患者及其家属讲解疾病及手术的相关知识,让患者了解手术效果及预后。

（2）心理护理:加强心理社会支持,鼓励患者表达自身的感受,教会患者自我放松的方法,缓解压力,找回自信。

（3）术前准备:抽取血液生化标本,协助患者进行相关检查,告知患者手术的目的、意义、麻醉方式及可能出现的不适反应。全身麻醉者术前 4~6h 禁饮食;术晨备皮,范围是患耳耳周 3 指,长发患者剩余头发扎住并偏向健侧,充分暴露手术部位;准备床单位,备齐各种物品。

（4）病情观察:①了解患者外耳畸形的程度,听力有无损害;在与听力下降的患者沟通时应提高音量,若听力损害严重,应教会患者简单的手势与外界交流,会写字的患者可为其准备写字板。②观察患者耳道内有无流液、流脓等感染或中耳炎的症状,及时报告主管医师。

2. **术后护理**

（1）病情观察:根据医嘱定时测量生命体征,注意体温、脉搏的变化,观察患者有无头晕、恶心等症状。

（2）体位与活动:术后取平卧或健侧卧位,勿压迫患耳,次日下床活动。

（3）饮食护理:全身麻醉术后清醒 6h、局部麻醉术后 2h 进软食,忌辛辣刺激性食物,注意使用健侧咀嚼,以免引起伤口出血、加重疼痛。

（4）控制感染:遵医嘱应用抗生素预防感染。

（5）切口的护理:观察耳部切口渗血情况,包括渗血的颜色、性质及渗血量。

（六）健康指导

1. **提供疾病护理知识** 在妊娠早期,避免感冒和服用影响胚胎发育药物,减少先天性外耳畸形的发生;先天性外耳畸形伴中度以上传导性聋患儿,应告知患儿家属尽早为患儿实施手术,以提高听力,促进语言、智力发育。

2. **出院患者的健康指导**　加强锻炼,预防感冒;定期复查;如有局部皮肤发红、疼痛、肿胀不适,及早就医。

（七）护理评价

1. 对自己的外表情况表示接受。

2. 掌握有关先天性外耳畸形的治疗和护理知识。

三、耳郭外伤

（一）定义

耳郭外伤(auricle trauma)是外耳创伤中的常见病。因耳郭暴露于头颅两侧,易遭受各种挫伤、切割伤、撕裂伤、离断伤及火器伤,耳郭外伤可单独发生,也可伴邻近组织的创伤。

（二）疾病特点

1. **临床表现**　早期有耳内轰鸣,短时耳痛,并有少量血液从外耳道流出,伴耳闷、耳聋、耳鸣、眩晕及听力下降;后期形成缺损或畸形。

2. **治疗**　尽早处理伤口,应用抗生素,进行对位缝合;后期有畸形者行矫形手术。

（三）专科评估与观察要点

1. **专科体征**　受伤程度;耳郭是否完全离断;疼痛程度。

2. **皮肤肿胀出血**　轻者可自愈,重者形成血肿可继发感染,引起软骨坏死,导致耳郭畸形。

（四）护理问题

1. **有感染的危险**　与耳郭完整性受损、污染有关。

2. **皮肤完整性受损**　与耳郭机械性损伤有关。

3. **疼痛**　与耳郭机械性损伤有关。

4. **焦虑**　与担心疾病的预后有关。

5. **自我形象紊乱**　与耳郭畸形有关。

（五）护理措施

1. 观察患耳皮肤色泽及周围的血供情况、皮瓣颜色、温度变化。

2. 密切观察生命体征及伤口情况,观察有无脑脊液耳漏,如有应取头高位或半卧位。

3. 遵医嘱应用抗生素;疼痛者镇痛治疗,告知患者疼痛的原因和可能持续的时间。

4. 抽取血液生化标本,协助患者进行相关检查。

5. 给予耳缺损、畸形患者心理疏导,减轻其焦虑、恐惧,使患者配合治疗。

6. 告知患者光疗、局部涂抹药膏的目的。

（六）健康指导

1. **疾病康复**　保护患耳,勿受外力;保持局部清洁干燥;寒冷天气注意耳郭保暖,防止冻伤。

2. 出现肿痛等异常,立即就医。

（七）护理评价

1. 伤口愈合。

2. 症状减轻。

3. 无耳郭缺损和畸形。

（八）急危重症观察与处理

尽早处理伤口,尽快对位缝合进行耳郭再植;完全离断的耳郭应及时浸泡于适量肝素生理盐水中。

四、耳郭假性囊肿

（一）定义

耳郭软骨夹层内的非化脓性浆液性囊肿,表现为耳郭外侧面上有囊肿样隆起。单侧多发,多发于 20~50 岁者,男性多于女性。

（二）疾病特点

1. **病因**　目前认为与机械性刺激有关,如挤压造成局部微循环障碍,引起组织间的无菌性炎性渗出。

2. **临床表现**

（1）耳郭外侧面出现局限性隆起,常因刺激而加速增大。

（2）有胀感,无痛感,偶有灼热感和痒感。

（3）小囊肿时稍隆起,大时隆起明显,有波动感,无压痛,表面肤色正常。

（4）穿刺可抽出淡黄色液体,生化检查为丰富的蛋白质,细菌培养无细菌生长。

3. **治疗**　治疗方法视囊肿大小而定,目的是刺激囊壁,促其纤维化,防止液体再生,促进囊壁粘连愈合。

（1）早期或小囊肿无明显积液者可用冷冻、超短波等物理疗法,以控制渗出,促进吸收。

（2）积液明显者可采用穿刺抽液、加压包扎法,用无菌注射器抽尽局部积液,注入硬化剂、15% 高渗盐水、50% 葡萄糖或 1%~2% 碘酊,加压包扎,促进囊壁粘连、机化。

（3）经上述治疗无效者,可手术治疗,在隆起最突出处切开积液腔,吸尽积液、加压包扎,促进囊壁粘连愈合。

（4）局部胀痛应使用抗生素预防感染。

（三）专科评估与观察要点

1. 了解患者睡眠时用枕的硬度及习惯的卧姿,有无挤压耳郭情况。

2. 囊肿的大小。

3. 生命体征。

4. 术后加压包扎,伤口敷料有无渗出及渗出液的颜色、性质、量。

（四）护理问题

1. **舒适度减弱**　与耳郭胀感、灼热感、痒感、疼痛有关。

2. **自我形象紊乱**　与耳郭肿胀、包扎有关。

3. **焦虑**　与担心疾病预后有关。

4. **知识缺乏:**缺乏耳郭假性囊肿的相关知识。

（五）护理措施

1. 给予心理护理,多关心患者,倾听其主诉,给予鼓励和安慰,消除患者顾虑,建立良好的护患关系,帮助患者树立战胜疾病的信心。

2. 做好健康指导,讲解疾病相关知识,使患者主动配合治疗。

3. 清淡饮食,避免辛辣刺激、硬性带骨（刺）类食物,戒烟酒。

4. 保持患耳的清洁、干燥,洗脸、洗澡时勿沾水。

5. 健侧卧位,避免患耳受压,避免对耳郭的机械性刺激,指导患者睡觉时使用软枕,勿经常触摸或挤压耳郭。

（六）健康指导

本病重在预防,避免耳部受压,避免对耳郭的机械性刺激,勿经常触摸或挤压耳郭;耳郭外伤后,须及时清创,预防感染。

（七）护理评价

1. 焦虑减轻或消除。

2. 患者的不适得到缓解。

3. 患者对疾病知识有一定的了解,掌握疾病的预防措施,改变不良的生活习惯。

五、耳郭软骨膜炎

（一）定义

耳郭软骨膜炎是因外伤、感染所致的耳郭软骨膜的急性化脓性炎症,由于炎症渗出液压迫可使软骨缺血坏死,还可致耳郭瘢痕挛缩畸形,不仅有碍外观还影响外耳生理功能,该病发展较快,应积极诊治。

（二）疾病特点

1. **病因**　耳郭软骨膜炎主要因细菌感染引发,常见细菌依次为铜绿假单胞菌、金黄色葡萄球菌、链球菌、大肠埃希菌等。造成感染的原因有外伤、烧伤、冻伤、手术切口、针刺（如打耳环孔）等。

2. **临床表现**

（1）早期有耳郭局部灼热感及肿痛感,继而整个耳郭弥漫性肿大,疼痛加剧,体温增高。

（2）后期脓肿形成,触之有波动感。

（3）炎症过后软骨有不同程度坏死,耳郭挛缩畸形。

3. **治疗**　早期应用大量广谱或对致病菌敏感的抗生素,同时热敷改善局部血液循环;48h 内好转者,抗生素至少使用 1 周;脓肿已形成者应及时在局部麻醉下行脓肿切开引流,彻底清除坏死的组织。术后使用抗生素 2 周。视病情可加抗厌氧菌抗生素,如甲硝唑等。

（三）专科评估与观察要点

1. **耳郭**　耳郭大小、形状,注意两侧是否对称,有无畸形、缺损,有无局限性隆起增厚、瘘管及皮肤红肿、触痛等。

2. **耳郭周围组织**　观察耳后和耳前颞突根部有无红肿、瘢痕、瘘管,肿胀处有无压痛、波动感;有无腮腺增大。

（四）护理问题

1. **舒适度减弱**　与耳郭肿胀、疼痛有关。

2. **体温过高**　与感染有关。

3. **自我形象紊乱**　与耳郭瘢痕挛缩畸形有关。

4. **焦虑**　与担心疾病预后有关。

（五）护理措施

1. 给予心理护理,多关心患者,倾听其主诉,对患者的心情和感觉表示理解和认可,使患者得到安慰,帮助患者树立战胜疾病的信心。

2. 做好健康指导,讲解疾病相关知识,使患者主动配合治疗。

3. 观察患者生命体征,特别是体温情况;体温升高时,采取降温措施。

4. 通过分散注意力等方法减轻患者疼痛,必要时给予镇痛药。

5. 宜进清淡且营养丰富的饮食,避免辛辣刺激性食物。

6. 保持患耳的清洁、干燥,洗头、洗澡时勿沾水。

7. 健侧卧位,避免患耳受压。

（六）健康指导

1. 注意防止外伤,平时禁忌揉捏耳郭。

2. 寒冷天气注意保温。每冬必发冻疮者,入冬注意防止两耳受冻。

3. 抽液后注意防止感染。

4. 耳郭软骨膜炎患者应及时换药及消毒。

5. 痊愈者若后遗畸形可做整形修复术。

（七）护理评价

1. 焦虑减轻或消除。

2. 体温降至正常范围。

3. 疼痛得到缓解。

六、鼓膜外伤

（一）定义

鼓膜外伤(tympanic membrane trauma)是指鼓膜受到直接或间接的外力冲击而导致破裂。鼓膜虽位于外耳道深部,但因非常薄,故易遭受外伤。直接外伤引起的穿孔一般位于鼓膜的后下方,间接外伤引起者多位于前下方。直接外伤引起的单纯鼓膜破裂,听力损失较轻;爆震伤常导致内耳受损而呈混合性聋,多因爆炸时的巨响使听觉分析器产生超限抑制所致,如迷路同时受震荡,则可发生严重耳聋;临床以左耳较为多见,主要为掌掴所致。

（二）疾病特点

1. **临床表现**　鼓膜破裂后,突感耳痛、听力下降伴耳鸣、耳闷、外耳道少量出血;如伴内耳损伤可有眩晕、恶心及混合性聋;合并颞骨骨折时,则有脑脊液耳漏或鼻漏表现。

2. **治疗**　无感染征象无须应用抗生素;大多数外伤性穿孔 3~4 周可自行愈合,较大且经久不愈的穿孔,可行鼓膜修补手术。

（三）专科评估与观察要点

1. **听力减退**　大多数患者有听力减退（传导性聋）伴耳鸣、耳闷等症状。

2. **耳痛程度**　大多数患者表现为剧烈耳痛。

3. **出血**　鼓膜穿孔边缘常有少量血迹,外耳道可有少量出血。

4. **脑脊液耳漏**　合并颞骨骨折或颅底骨折时可有脑脊液耳漏。

5. **心理状况**　本病突然发生,患者难以接受,同时担心治疗效果,常表现急躁不安。

（四）护理问题

术前护理问题

1. **疼痛**　与外力冲击、鼓膜外伤有关。

2. **感知障碍**　与听力减退有关。

3. **焦虑**　与担心疾病的预后有关。

4. **有感染的危险**　与鼓膜外伤有关。

术后护理问题

1. **有感染的危险**　与鼓膜外伤有关。

2. **知识缺乏**:缺乏预防鼓膜外伤的知识。

（五）护理措施

1. **术前护理**

（1）心理护理:评估患者的心理状况,给予患者及其家属心理疏导,缓解紧张情绪。

（2）术前准备:抽取血液生化标本,协助患者进行相关检查;告知患者手术的目的、意义、麻醉方式及可能出现的不适反应;全身麻醉者术前 4~6h 禁饮食;术晨备皮,范围是患耳耳周 3 指,长发患者剩余头发扎住并偏向健侧,充分暴露手术部位;准备床单位,备齐各种物品。

2. **术后护理**

（1）病情观察:根据医嘱定时测量生命体征,注意体温、脉搏变化;观察术耳有无渗血、渗液;询问患者有无疼痛、耳鸣等不适。

（2）体位与活动:术后勿压迫患耳,次日无头晕症状可下床活动。

（3）饮食护理:全身麻醉术后清醒 6h、局部麻醉术后 2h 进软食,忌辛辣刺激性食物,注意使用健侧咀嚼。

（4）控制感染:遵医嘱应用抗生素预防感染。

（5）伤口的护理:观察伤口有无红肿、渗血、渗液等情况;告知患者禁止外耳道冲洗或滴药;勿用力擤鼻、咳嗽、打喷嚏,以免吹脱修补的材料,导致手术失败;嘱患者保持术耳清洁、干燥。

（六）健康指导

1. 养成良好的卫生习惯,不用发夹、火柴棍等硬物挖耳,避免伤及鼓膜。

2. 预防感冒,加强营养,适当锻炼,注意休息,提高免疫力。

3. 防止不恰当的擤鼻,如同时捏住两侧鼻孔用力擤鼻,易将鼻的分泌物经咽鼓管挤到中耳,引起中耳炎;告知患者鼓膜外伤后 3 周内,外耳道不可进水或滴药。

4. 定期到医院检查,发现问题及早处理。

（七）护理评价

1. 患者疼痛程度减轻。

2. 耳痛、耳鸣减轻或消失,听力改善或恢复正常。

3. 鼓膜伤口愈合良好,无感染发生。

4. 了解鼓膜外伤的防护知识。

（八）急危重症观察与处理

一旦受伤,立即清除外耳道残留的异物、泥土及血痂,消毒外耳道及耳郭。

七、外耳道胆脂瘤

（一）定义

外耳道胆脂瘤（cholesteatoma of external acoustic meatus）是阻塞于外耳道骨部的含胆固

醇结晶的脱落上皮团块,又称外耳道阻塞性角化病。其组织结构同中耳胆脂瘤,但常混有耵聍碎屑。

(二)疾病特点

1. **临床表现**　小胆脂瘤可无明显症状。胆脂瘤较大时,可出现外耳闷、耳鸣;如继发感染可有耳痛、头痛及外耳道分泌物,有臭味;并发胆脂瘤型中耳炎,也可引起周围性面瘫。

2. **治疗**　小胆脂瘤应使其软化后取出;合并感染时,应注意控制感染;感染严重、取出困难者可在全身麻醉手术下取出,同时全身应用抗生素;外耳道胆脂瘤侵入乳突者应按乳突根治术或改良乳突根治术手术治疗。

(三)专科评估与观察要点

1. 听力受损程度。

2. 外耳道有无分泌物。

3. 有无耳痛、头痛。

(四)护理问题

术前护理问题

1. **听力受损**　与胆脂瘤堵塞外耳道有关。

2. **疼痛**　与胆脂瘤破坏、继发感染有关。

3. **知识缺乏**:缺乏外耳道胆脂瘤相关知识。

术后护理问题

有感染的危险　与手术后继发感染有关。

(五)护理措施

1. **术前护理**

(1)心理护理:评估患者的心理状况,做好患者及其家属的解释和安慰工作;讲解外耳道胆脂瘤形成的原因,疾病的治疗及护理要点,鼓励患者积极配合;向患者讲解疾病可能引起的不适,消除患者的焦虑情绪;疼痛者遵医嘱给予镇痛药。

(2)控制感染:合并感染者,遵医嘱使用抗生素。

(3)术前准备:抽取血液生化标本,协助患者进行相关检查;告知患者手术的目的、意义、麻醉方式及可能出现的不适反应,术前 4~6h 禁饮食;术晨备皮,范围是患耳耳周 3 指,长发患者剩余头发扎住并偏向健侧,充分暴露手术部位;准备床单位,备齐各种物品。

2. **术后护理**

(1)病情观察:根据医嘱定时测量生命体征,注意体温、脉搏变化;观察术耳有无渗血、渗液,询问患者有无疼痛、耳鸣等不适。

(2)体位与活动:全身麻醉术后给予平卧位或健侧卧位,勿压迫患耳;次日若无头晕可下床活动。

(3)饮食护理:全身麻醉术后,清醒 6h 后进软食,健侧咀嚼。

(4)控制感染:遵医嘱应用抗生素预防感染。

(5)伤口的护理:观察伤口有无红肿、渗血、渗液等情况,询问疼痛情况,告知患者保持术耳清洁干燥。

(六)健康指导

1. **疾病康复**　指导患者出院后保持患耳清洁干燥;合理洗漱,防止污水入耳;改正不良生活习惯,勿挖耳;1 个月内禁止游泳。

2. **饮食**　宜进易消化软质饮食。

3. 若出现耳痛等异常,应及时就诊。

4. 定期复查。

（七）护理评价

1. 听力恢复。

2. 疼痛减轻或缓解。

3. 外耳道渗出液减少,无异常。

八、分泌性中耳炎

（一）定义

分泌性中耳炎（secretory otitis media）是以传导性聋及鼓室积液为主要特征的中耳非化脓性炎性疾病。多发生于冬春季,是成人和儿童常见的听力下降原因之一;本病可分为急性和慢性两种。

（二）疾病特点

1. **临床表现**　急性发病者大多于感冒后听力下降、隐隐耳痛、耳内闭塞感或闷胀感,部分患者有耳鸣;慢性者起病隐匿。

2. **治疗**　应用抗生素,短期使用糖皮质激素;应用 1% 麻黄碱滴鼻,减轻鼻腔黏膜充血;进行咽鼓管吹张;必要时可行鼓膜穿刺术或鼓膜置管术。

（三）专科评估与观察要点

1. **听力减退**　听力下降伴自听增强;头偏向健侧或前倾位时,因积液离开蜗窗,听力可暂时改善;积液黏稠时,听力可不因头位变动而改变。

2. **耳痛**　急性者可有耳部持续性阵发性隐痛;慢性者耳痛不明显。

3. **耳闷**　耳内闭塞感或闷胀感,反复按压耳屏后可暂时减轻。

4. **耳鸣**　多为低调间歇性,嗡嗡声及流水声等,当头部运动或打哈欠、捏鼻鼓气时,耳内可出现气过水声。

（四）护理问题

1. **感知改变**　与中耳负压及积液有关。

2. **舒适度减弱**　与鼓室积液引起耳鸣、耳痛、耳闷有关。

3. **知识缺乏**:缺乏有关分泌性中耳炎的预防及手术后的自我护理知识。

4. **潜在并发症**:鼓室通气管脱落、继发感染、鼓膜持久性穿孔。

（五）护理措施

1. 向患者及其家属解释本病的病因、治疗原则及手术相关知识,使其积极配合治疗。

2. 急性期应用抗生素控制感染。

3. 使用 1% 麻黄碱和含有激素的抗生素滴鼻液交替滴鼻,保持鼻腔及咽鼓管通畅。

4. 使用稀化黏素类药物,利于积液排出。口服糖皮质激素类药物作辅助治疗。

5. 经保守治疗鼓室积液未消退者应行鼓膜穿刺抽液,多次穿刺无效的严重患者或积液呈胶冻状者,可行鼓膜切开术或鼓膜置管术。

6. 需要手术者,配合医师做好手术前准备及术后护理;预防感冒;防止术耳进水,保持外耳道清洁,以免引起中耳感染。

7. **病情观察** 观察外耳道有无血性液体流出,告知患者及其家属有少许出血是正常现象,如有活动性出血应及时通知医师。

（六）健康指导

1. 指导患者正确滴鼻、擤鼻;鼓膜置管未脱落者禁忌游泳;洗头或沐浴时要避免污水入耳。

2. 生活规律,注意劳逸结合,忌烟酒、辛辣刺激性食物。

3. 加强身体锻炼,增强体质、防止感冒。高空飞行上升或下降时,可做吞咽动作或张口说话动作,使咽鼓管两端压力平衡,告知患者保持咽鼓管通畅的重要性,给予正确的咽鼓管吹张治疗,及时评价治疗效果。

4. 积极治疗引起分泌性中耳炎的原发病;对10岁以下儿童定期进行筛选性声导抗测试。

5. 术后患者避免耳内进水,以防中耳感染。

（七）护理评价

1. 听力改善。

2. 耳痛、耳鸣、耳闷症状消失。

3. 掌握分泌性中耳炎的防护知识。

九、急性化脓性中耳炎

（一）定义

急性化脓性中耳炎(acute suppurative otitis media)是中耳黏膜的急性化脓性炎症,主要致病菌为肺炎链球菌、流感嗜血杆菌、乙型溶血性链球菌等;病变主要位于鼓室,好发于儿童,冬春季多见,常继发于上呼吸道感染。

（二）疾病特点

1. **临床表现** 耳痛、耳闷、听力减退及耳鸣,鼓膜穿孔后症状明显减轻或消失,并有耳漏发生。全身症状可有畏寒、发热、倦怠及食欲减退伴呕吐、腹泻。

2. **治疗** 控制感染、通畅引流、祛除病因为本病的治疗原则。

（三）专科评估与观察要点

1. **耳痛程度** 多数患者鼓膜穿孔前疼痛剧烈,表现为搏动性跳痛或刺痛,可向同侧头部或牙齿放射;鼓膜穿孔流脓后耳痛减轻;少数患者可无明显耳痛症状。

2. **听力减退、耳鸣及耳流脓** 初期有耳闷、耳鸣及听力减退,鼓膜穿孔后逐渐减轻,病变侵入内耳者可出现眩晕或感音神经性听力下降。

3. **脓液性状** 鼓膜穿孔后有液体流出,初为脓血样,后为脓性分泌物。

4. 有无颅内、颅外并发症。

5. **全身症状** 可有畏寒、发热、倦怠及食欲减退伴呕吐、腹泻,一旦鼓膜穿孔脓液引流后全身症状明显减轻或消失,体温恢复正常。

（四）护理问题

1. **急性疼痛** 与中耳急性化脓性炎症有关。

2. **体温过高** 与炎症引起全身反应有关。

00

3. **潜在并发症**：急性乳突炎、耳源性脑脓肿等。

4. **知识缺乏**：缺乏急性化脓性中耳炎的治疗相关知识。

（五）护理措施

1. 根据疼痛情况对症处理，必要时应用镇痛药；向患者解释疼痛的原因及疾病过程，及时评估疼痛程度；若疼痛突然缓解，注意观察患者外耳道是否有分泌物。

2. 注意体温变化，高热者卧床休息，多饮水，摄入营养丰富、易消化软食，保持大便通畅。

3. 遵医嘱应用抗生素，指导患者正确使用滴鼻剂、滴耳剂；滴耳禁用粉剂，以免与脓液结块，影响引流。

4. 注意观察耳道分泌物的性状、量及气味等，如出现恶心、呕吐、剧烈头痛、烦躁不安等症状，应及时通知医师，警惕耳源性颅内并发症的发生。

5. 须行鼓膜修补术者配合医师做好术前准备及术后护理。

（六）健康指导

1. 指导患者正确滴鼻、滴耳、擤鼻；宣传正确的哺乳姿势，哺乳时应将婴儿抱起，使婴儿头部竖直，人工喂养所用奶嘴的大小要合适。

2. 告知行鼓膜修补术者避免用力擤鼻、咳嗽等，以免修补穿孔鼓膜的筋膜脱落，导致手术失败。

3. 生活有规律，注意劳逸结合，忌烟酒、辛辣刺激性食物。

4. 加强锻炼，增强机体抵抗力，防止感冒。

5. 及时彻底治疗急性化脓性中耳炎，防止迁延为慢性化脓性中耳炎。

（七）护理评价

1. 疼痛减轻或消失。

2. 体温恢复正常。

3. 未出现并发症。

4. 患者掌握急性化脓性中耳炎的治疗与防护知识。

十、慢性化脓性中耳炎

（一）定义

慢性化脓性中耳炎（chronic suppurative otitis media）多因急性化脓性中耳炎延误治疗或治疗不当，迁延而来；急性化脓性中耳炎病程超过 6~8 周时，病变可侵及中耳黏膜、骨膜或深达骨质，常与慢性乳突炎合并存在。严重者可引起耳源性颅内、外并发症。

（二）疾病特点

1. **临床表现**　以耳内长期间断或持续流脓、鼓膜穿孔及听力下降为特点；分为单纯型、骨疡型、胆脂瘤型。

2. **治疗**　治疗原则为消除病因、控制感染、清除病灶、通畅引流，尽可能恢复听力；包括药物治疗和手术治疗。

（三）专科评估与观察要点

1. **既往史**　患者是否患过急性化脓性中耳炎，是否有鼻咽部慢性疾病。

2. **听力损失情况**　单纯型听力减退一般为轻度传导性聋；骨疡型和胆脂瘤型患者有较

重的传导性聋。

3. **脓液性状** 单纯型表现为耳内间断流脓,上呼吸道感染时,流脓发作或增多;骨疡型表现为耳内长期持续流脓,脓液黏稠,可有臭味;胆脂瘤型表现为耳内长期持续流脓,脓量不等,脓液常有特殊的恶臭。

4. **并发症的观察** 中耳炎症引起的并发症分为颅内和颅外并发症,其中最危险的是颅内并发症。常见的颅内并发症有化脓性脑膜炎、脑脓肿、乙状窦血栓性静脉炎等,患者可出现头痛、发热、表情淡漠及颅内压增高等表现;常见的颅外并发症有耳后骨膜下脓肿、迷路炎、周围性面瘫等;胆脂瘤型最易发生颅内并发症。

（四）护理问题

1. **舒适度减弱** 与慢性化脓性中耳炎症有关。

2. **感知紊乱** 与鼓膜穿孔、鼓膜肉芽或胆脂瘤破坏听小骨有关。

3. **焦虑** 与慢性化脓性中耳炎反复发作及对手术不了解有关。

4. **言语沟通障碍** 与听力下降有关。

5. **知识缺乏**:缺乏慢性化脓性中耳炎的治疗和自我护理知识。

6. **潜在并发症**:颅内及颅外感染、面瘫等。

（五）护理措施

1. 遵医嘱正确使用滴耳剂、滴鼻剂。

2. **手术治疗护理**

（1）术前护理:①心理支持。向患者介绍手术的目的、意义及术中配合,使其有充分的心理准备,减轻焦虑感。②术前准备。落实术前检查、备皮等。

（2）术后护理:①取平卧位或健侧卧位,有眩晕症状的患者起卧宜缓慢,防止意外跌倒。②遵医嘱使用抗生素及止血药。③密切观察有无面瘫、眩晕、恶心、呕吐、剧烈头痛及平衡障碍等情况,观察有无颈项强直等颅内高压的表现,若出现上述症状,应及时向医师反馈,警惕耳源性并发症的发生;观察创面有无渗血,渗血明显者应及时换药。④摄入营养丰富、易消化食物,忌辛辣、坚硬等刺激性食物。

（六）健康指导

1. 指导患者正确洗耳、滴耳,可用 3% 过氧化氢溶液彻底清洗耳道及鼓室内脓液,并用棉签拭干后,方可滴药;局部忌用氨基糖苷类抗生素,如庆大霉素,以免引起耳中毒;忌用粉剂,以免堵塞鼓膜穿孔处,影响引流,导致并发症;避免滴用有色药物,以防影响局部观察;注意滴入药液的温度,尽可能与体温接近,以免引起眩晕。

2. 鼓室成形术后 3 个月内,耳内会有少量渗出,属正常现象;注意保持外耳道清洁,防止感染;短期内不宜游泳,洗头时可用干棉球堵塞外耳道口。

3. 加强锻炼,增强机体抵抗力,防止感冒。

4. 宣传慢性化脓性中耳炎的危害,特别是骨疡型和胆脂瘤型有引起颅内、颅外并发症的危险。

（七）护理评价

1. 耳部停止流脓。

2. 听力改善或恢复。

3. 焦虑减轻或消失。

4. 无颅内、颅外并发症发生。

5. 患者掌握慢性化脓性中耳炎的治疗与自我护理知识。

6. 患者无跌倒。

（八）急危重症观察与处理

患者出现头痛、发热、恶心、呕吐等症状，表明炎症已由骨质破坏处向颅内扩散，应立即明确诊断。一旦确诊发生了颅内并发症，应立即进行手术治疗。

十一、中耳胆脂瘤

（一）定义

中耳胆脂瘤（cholesteatoma of middle ear）亦称为中耳表皮样瘤，是一种位于中耳内的囊性结构，而非真性肿瘤。胆脂瘤可继发于慢性化脓性中耳炎，慢性化脓性中耳炎也可继发于胆脂瘤的细菌感染。胆脂瘤可破坏周围骨质，出现严重的颅内或颅外并发症。

（二）疾病特点

1. 病因

（1）先天性胆脂瘤：先天性胆脂瘤来源于胚胎期外胚层组织，可见于岩尖部、乳突和中耳腔。

（2）后天性胆脂瘤：①后天原发性胆脂瘤。出现在完整的鼓膜内侧，与外耳道无连续性，缺乏引起鼓膜穿孔的病因和中耳感染的病史，胆脂瘤合并细菌感染后可出现化脓性炎症。②后天继发性胆脂瘤。继发于慢性化脓性中耳炎或慢性分泌性中耳炎，感染和咽鼓管功能不良通常被认定是后天继发性胆脂瘤的易感因素。

2. 临床表现

（1）不伴感染的胆脂瘤，早期可无任何症状。

（2）耳流脓：后天继发性胆脂瘤可有长期持续耳流脓，脓液量时多时少，常有特殊恶臭；伴有肉芽者，脓液中可带血丝。后天原发性胆脂瘤早期无耳流脓，合并感染后可有耳流脓。

（3）听力下降：本病一般均有较重的传导性听力下降。但原发性上鼓室内早期局限性的小胆脂瘤可不引起明显的听力损害，即使听骨已有部分被破坏，因胆脂瘤可作为缺损听骨之间的传音桥梁，听力损失并不明显。如病变侵及耳蜗，则听力损失可呈混合性。

（4）耳鸣：可有高音调或低音调耳鸣，早期多不出现。

3. 治疗 抗生素药物治疗只能暂时控制感染，减轻症状，不能祛除内部胆脂瘤病灶，故药物治疗只是作为手术治疗的辅助和准备。

胆脂瘤可出现颅内、颅外并发症，威胁生命，原则上应尽早手术，彻底清除病灶，重建传音结构，预防并发症。

（三）专科评估与观察要点

1. 耳部流脓情况 评估流脓的时间和量，以及脓液性状，有无血性分泌物及恶臭气味。

2. 听力受损程度 检测听力下降的类型及程度。

3. 耳鸣性质 判断是主观性还是客观性，询问音调的高低以及耳鸣所带来的负面情绪和身心影响。

4. 有无颅内、颅外并发症。

（四）护理问题

术前护理问题

1. 舒适度减弱 与中耳胆脂瘤有关。

2. 感知紊乱 与胆脂瘤破坏听小骨有关。

3. 言语沟通障碍 与听力下降有关。

4. 潜在并发症：颅内、颅外并发症。

5. 知识缺乏：缺乏有关疾病治疗和预后的知识。

术后护理问题

1. 急性疼痛 与手术引起局部组织机械性损伤有关。

2. 言语沟通障碍 与听力下降及术后耳部填塞有关。

3. 有感染的危险 与皮肤完整性受损、切口污染、机体抵抗力下降有关。

4. 自理能力缺陷 与术后头晕、疼痛、身体虚弱有关。

5. 潜在并发症：颅内、颅外并发症。

6. 知识缺乏：缺乏有关疾病恢复及出院后自我护理的知识。

（五）护理措施

1. 术前护理

（1）舒适度减弱：注意观察患者耳部流脓及耳鸣情况，遵医嘱正确应用滴耳剂、滴鼻剂及抗生素，做好耳部的清洁和备皮工作。

（2）感知障碍：与单侧听力下降患者沟通时尽量靠近健侧耳，与双耳听力下降患者沟通时适当提高音量，可用书写、做手势等方法与患者进行有效沟通。

（3）知识缺乏：做好术前指导，向患者讲解疾病相关知识，使患者主动配合手术顺利进行，教会患者放松的技巧，如肌肉放松、缓慢深呼吸等；给予心理护理，多关心患者，倾听其主诉，对患者的心情和感觉表示理解和认可，使患者得到安慰，帮助患者树立战胜疾病的信心；嘱患者避免受凉，预防感冒，忌烟酒、辛辣刺激性食物。

（4）潜在并发症：颅内、颅外并发症，密切观察患者的神志、意识、瞳孔及生命体征，及时发现病情变化；禁用镇静药，以免掩盖病情；备好急救物品，以利于抢救顺利进行。

2. 术后护理

（1）疼痛：评估疼痛的部位、程度，告知患者疼痛的原因和可能持续的时间；必要时遵医嘱使用镇痛药或镇痛泵。

（2）语言沟通障碍：评估患者听说读写能力；术前教会患者简单的手语，以便术后与医护人员沟通，表达个体需要；也可使用写字板或笔和纸交流；对于不能读写的患者可用图片交流；鼓励患者与医护人员交流，交流时给予患者足够的时间，表示理解。

（3）感染：观察耳部有无异常疼痛，局部有无红、肿、热、痛；密切观察患者生命体征；术后患者可取平卧位或健侧卧位；耳道内有渗血、渗液及时给予换药、擦拭，注意无菌操作，防止逆行感染；遵医嘱给予抗生素治疗；保持术耳清洁及口腔清洁；宜进营养丰富、易消化软质饮食，忌辛辣、坚硬食物，健侧咀嚼，增加营养摄入，提高患者自身免疫力。

（4）自理能力缺陷：协助患者进行生活护理，有头晕症状者可适当使用止晕药物；起卧宜缓慢，防止意外跌倒；根据患者病情和疾病恢复情况，协助其逐渐增加活动量，恢复自理能力。

（5）潜在并发症：密切观察有无面瘫、眩晕、恶心、呕吐、剧烈头痛、颅内高压及平衡障碍等症状;若出现上述症状,及时向医师反馈,警惕耳源性并发症的发生。

(6)知识缺乏:给患者讲解疾病相关知识并进行出院后健康指导,留下科室电话、医师出诊情况等多种方式方便进行随访。

(六)健康指导

1. 指导患者正确洗耳、滴耳,用3%过氧化氢溶液彻底清洗外耳道及鼓室内脓液,并用棉签拭干后,方可滴药;局部禁用氨基糖苷类抗生素,以免引起耳中毒;忌用粉剂,以免堵塞患耳;避免滴用有色药物,以防影响局部观察;注意滴入药液的温度,尽可能接近体温,以免引起头晕;改正不良生活习惯,勿挖耳。

2. 术后3个月耳内有少量渗出,属正常现象;注意保持外耳道清洁,防止感染;短期内不游泳,洗头、洗脸时可用棉球堵塞外耳道,注意避免污水入耳。

3. 宜进营养丰富的易消化软质饮食,加强锻炼;增强机体抵抗力,预防感冒。

4. 给患者做疾病相关知识宣教,如有不适,及时诊治,防止颅内、颅外并发症的发生。

(七)护理评价

1. 耳内流脓、耳鸣停止。

2. 听力改善或恢复。

3. 无颅内、颅外并发症。

4. 掌握中耳胆脂瘤治疗与护理的相关知识。

5. 住院期间安全,无跌倒、坠床发生。

(八)急危重症观察与处理

患者若出现头痛、发热、恶心、呕吐等症状,表明疾病已向颅内扩散,应立即明确诊断,及时进行手术治疗。

十二、梅尼埃病

(一)定义

梅尼埃病(Ménière's disease)是一种以膜迷路积水为主要病理改变,以发作性眩晕、波动性耳聋、耳鸣和耳胀满感为临床特征的内耳疾病。好发年龄在40~60岁,多为单耳发病,也可累及双耳。

(二)疾病特点

1. 临床表现

(1)眩晕:多呈突发旋转性眩晕,并伴有恶心、呕吐、面色苍白、出冷汗、血压下降等症状,持续10min至数小时;通常在2~3h后症状可减轻,但仍有不平衡感或不稳感,可持续数天;眩晕发作次数越多,持续时间越长,间歇时间越短。

(2)耳鸣:多在眩晕发作前出现,发作时可加重,间歇期可缓解;初期为持续低调音,后期为高音调耳鸣。

(3)耳聋:一般为单耳,发作期加重,间歇期减轻,呈波动性听力减退;随着发作次数的增多,听力损失的程度会加重。

(4)耳胀满感:发作时患耳或头部有胀满感、压迫感,有时可感耳周灼痛。

2. 治疗

(1)对症处理:间歇期无症状者不需治疗,发作期给予前庭神经抑制剂如地西泮等,利尿脱水剂如氢氯噻嗪等,尽快缓解眩晕、恶心等症状;还可应用抗胆碱能药如山莨菪碱等,血管扩张剂及钙离子拮抗剂如盐酸氟桂利嗪、尼莫地平等。

（2）手术治疗:对反复发作、症状较重、长期保守治疗无效的患者,可根据情况选择性地进行手术治疗。

（三）专科评估与观察要点

1. **眩晕**　常突然发作,患者神志清楚,感觉自身或外界物体有旋转感,稍动头部眩晕即加重,常伴有恶心和呕吐;发作时间短者数十分钟,长者数小时或数日,可反复发作,间歇期多无任何症状。

2. **耳鸣**　耳鸣常为单侧,多为早期症状,常与眩晕同时存在;起初为低音调,后转为高音调,眩晕发作时耳鸣常加重。

3. **耳聋**　耳聋常为单侧感音神经性聋,常呈波动性听力下降,重者可致全聋。

4. **其他症状**　发作时患耳或头部有胀满感、压迫感;患者有时会出现复听。

（四）护理问题

1. **舒适度减弱**　与眩晕、耳鸣、恶心等有关。

2. **感知改变**　与耳鸣、听力下降有关。

3. **有受伤的危险**　与眩晕、站立不稳有关。

4. **焦虑**　与反复眩晕、听力下降影响生活和工作有关。

5. **自理能力下降**　与眩晕有关。

6. **知识缺乏**:缺乏有关梅尼埃病预防保健知识。

（五）护理措施

1. **一般护理**　发作期应卧床休息,并加床档保护;室内温、湿度适宜,光线柔和,保持环境舒适、安静;进食清淡易消化食物,宜进高蛋白、低盐、低脂、富含维生素食物,忌油腻食物,多食蔬菜、水果,保持大便通畅,适当控制进水量。

2. **病情观察**　观察发作时患者的神志、面色、生命体征等,注意眩晕发作的次数、持续时间及伴发症状;有恶心、呕吐症状的患者,注意呕吐物的颜色、性质及量,观察生命体征的变化,注意有无异常发生。

3. **用药指导**　遵医嘱给予镇静药、止晕药、止吐药、利尿脱水剂及改善微循环的药物等,注意观察用药后的反应。对长期应用排钾利尿剂者,注意适当补钾,避免水电解质紊乱;使用镇静药期间,活动时注意看护,防止患者发生意外。

4. **心理护理**　对眩晕频繁发作的患者做好解释工作,帮助其树立战胜疾病的信心。

5. 对手术治疗的患者,按耳科手术前、后常规护理。

（六）健康指导

1. 注意休息,保证充足的睡眠;保持心情愉快、精神放松。

2. 饮食应营养丰富、易消化、低盐,禁烟酒及浓茶。

3. 合理安排工作和休息,劳逸结合,以免复发。

4. 告知频繁发作者,尽量不单独外出、骑车或登高等;不可从事车辆驾驶、高空作业等工作,防止意外发生。

（七）护理评价

1. 患者自述眩晕症状消失。

2. 听力改善。

3. 防范措施有效,无意外受伤。

4. 患者情绪稳定,不良情绪缓解。

5. 了解与本病有关的基本知识。

十三、特发性突聋

(一)定义

特发性突聋(idiopathic sudden hearing loss,idiopathic sudden deafness)是指突然发生的、原因不明的感音神经性听力损失,患者的听力一般在数分钟或数小时内下降至最低点;可同时或先后伴有耳鸣及眩晕。目前,临床上多将这种特发性突聋称为"突发性聋",由迷路(内耳)窗膜破裂引起的突聋已作为单独的疾病,不再包括在"突发性聋"之内。

(二)疾病特点

1. **临床表现** 听力下降,可伴有耳鸣、耳闷、眩晕、恶心、呕吐等。

2. **治疗** 使用血管扩张药,改善微循环,恢复和提高听力。

(三)专科评估与观察要点

1. **听力下降** 可为首发症状,发病前多无先兆,少数患者有轻度感冒、疲劳或情绪激动史。耳聋发生突然,患者的听力一般在数分钟或数小时内下降至最低点,少数患者可在3天内听力下降达到最低点。

2. **耳鸣** 可为始发症状,患者突然发生一侧耳鸣,音调很高,同时或相继出现听力迅速下降。经治疗后,多数患者听力虽可提高,但耳鸣可长期不消失。

3. **眩晕** 约半数患者在听力下降前或听力下降发生后出现眩晕。多为旋转性眩晕,伴有恶心、呕吐。

4. **其他** 部分患者有患耳耳内堵塞、压迫感,以及耳周麻木或沉重感。

5. **心理状态** 患者因听力突然下降,感到焦虑恐惧。

6. 观察治疗效果及听力改善情况。

(四)护理问题

1. **感知改变** 与听力减退有关。

2. **焦虑** 与耳聋程度加重有关。

3. **恐惧** 与耳聋程度加重有关。

4. **言语沟通障碍** 与听力明显下降或丧失有关。

5. **知识缺乏**:缺乏有关耳聋的防护及治疗知识。

(五)护理措施

1. **心理护理** 多与患者接触,耐心倾听患者讲话;对重度耳聋患者,可选用使用写字板、手势或肢体语言等方式与其沟通,帮助其解除顾虑、增强信心,使其配合治疗。

2. **病情观察** 观察患者听力及耳鸣改善情况。

3. **用药指导** 遵医嘱正确用药,观察用药效果,注意用药后反应。

(六)健康指导

由于特发性突聋病因尚不明确,并无针对性的预防措施;作为一般性的预防,日常生活中可注意以下几点。

1. 加强锻炼,增强体质;避免感冒,预防病毒感染。

2. 勿过度劳累,注意劳逸结合,保持身心愉悦。

3. 保持均衡饮食,多吃新鲜蔬菜和水果。

4. 培养良好的生活习惯,老年患者要积极控制高血压、高脂血症及糖尿病等全身性慢性疾病,延缓老年性聋的发生。

5. 对于治疗后患耳仍然不具有实用听力水平的患者,除上述建议外,还应该保护健侧耳:①避免接触噪声;②避免使用耳毒性药物;③避免耳外伤和耳部感染。

6. 可进行局部的按摩。每日搓耳郭,按摩耳部,帮助耳部活动,促进耳部血液循环,增加耳部供血,帮助恢复听力。

7. 积极治疗耳部原发病。

(七)护理评价

1. 听力提高或恢复,或者应用助听器。

2. 能采取有效措施应对压力,情绪稳定。

3. 言语沟通正常或采用其他方法能有效地交流。

4. 患者及其家属掌握疾病的治疗、护理及预防相关知识。

十四、前庭性眩晕

(一)定义

前庭性眩晕是指患者的前庭因受到感染、外伤、缺血等,导致前庭损伤,造成前庭功能下降,继而引发患者平衡障碍。

(二)疾病特点

1. 病因

(1)前庭周围性眩晕:常见的疾病有梅尼埃病、良性阵发性位置性眩晕、前庭神经元炎、突发性聋、迷路炎、外淋巴瘘、氨基糖苷类药物耳中毒、听神经瘤、晕动病等。

(2)前庭中枢性眩晕:常见的疾病有后循环障碍、小脑出血等血管性病变,脑干或小脑肿瘤,脑干脑炎和癫痫小发作等。

(3)有些疾病可同时累及前庭外周与前庭中枢。

2. 临床表现

(1)前庭周围性眩晕:常突然发病,较剧烈,持续时间较短,患者感自身或四周景物旋转或摇摆,可伴有恶心、呕吐等自主神经症状,头位变动或睁眼可使症状加重;常伴耳鸣、耳聋,可出现水平性或旋转水平性眼震;发作时意识清醒,有自行缓解和反复发作倾向。

(2)前庭中枢性眩晕:发病缓慢,程度不定,持续时间较长,多为左右摇晃、上下浮动,而非真正旋转性眩晕;一般无耳鸣或耳聋,头位变动或睁眼少有影响;眼震多为垂直性或斜行性,发病时可有意识丧失等中枢神经系统病损的表现。

(3)同时累及前庭外周与前庭中枢的疾病可出现相应症状。

3. 治疗

(1)一般治疗:急性发作期绝对卧床休息,根据情况予以镇静治疗。

(2)心理治疗:眩晕常使患者感到恐惧,须给予患者心理支持,使其宽心,减少不良情绪。

(3)病因治疗:病因明确后应积极针对病因治疗。

（4）对症治疗：包括抗眩晕、止吐及扩血管治疗。目前，抗眩晕药物有多种，效果多为经验性结论，难以确定何种药物有效及联合用药的效果，治疗时根据个体差异反应进行调整。

（5）外科治疗：眩晕的外科治疗取决于对患者手术适应证的掌握及手术类型的选择。

（6）前庭康复训练：根据不同患者的前庭中枢代偿状态及姿势平衡缺陷模式，进行个体化前庭康复治疗。

（三）专科评估与观察要点

1. 评估既往史、家族史、用药史及本次发病情况。

2. 评估头晕/眩晕的伴随症状，有无全身疾病，发作时有无自主神经症状。

3. 观察眩晕发生的诱因、持续时间及与头位改变的关系。

4. 抗眩晕药物有多种，在保证及时、正确用药的同时，应观察用药后的反应及效果，便于医师根据个体差异反应进行药物调整。

5. 了解前庭功能检查、CT、MRI 等检查结果。

6. 了解患者及其家属的心理状况，以及家属对患者的支持程度。

（四）护理问题

1. **舒适度减弱**　与眩晕有关。

2. **有跌倒/坠床的危险**　与患者眩晕及肢体活动受限有关。

3. **行走障碍**　与眩晕导致平衡失调有关。

4. **焦虑**　与担心疾病预后有关。

5. **知识缺乏**：缺乏疾病相关的知识。

（五）护理措施

1. **心理护理**

（1）向患者及其家属讲解疾病发生的原因、治疗和护理要点、疾病预后，鼓励患者积极配合治疗与护理。

（2）留陪护，提供必要的心理、社会支持，减少患者焦虑情绪。

（3）主动与患者沟通，及时告知病情，加强基础护理及床旁护理，尽量满足患者的合理需求。

（4）为患者提供安静、舒适的休息环境。

2. **病情观察及护理**

（1）观察眩晕发作的形式、时间、过程、次数及伴发症状，为选择有效的治疗方案提供依据。

（2）抗眩晕药物有多种，在保证及时、正确用药的同时，应观察用药后的反应及效果，便于根据个体差异反应进行药物调整。

（3）密切观察病情变化，如恶心、呕吐等，定时测量血压、脉搏。

3. **一般护理**

（1）休息与活动：①发作时尽量卧位，避免搬动；改变体位，尤其是转动头部时，动作不宜过急，幅度不宜过大。②保持病室安静，减少干扰，避免声、光刺激；床上大小便，加床档保护，防止跌伤。

（2）药物护理：①遵医嘱给予镇静药、血管扩张药治疗，必要时使用抗晕止吐药。②协助完成相关检查，对因治疗。③观察用药后的效果及反应。

（3）饮食指导：①鼓励患者进流食或软食，少食多餐；给予清淡、易消化、富含维生素的饮食；戒烟酒。②呕吐剧烈或拒绝进食的患者，应遵医嘱补液，保持水、电解质平衡。

（六）健康指导

1. 告知患者病情稳定后，可适当进行体育锻炼，增强体质。

2. 养成良好的生活习惯，戒烟酒，劳逸结合，避免过度劳累。

3. 嘱患者保持良好心态，避免情绪波动过大。

4. 遵医嘱坚持进行病因治疗与前庭康复治疗。

5. 眩晕发作频繁者，应避免进行高空作业、车辆驾驶等工作。

6. 指导患者进清淡且富有营养的食物，可食用鱼、肉、蛋、蔬菜、水果等，忌肥腻辛辣饮食，同时多喝水。

（七）护理评价

1. 患者掌握疾病治疗、护理的相关知识。

2. 患者病情好转，未发生跌倒等不良事件。

3. 不适感降低或能耐受。

十五、人工耳蜗植入

（一）定义

人工耳蜗（cochlear implant）是通过特殊的声-电能转换电子装置，将环境中的机械声音信号转换为电信号，并将该电信号传入患者耳蜗，刺激患者残存的听神经，而使患者产生某种程度的听觉；它可以帮助重度、极重度或全聋的成人或儿童重建或获得听力。

（二）适应证

1. 双耳重度或极重度感音神经性聋。

2. 年龄 1 岁以上，语前聋患者年龄最好小于 6 岁，语后聋年龄不限。

3. 借助助听器及其他助听装置无法改善听力和言语理解能力者。

4. 患者具有改善听力的强烈欲望，对于术后效果有正确的期待。

5. 术后有条件进行言语康复训练者，尤其是儿童需要一套完善的教育设施以帮助其术后进行听觉言语训练。

6. 植入对象应无智力障碍、严重的全身疾病等手术禁忌证。

（三）专科评估与观察要点

1. **耳聋程度** 双耳听阈>90dB HL 以上，佩戴大功率助听器无效。

2. **心理状况** 患者由于重度耳聋，无法与他人正常交流，担心治疗效果而引起焦虑、恐惧。

（四）护理问题

1. **焦虑** 与耳聋有关。

2. **恐惧** 与耳聋有关。

3. **言语沟通障碍** 与耳聋有关。

4. **舒适度减弱** 与耳部加压包扎有关。

5. **有感染的危险** 与人工耳蜗植入有关。

6. **知识缺乏**：缺乏人工耳蜗植入术及言语康复训练等相关知识。

（五）护理措施

1. 人工耳蜗植入手术需在全身麻醉下进行，术前常规备光头，禁饮食 4~6h；术后取平卧位头偏向健侧或健侧卧位，勿压术区，应防止小儿患者抓扯敷料及伤口；禁做头部剧烈运动及下颌骨活动，防止电极脱落或植入物移位导致人工耳蜗植入后无功能。

2. 密切观察患者的意识和生命体征情况，注意体温变化及有无恶心、呕吐等症状；观察局部有无皮下血肿及切口敷料有无渗血等；观察有无眩晕或面瘫等症状；发现异常及时报告医师处理，预防并发症的发生。

3. 术后 6h 后可进半流食或软食；避免下颌骨频繁活动导致切口不愈合或植入物移位。

4. 遵医嘱应用抗生素，观察用药后反应。

5. **开机调试及听觉言语康复训练** 术后 1 个月由指定人员开机调频，由弱至强；定期调试至稳定；开机后 1 个月即可进行听觉言语康复训练。

（六）健康指导

1. 向患者及其家属介绍人工耳蜗使用中的注意事项及术后听觉言语康复训练的重要性，提高主动训练的意识。

2. 告知患者勿用力擤鼻、打喷嚏等，保持大便通畅，防止内耳逆行感染；注意勿剧烈碰撞或挤压头部；对体外部件要防止被雨淋湿，并应远离高压电、强磁场，不可行磁共振成像检查等；出院后应随身携带人工耳蜗植入证明，尤其进入超市、乘坐飞机等须安检的地方。

（七）护理评价

1. 切口愈合良好，无并发症。

2. 有效应对压力，不良情绪缓解。

3. 患者或家属掌握术后护理，了解听觉言语康复训练的相关知识。

十六、亨特综合征

（一）定义

亨特综合征（Hunt syndrome）是一种常见的周围性面瘫，又称疱疹性膝状神经节炎。主要表现为一侧耳部剧痛、耳部疱疹及同侧周围性面瘫，可伴有听力和平衡障碍。本病由潜伏在面神经膝状神经节内的水痘 - 带状疱疹病毒于机体免疫功能降低时再活化引起，除侵犯膝状神经节外，还可累及邻近的前庭蜗神经。

（二）疾病特点

1. **病因** 水痘 - 带状疱疹病毒感染。

2. **临床表现**

（1）最典型的表现是一侧周围性面瘫，伴有耳郭疱疹。

（2）眼睛干涩：调节泪腺分泌的膝状神经节受累时，70% 以上的患者出现患侧泪液减少甚至消失。

（3）耳鸣、耳聋、眩晕：累及听神经、前庭神经时，出现耳鸣、耳聋、眩晕等。

（4）极少数患者还有Ⅵ、Ⅸ、Ⅺ和Ⅻ脑神经瘫痪的症状和体征。

3. **治疗**

（1）非手术治疗：①药物治疗。应用糖皮质激素类药物、抗病毒药、干扰素、B 族维生素、血管扩张药、抗生素等。②物理治疗。针灸和按摩能增进局部血运，保持肌肉张力、防止肌肉萎缩,但并不能促进面神经本身的功能恢复。③高压氧治疗。可以减轻面神经缺血、缺氧所造成的损害。④保护角膜。因眼睑不能闭合,局部用药或用眼垫可防止角膜干燥和灰尘损伤。

（2）手术治疗:面神经减压常用,近半数患者须手术干预。

（三）专科评估与观察要点

1. 观察患者面瘫及疱疹情况。

2. 观察患者耳鸣、耳聋、眩晕情况。

3. 观察患者疼痛情况。

（四）护理问题

1. **舒适度减弱**　与疱疹引起疼痛有关。

2. **焦虑**　与面瘫、疼痛有关。

3. **自我形象紊乱**　与面瘫有关。

4. **知识缺乏**:缺乏本病相关知识。

5. **潜在并发症**:脑神经并发症、低颅压综合征、角膜炎和口腔溃疡。

（五）护理措施

1. **疼痛护理**　在疾病初期应及时做好患者疼痛的观察和护理。告知患者神经痛是该病的主要特征之一,而且疼痛可出现在皮疹之前,持续至皮疹消退之后;告知患者治疗的方法及疾病恢复需要一定时间,不可过于着急,以减轻其顾虑;必要时遵医嘱给予镇痛药。

2. **心理护理**　做好患者的心理护理,关心体贴患者,应用护理沟通技巧给予患者适当的心理疏导,鼓励患者积极配合治疗和护理工作。

3. **皮肤护理**　嘱患者勿挠抓耳部皮肤;指导患者注意保持局部皮肤清洁干燥,做好对症护理;床单和被褥要保持清洁,内衣应勤换;穿着柔软衣服,以防皮肤被摩擦而使疼痛加剧。

4. **眼部护理**　遵医嘱局部用药、用眼垫防止角膜干燥和损伤。

5. **饮食护理**　禁烟酒及辛辣刺激性食物,多饮水;给予高蛋白、高维生素、高热量、易消化的半流食,以免因咀嚼加重耳痛。

6. **功能锻炼**　早期指导患者自我按摩,并配合针灸、红外线等康复理疗。

（六）健康指导

1. 鼓励患者坚持面部肌肉的功能锻炼。

2. 鼓励患者合理安排好工作、学习、生活、休息,调整饮食。尽量避免感冒、过度劳累、情绪波动等诱发因素。

3. 由于该病患者抵抗力低下,应向其做好卫生宣教,如指导患者加强皮肤护理、减少社交活动。密切观察病情变化,如有不适应及时来院就诊。

4. 定期门诊复查。

（七）护理评价

1. 面瘫、耳痛及耳部疱疹改善。

2. 无并发症的发生。

（八）急危重症观察与处理

1. **脑神经并发症**　密切注意患者意识状态、瞳孔变化、精神症状,有无头痛、头晕、恶心、呕吐,吞咽、进食呛咳及声音嘶哑的进展和消退情况,观察呕吐物量、性质、颜色变化。

2. **低颅压综合征**　由于患者频繁呕吐,进食减少致机体脱水,加之颅内受病毒感染,脑脊液分泌减少,易引起低颅压综合征。

3. **角膜炎和口腔溃疡**　护理人员应提高对本病并发症的认识,严密观察病情变化,特别注意神经系统症状与体征的评估。

第二节　鼻　科　疾　病

一、外鼻炎症性疾病

(一)定义

外鼻炎症性疾病主要有鼻前庭炎及鼻疖。

鼻前庭炎(nasal vestibulitis)是鼻前庭皮肤的弥漫性炎症,分急、慢性两种。

鼻疖(furuncle of nose)是鼻前庭、鼻尖和鼻翼部毛囊、皮脂腺或汗腺的局限性急性化脓性炎症。

(二)疾病特点

1. **鼻前庭炎**

(1)临床表现:急性期,鼻前庭剧痛,局部皮肤红肿,触痛,严重时扩展至上唇皮肤;慢性期,鼻前庭皮肤发痒、干燥,伴灼热、触痛,皮肤增厚。

(2)治疗:去除病因,及时、彻底治愈鼻腔疾病;加强鼻腔保护,避免有害粉尘的刺激,改正挖鼻的不良习惯;急性期患者可用抗生素治疗,配合物理治疗,促使炎症消退;慢性期患者用3%过氧化氢溶液清洗后涂抹抗生素软膏,渗出较多者用5%氧化锌软膏涂擦。

2. **鼻疖**

(1)临床表现:局部红、肿、热、痛,伴全身不适或低热,可日益加重;一侧鼻前庭内隆起、发硬、发红,成熟后有脓点或流脓,可引起严重的海绵窦血栓性静脉炎和颅内感染。

(2)治疗:疖未成熟前,用抗生素软膏涂抹,配合理疗,同时全身使用抗生素;疖成熟者,不宜切开,切忌挤压热敷,可在无菌条件下使用小针头刺破脓头,促使脓液排出;疖溃破后,局部消毒,促进引流,破口涂抗生素软膏;合并海绵窦感染者,给予足量抗生素,必要时请眼科和神经外科医师协助治疗。

(三)专科评估与观察要点

1. 观察鼻疖的大小,局部肿胀的范围,肿痛的变化。

2. 观察体温的变化,高热者给予对症处理。

3. 注意有无同侧上唇、面颊、上睑的红、肿、热、痛等炎症扩散症状。

4. 观察有无寒战、高热、头痛、眼球突出等并发症症状。

(四)护理问题

1. **疼痛**　与局部炎性刺激有关。

2. **体温升高**　与感染导致全身中毒反应有关。

3. **潜在并发症:**海绵窦血栓性静脉炎、面部蜂窝织炎、鼻翼或鼻尖部软骨膜炎等。

4. **知识缺乏:**缺乏相关的治疗配合及自我保健等知识。

（五）护理措施

1. 安慰、鼓励患者,讲解鼻前庭炎的治疗方法与效果,缓解患者的焦虑情绪。

2. 保持局部清洁,使用消毒液局部消毒。

3. 根据医嘱使用抗生素软膏或中药六合丹外敷。

4. 遵医嘱使用抗生素,规范用药 1 周。

（六）健康指导

1. 嘱患者勿自行挤压、热敷鼻疖或抓挠局部,防止炎症扩散。

2. 注意饮食营养、休息和睡眠,多饮水,保持大便通畅。

3. 注意个人卫生,保持鼻部清洁,纠正挖鼻、拔鼻毛等不良习惯。

4. 教会患者局部用药的方法。

5. 积极治疗糖尿病等全身性疾病。

（七）护理评价

1. 炎症得到较好控制,患者疼痛减轻。

2. 症状消失,体温恢复正常。

3. 无并发症发生。

4. 患者掌握相关的治疗配合和预防保健知识。

二、急性鼻炎

（一）定义

急性鼻炎(acute rhinitis)是由病毒感染引起的鼻腔黏膜急性炎症性疾病,俗称"伤风"或"感冒",有传染性,四季均可发病,冬季更多见。

（二）疾病特点

1. **临床表现**　有受凉、过度疲劳或接触感冒患者等病史;初期表现为鼻腔干燥、喷嚏、烧灼感或痒感;继而出现鼻塞、水样鼻涕、嗅觉减退和闭塞性鼻音;继发细菌感染后,鼻涕变为黏液状、黏脓性或脓性;全身症状因个体而异,轻重不一,也可进行性加重,多数表现为全身不适、倦怠、头痛、发热和食欲减退等;小儿全身症状比成人重,多有高热,甚至惊厥,常伴有消化道症状,如呕吐、腹泻等。

2. **治疗**　以支持和对症治疗为主,同时注意预防并发症。

（三）专科评估与观察要点

注意观察体温、鼻部分泌物等全身及局部变化,如果出现高热、脓性鼻涕、耳痛、耳闷等,应警惕鼻窦炎、中耳炎等并发症的发生。

（四）护理问题

1. **舒适度减弱**　与头痛、鼻塞、全身乏力有关。

2. **体温过高**　与急性炎症引起全身反应有关。

3. **潜在并发症**:鼻窦炎、中耳炎、肺炎等。

4. **知识缺乏**:缺乏疾病基本知识和预防保健知识。

（五）护理措施

1. 遵医嘱使用减充血剂、抗病毒药及抗生素等。

2. 发热患者注意观察体温变化,及时更换衣服及被褥,指导患者卧床休息;多饮水,进营养丰富且易消化食物;必要时遵医嘱使用解热镇痛药。

3. 注意观察患者局部及全身症状,若出现脓性鼻涕增多、耳痛、耳闷、高热不退等表现,应及时报告医师,警惕并发症的发生。

（六）健康指导

1. 指导患者正确滴鼻、擤鼻,左、右侧鼻腔分次擤鼻。

2. 生活有规律,注意劳逸结合;加强体育锻炼,增强体质,冬季增加户外活动,以增强对寒冷的适应能力。

3. 在冬春寒冷季节及感冒流行期间,外出时戴口罩,避免公众集会,尽量少去公共场所;对发病者做好隔离工作;经常开窗通风,保持室内空气的流通。

4. 嘱患者合理饮食,进易消化且富含营养的食物,忌生冷、辛辣刺激性食物。

（七）护理评价

1. 鼻塞、流涕症状减轻或消失。

2. 体温恢复正常。

3. 无并发症发生。

4. 患者掌握急性鼻炎的预防保健知识,知晓预防病毒传播的相关知识。

三、慢性鼻炎

（一）定义

慢性鼻炎(chronic rhinitis)是鼻腔黏膜和黏膜下层的慢性炎症性疾病,以鼻腔黏膜肿胀、分泌物增多、无明确致病微生物感染、病程持续数月以上或反复发作为特点。

（二）疾病特点

慢性鼻炎分为慢性单纯性鼻炎和慢性肥厚性鼻炎。

1. 临床表现

(1) 慢性单纯性鼻炎:以交替鼻塞、流涕为主,有鼻胀痛、嗅觉减退、鼻部不适等。

(2) 慢性肥厚性鼻炎:持续鼻塞,鼻涕不多,为黏液性或黏脓性,嗅觉减退,可伴有耳鸣、听力下降、头晕、头痛、精神状态差等。

2. 治疗

(1) 慢性单纯性鼻炎:宜加强锻炼,提高免疫力。鼻内使用减充血剂与糖皮质激素治疗,或选用封闭、等离子消融、中药等治疗方法。

(2) 慢性肥厚性鼻炎:对减充血剂不敏感者,可采用下鼻甲黏膜下硬化剂注射、下鼻甲激光、等离子消融等治疗方法;若以上均无效,可使用鼻内镜行下鼻甲黏膜下组织切除、增生骨质切除,或行下鼻甲骨折外移术。

（三）专科评估与观察要点

1. 观察病情变化,是否并发中耳炎和鼻窦炎。

2. 手术后观察鼻腔填塞及渗血情况。

3. 观察鼻腔黏膜颜色改变及肿胀程度。

4. 观察局部用药效果。

（四）护理问题

1. 舒适度减弱　与鼻塞、头晕、头痛、后鼻腔填塞、分泌物增多及鼻黏膜充血、肿胀、肥厚有关。

2. **感知障碍** 与嗅觉减退、耳闭塞感有关。

3. **潜在并发症**：鼻窦炎、中耳炎等。

4. **知识缺乏**：缺乏有关慢性鼻炎的防治知识。

（五）护理措施

1. 观察患者鼻塞、流涕、嗅觉减退的情况；嘱患者勿用力咳嗽、咳痰，勿紧张、烦躁，保持情绪稳定；指导患者鼻内使用糖皮质激素、减充血剂等。

2. 协助患者冲洗鼻腔，清除分泌物，保持鼻腔清洁通畅。

3. 术后观察鼻腔填塞及渗血情况，少量渗血时协助患者用湿巾纸或干净的卫生纸轻轻拭去渗血；鼻腔活动性出血患者，应及时告知医师，准确记录出血量，并给予鼻根及前额部冷敷。

4. 观察口中分泌物的性质及量，嘱患者轻轻吐出，切勿咽下，防止血液流入胃内，刺激胃黏膜引起胃部不适；幼儿不能自行吐出口中分泌物时，观察有无频繁的吞咽动作，疑有出血者及时通知医师。

5. 全身麻醉术后6h，可进软食，避免温度过烫、辛辣刺激性食物。

（六）健康指导

1. 指导患者正确滴鼻、擤鼻，预防中耳炎，遵医嘱合理选择并使用滴鼻剂，防止药物性鼻炎。

2. 生活有规律，注意劳逸结合，忌烟酒、辛辣刺激性食物；加强体育锻炼，增强机体抵抗力，预防感冒。

3. 急性鼻炎须彻底治愈，及时治疗全身和局部病因。

（七）护理评价

1. 患者局部或全身症状改善或消失。

2. 无并发症发生。

3. 患者知晓慢性鼻炎的预防保健知识。

四、变应性鼻炎

（一）定义

变应性鼻炎（allergic rhinitis，AR）又称过敏性鼻炎，是发生在鼻黏膜的变态反应性疾病，指鼻腔黏膜对某些刺激过度敏感而产生超出正常范围的过强反应，医学上称之为鼻黏膜高反应性鼻病，可引起多种并发症。变应性鼻炎可分为常年性变应性鼻炎和季节性变应性鼻炎（又称"花粉症"）。

（二）疾病特点

1. **临床表现** 鼻痒、阵发性喷嚏、大量水样鼻涕、鼻塞为主要症状，部分患者有嗅觉减退，季节性鼻炎可伴有眼痒和结膜充血。

2. **治疗** 避免接触变应原、非特异性治疗（药物治疗）和特异性治疗（免疫治疗）。

（三）专科评估与观察要点

1. 观察鼻痒、打喷嚏、流鼻涕和鼻塞的情况和程度。

2. 预防及处理并发症，如支气管哮喘、变应性鼻窦炎、分泌性中耳炎、过敏性咽喉炎、鼻息肉、嗅觉障碍、失眠等。

（四）护理问题

1. 舒适度减弱 与变态反应所致鼻痒、鼻塞、喷嚏和大量清水样鼻涕有关。

2. 清理呼吸道无效 与鼻黏膜水肿、分泌物增多有关。

3. 知识缺乏：缺乏变应性鼻炎的自我护理及预防知识。

4. 潜在并发症：变应性鼻窦炎、支气管哮喘、分泌性中耳炎等。

（五）护理措施

1. 遵医嘱使用抗过敏药物，注意观察药物的疗效和副作用；第一代抗组胺药如马来酸氯苯那敏（扑尔敏），有中枢抑制作用，因此从事精密机械操作和司乘人员应慎用。

2. 行特异性治疗者，发放跟踪治疗卡，详细记录治疗间隔时间，告知患者必须连续、长期进行治疗才能显效。

3. 教会患者正确滴鼻、喷鼻、擤鼻的方法，嘱患者坚持正规用药，介绍所用药物的名称、用药目的及意义；口服抗组胺药物可以抗过敏，缓解鼻痒、打喷嚏和流涕等症状；使用糖皮质激素可有效缓解鼻塞，改善嗅觉，控制鼻部炎症反应，降低鼻黏膜的高反应性，是治疗变应性鼻炎最有效的药物。

（六）健康指导

1. 季节性变应性鼻炎患者避免接触致敏物，常年性变应性鼻炎者积极查找致敏物并避免接触。

2. 指导患者正确滴鼻、喷鼻及擤鼻；特异性治疗疗程较长，告知患者应坚持配合治疗。

3. 生活要规律，注意劳逸结合；忌烟酒、辛辣刺激性食物；加强锻炼，保持良好的精神状态。

4. 注意保暖，预防上呼吸道感染，减少诱发因素；若在空气污染较严重的环境工作，应注意改善工作环境或调整工种。

5. 定期门诊随访，及时观察治疗进展和治疗效果。

（七）护理评价

1. 鼻痒、鼻塞、喷嚏等症状减轻或消失。

2. 无并发症发生。

3. 知晓变应性鼻炎的预防保健知识。

五、急性鼻窦炎

（一）定义

急性鼻窦炎（acute sinusitis）是鼻窦黏膜的一种急性化脓性炎症，常继发于急性鼻炎；急性鼻窦炎多由上呼吸道感染引起，细菌与病毒感染可同时并发；本病所有人群易感，低龄、年老体弱者更多见；该病影响患者的生活质量，可能会导致下呼吸道感染，严重者有可能引起眼眶、颅内并发症。

（二）疾病特点

1. 临床表现 出现畏寒、发热、食欲减退、便秘、周身不适等全身症状；局部常表现为鼻塞、脓涕、嗅觉改变、头痛或局部疼痛。

2. 治疗 以非手术治疗为主，祛除病因，改善通气，控制感染，防止并发症。采取卧床休息、多饮水等对症处理;应用足量抗生素;给予鼻腔冲洗、物理治疗(局部热敷、红外线照射等);鼻内使用糖皮质激素、减充血剂。对上颌窦感染者行体位引流,感染基本控制后行上颌窦穿刺术。

(三)专科评估与观察要点

1. 观察患者鼻塞情况及疼痛的部位、程度、时间。

2. 观察患者生命体征的变化。

3. 控制感染,预防并发症。

4. 观察用药后的效果,高热患者遵医嘱口服解热镇痛药。

(四)护理问题

1. **舒适度减弱** 与鼻塞、黏脓性鼻涕、全身乏力有关。

2. **急性疼痛** 与炎症刺激黏膜、肿胀压迫神经末梢有关。

3. **体温升高** 与炎症引起的全身反应有关。

4. **潜在并发症:**急性咽炎、喉炎、扁桃体炎、中耳炎等。

5. **知识缺乏:**缺乏疾病治疗及相关的预防保健知识。

(五)护理措施

1. 遵医嘱使用抗生素,及时控制感染;观察用药后的效果,高热者口服解热镇痛药。

2. 遵医嘱正确使用鼻用糖皮质激素、减充血剂,以收缩鼻黏膜,促进鼻腔、鼻窦引流。

3. 遵医嘱使用增加纤毛运动、促进分泌物排出的药物。使用多种滴鼻药物时,正确掌握各滴鼻剂的使用方法及顺序,如首先使用减充血剂收缩鼻腔黏膜,再使用激素喷剂,之后使用抗生素滴鼻剂,最后使用油性滴鼻剂。

4. 给予正确的体位引流,促进鼻窦内的分泌物排出。如上颌窦炎可采用平卧位引流;额窦炎可采取坐位;筛窦炎可取侧卧位引流;蝶窦可取伏案位引流;急性鼻窦炎还可采用头低位引流,即患者取坐位,下肢分开,上身下俯,头下垂近膝,约10min后,即可有脓液流入鼻道。

5. 采取局部热敷、红外线照射时,注意防止烫伤;协助患者进行鼻腔冲洗,选择适当的冲洗液,避免过度冲洗,引起鼻腔出血。

6. 多饮水,饮食清淡,多食粗纤维食物,保持大便通畅。

(六)健康指导

1. 教会患者正确擤鼻,勿用手挖鼻;使患者掌握使用滴鼻剂、鼻腔冲洗、体位引流的方法。

2. 加强身体锻炼,增强机体免疫力;改善生活和工作环境,保持空气流通和适宜的温、湿度,避免上呼吸道感染;纠正不良生活习惯,注意劳逸结合,避免过度劳累。

3. 养成良好的饮食卫生习惯,多饮水,多食富含维生素的食物,戒烟酒,避免辛辣刺激性食物,保持大便通畅。

4. 积极治疗原发病,纠正贫血、营养不良;如出现高热不退、头痛加剧、眼球活动受限、眼球外突等异常症状,应及时就诊。

5. 急性期加强休息,感冒期间避免乘坐飞机。

(七)护理评价

1. 鼻塞、疼痛等不舒适感减轻并可耐受。

2. 未出现并发症。

3. 炎症被控制,体温恢复正常。

4. 掌握对该疾病的预防和自我保健知识。

六、慢性鼻窦炎

(一)定义

慢性鼻窦炎(chronic sinusitis)多因急性鼻窦炎反复发作未彻底治愈迁延所致,可单侧或单窦发病,但双侧或多窦发病极常见;分为伴息肉的慢性鼻窦炎和不伴息肉的慢性鼻窦炎。

(二)疾病特点

1. **临床表现** 流脓涕、鼻塞为主要症状,头痛较轻,嗅觉减退或消失,视功能障碍是本病的并发症之一。全身症状轻重不一,时有时无,常表现为精神不振、易倦、头晕、头痛、记忆力减退、注意力不集中等。

2. **治疗** 鼻内用减充血剂和糖皮质激素,以改善鼻腔通气和引流;鼻腔冲洗;负压置换法;鼻内镜手术。

(三)专科评估与观察要点

1. 观察患者鼻塞程度及头痛的部位、程度、时间;观察鼻腔有无出血,记录鼻腔及口中分泌物的性质及量。

2. 观察炎症是否被控制,鼻腔通气和引流是否改善。

3. 注意有无视功能障碍,主要表现为视力减退或失明。

4. 观察生命体征变化,如有异常及时通知医师。

(四)护理问题

1. **舒适度减弱** 与鼻塞、鼻腔填塞、鼻腔分泌物过多、头痛等有关。

2. **潜在并发症**:术后出血、感染、眶蜂窝织炎、脑脊液鼻漏、球后视神经炎等。

3. **知识缺乏**:缺乏有关慢性鼻窦炎的治疗和自我保健知识。

(五)护理措施

1. 遵医嘱正确使用抗生素和滴鼻剂。

2. 全身麻醉术后6h进食清淡、易消化、温凉软食,多饮水,保持口腔清洁。

3. 全身麻醉平卧6h后,采取半卧位,减轻伤口周围组织的充血水肿,有利于伤口分泌物的引流。

4. 观察鼻腔渗血情况,嘱患者轻轻吐出,勿咽下,以便观察出血量,并防止血液进入胃内,引起恶心、呕吐;嘱患者可用冰袋冷敷鼻部及前额,出血量较多时,及时通知医师处理,必要时使用止血药。嘱患者勿自行拔除鼻腔填塞物,不能用力咳嗽、打喷嚏,以免填塞物松动脱落引起出血。鼻腔填塞物一般在48~72h分次取出,遵医嘱进行鼻腔冲洗、鼻腔滴药(喷药),并教会患者正确的操作方法。

5. 术后观察患者体温、脉搏变化,有无剧烈头痛、恶心、呕吐,有无视力障碍或眼球运动障碍等,警惕并发症的发生。注意保护鼻部勿受外力碰撞,防止出血和影响手术效果。

(六)健康指导

1. 指导患者正确滴鼻、鼻腔冲洗、体位引流及擤鼻的方法;避免碰撞鼻部,勿挖鼻及用力擤鼻。

2. 出院后遵医嘱用药、冲洗鼻腔,定期随访,1 个月内避免重体力劳动。

3. 加强锻炼,增强机体抵抗力,防止感冒;生活有规律,劳逸结合,忌烟酒、辛辣刺激性食物;注意工作及生活环境的洁净,加强室内通风。

4. 向患者讲解本病的危害性,积极治疗全身及局部病因。

（七）护理评价

1. 患者局部症状改善或消失。

2. 未出现并发症。

3. 患者知晓慢性鼻窦炎的治疗与保健知识。

七、真菌性鼻窦炎

（一）定义

真菌性鼻窦炎（fungal sinusitis）是由真菌感染引起的鼻窦炎症,也可引起鼻腔感染,但致病力较弱,仅在一定条件下才能致病,如机体免疫力下降、局部组织抵抗力下降、全身消耗或代谢病等。目前真菌性鼻窦炎的发病明显增加;最常见的条件致病真菌为曲霉菌,临床可分为 4 型:①急性侵袭性真菌性鼻窦炎;②慢性侵袭性真菌性鼻窦炎;③真菌球;④变应性真菌性鼻窦炎。

（二）疾病特点

1. **临床表现** 不同病理类型表现不一。

（1）急性侵袭性真菌性鼻窦炎:起病急骤、发展快,有发热、眶周及面颊部胀痛,进而嗜睡、视力下降,严重者有眼球突出、球后痛、眼肌麻痹、颈僵直等鼻 - 脑真菌感染症状。

（2）慢性侵袭性真菌性鼻窦炎:进展缓慢,进行性的组织侵犯,有鼻塞、流涕、头痛等,常有涕血、干酪样物;检查见黏膜充血肿胀,中鼻道有脓液或息肉,干酪样物形成。

（3）真菌球:进展缓慢,单侧上颌窦多见,有鼻塞及流脓涕症状,亦可不表现任何症状。

（4）变应性真菌性鼻窦炎:进展缓慢,多累及双侧多窦,表现为长期反复发作的慢性鼻窦炎伴鼻息肉或合并哮喘。

2. **治疗** 真菌性鼻窦炎宜尽早进行手术治疗,特别是侵袭型,应尽可能清除鼻窦、鼻腔内的真菌团块、分泌物及坏死不可逆的病变组织,通畅鼻窦引流,配合抗真菌药物治疗。

（三）专科评估与观察要点

1. 观察患者不舒适感及疼痛情况;炎症是否控制,体温是否降至正常。

2. 观察有无并发症发生及并发症的发生发展过程,配合医师及时抢救。

3. 观察患者呼吸情况,预防哮喘发生。

（四）护理问题

1. **舒适度减弱** 与鼻阻塞、脓臭性鼻涕、术后鼻腔填塞有关。

2. **急性疼痛** 与侵袭性病变侵犯眶下神经或颅内有关。

3. **体温过高** 与急性炎症反应引起的全身性反应有关。

4. **有受伤的危险** 与侵袭性病变引起意识改变、视力损伤有关。

5. **焦虑** 与担心疾病预后有关。

6. **睡眠型态紊乱** 与疾病引起的疼痛及全身不适有关。

7. **潜在并发症:**颅内感染、海绵窦血栓性静脉炎、眶尖综合征等。

（五）护理措施

1. 观察并记录患者鼻部、咽部体征,鼻腔分泌物的性质及量;注意有无鼻咽部急性炎症发生;观察眼球活动度。

2. 遵医嘱使用抗生素、抗真菌药物和滴鼻剂。

3. 全身麻醉术后 6h 进食清淡、易消化、温凉软食,多饮水,保持口腔清洁。

4. 全身麻醉平卧 6h 后,取半卧位,减轻伤口周围组织的充血水肿,有利于伤口分泌物的引流。

5. 观察并记录患者生命体征、神志、意识,有头痛、恶心、呕吐的患者应警惕颅内并发症的发生。注意保护鼻部勿受外力碰撞,防止出血和影响手术效果。

（六）健康指导

1. 指导患者正确滴鼻、鼻腔冲洗、体位引流及擤鼻的方法。

2. 出院后遵医嘱坚持用药,冲洗鼻腔,定期随访,1 个月内避免重体力劳动。

3. 加强锻炼,增强机体抵抗力,防止感冒;生活有规律,劳逸结合,忌烟酒、辛辣刺激性食物;注意工作、生活环境的洁净,加强室内通风。

4. 向患者讲解本病的危害性,勿滥用抗生素、用力挖鼻及擤鼻。

（七）护理评价

1. 患者自述不舒适感、疼痛感减轻或能耐受,炎症已控制,体温降至正常。

2. 无并发症发生。

3. 疾病得到控制。

4. 患者知晓疾病相关知识,积极配合治疗。

八、鼻源性眶内并发症

（一）定义

急、慢性鼻窦炎的炎症均可扩散到邻近组织器官,如眶内、颅内、中耳等处。随着抗生素广泛使用,鼻窦炎的并发症已显著减少。按疾病发生和演变过程,鼻源性眶内并发症有 5 种类型:眶内炎性水肿、眶壁骨膜下脓肿、眶内蜂窝织炎和眶内脓肿、球后视神经炎。

（二）疾病特点

1. **临床表现**

(1) 眶内炎性水肿:初起症状是眼睑水肿和轻压痛,上颌窦炎引起下睑水肿,额窦炎引起上睑水肿。无眼球运动受限、移位、突出等表现,是鼻源性眶内并发症初期表现。

(2) 眶壁骨膜下脓肿:鼻窦炎感染骨壁,先引起骨壁血栓性静脉炎,继而引起骨膜炎、死骨,进而形成骨膜下脓肿;前组鼻窦炎引起眼睑充血、肿胀、压痛;筛窦炎以内眦为重,上颌窦炎以下睑为重,额窦炎以上睑为重;后组鼻窦炎引起眶深部组织炎症,表现为眼球突出、视力下降、眼球运动障碍等,眼睑症状多不明显;蝶窦炎可波及视神经孔和眶上裂,出现眶周皮肤感觉障碍、上睑下垂、眼球固定、复视甚至失明等眶尖综合征。

(3) 眶内蜂窝织炎和眶内脓肿:是最严重的鼻源性眶内并发症,表现为眼球明显突出、眼球运动受限、视力锐减、球结膜水肿及眶深部剧痛,全身症状较重,出现高热、白细胞增多。若炎症侵入眼球,可发生视力丧失。

(4) 球后视神经炎: 蝶窦或后组筛窦炎可引起球后视神经炎, 表现为视力下降, 甚至失明。

2. **治疗** 眶内炎性水肿患者应以治疗急性鼻窦炎为主, 使用足量有效的抗生素结合鼻窦通畅引流治疗; 已形成眶壁骨膜下脓肿者, 应先切开引流, 待感染控制后再行鼻窦手术; 眶内脓肿、眶内蜂窝织炎患者应及时行功能性鼻内镜手术, 术中广泛切开眶骨膜引流; 有鼻源性球后视神经炎者应尽早行蝶窦、筛窦开放术, 通畅引流, 鼻腔不填填塞物, 严重者须同时行视神经管减压术, 手术前后全身应用抗生素、糖皮质激素和神经营养药物。

(三) 专科评估与观察要点

1. 观察患者不舒适感、疼痛感是否减轻或能否耐受。
2. 观察患者眼部情况及体温是否正常。
3. 有效评估患者自理能力, 防止患者坠床、跌倒、烫伤等意外发生。
4. 观察患者心理, 是否正确看待突眼症状。

(四) 护理问题

1. **舒适度减弱** 与眼睑充血、水肿及局部压痛有关。
2. **急性疼痛** 与炎症反应加重致眶深部剧痛有关。
3. **体温过高** 与炎症引起的全身性反应有关。
4. **有受伤的危险** 与炎症引起眶深部组织炎症导致视力改变有关。
5. **自理能力下降** 与疾病引起疼痛和视力降低有关。
6. **知识缺乏**: 缺乏有关疾病治疗和预防保健的知识。

(五) 护理措施

1. **心理护理**

(1) 了解患者家庭情况, 鼓励家属给予患者情感支持。

(2) 了解患者对疾病的认知程度、压力应对能力, 有针对性地给予心理护理, 最大限度地减少患者不良情绪。

(3) 提供优质服务, 做好护患沟通, 获得患者信任, 满足患者住院期间合理需求, 加速疾病康复。

(4) 提供舒适、安全、安静、整洁的住院环境, 注意保持病室空气流通, 维持适宜的温、湿度, 防止感冒。

2. **饮食护理** 以温凉的半流食或软食为主, 少食多餐。

3. **疾病和疼痛护理**

(1) 遵医嘱使用抗生素和激素等药物治疗, 减轻炎症反应, 观察用药效果。正确使用滴鼻剂, 保持鼻腔及窦口通畅, 利于引流。

(2) 需要行鼻窦手术、视神经管减压术的患者做好手术准备。

(3) 给予半卧位, 缓解头部充血、肿胀、减轻疼痛; 同时, 评估疼痛的程度, 遵医嘱给予镇痛药物; 如患者伴有剧烈头痛、恶心、呕吐, 慎用镇静镇痛药物。

4. **眼部护理**

(1) 眼睑充血、肿胀的患者, 早期给予局部热敷, 以促进炎症消散吸收, 可减轻疼痛; 眶内滴入抗生素眼药水消炎镇痛, 眼膏应在夜间睡前使用, 利于膏药充分吸收。

(2) 眼球外突的患者, 眼部用药后予生理盐水纱布覆盖或佩戴护眼罩, 以保护角膜。

（3）嘱咐患者勿用手揉搓眼部,宜用清洁的湿巾纸轻轻拭去眼部分泌物;注意保护眼部不受外力碰撞,避免异物刺入;保持病室内光线柔和,避免声、光刺激。

（4）复视、视力下降明显或失明的患者,应有专人护理,防止坠床、跌倒、烫伤等意外发生。

（六）健康指导

1. 正确使用滴鼻及滴眼药。

2. 加强锻炼,增强机体抵抗力,防止感冒。

3. 生活有规律,劳逸结合,忌烟酒、辛辣刺激性食物。

4. 有上呼吸道感染时,禁止游泳和跳水。

（七）护理评价

1. 患者自述不舒适感、疼痛感减轻或能耐受。

2. 炎症得到控制,体温恢复正常;无坠床、跌倒、烫伤等意外发生;经过治疗,感染已控制,患者能正确看待突眼症状。

3. 患者生活自理能力提高,缓解或消除不良情绪。

4. 患者掌握该疾病的预防保健知识。

九、鼻源性颅内并发症

（一）定义

鼻腔、鼻窦与颅底密切的解剖学关系是发生鼻源性颅内并发症的基础,当鼻腔、鼻窦发生感染时,可经解剖途径进入颅内。以额窦炎、筛窦炎引起者较多,蝶窦炎次之,上颌窦炎引起者少见。按感染途径和病情程度的不同,鼻源性颅内并发症有 5 类:硬脑膜外脓肿、硬脑膜下脓肿、化脓性脑膜炎、脑脓肿和海绵窦血栓性静脉炎。

（二）疾病特点

1. 临床表现

（1）硬脑膜外脓肿:除鼻窦炎症状外头痛加重,伴有呕吐、脉缓等颅内压增高表现;脑脊液检查无异常。

（2）硬脑膜下脓肿:常合并化脓性脑膜炎或其他颅内感染;出现头痛、发热、颅内压增高、脑脊液感染表现,须借助 CT 扫描或 MRI 确诊。

（3）化脓性脑膜炎:发病缓慢,症状体征与其他原因导致的脑膜炎基本相似,表现为头痛明显、发热、嗜睡等,腰穿有助于明确诊断。

（4）脑脓肿:表现为头痛、呕吐、视盘水肿、视神经萎缩。发生于颅内不同部位的脓肿(如额叶、颞叶等),可引起相应的临床表现。CT 扫描对诊断有重要价值。

（5）海绵窦血栓性静脉炎:由鼻疖、蝶窦炎、鼻源性眶内并发症引起;先出现脓毒血症的症状,进而出现眼静脉回流受阻症状,表现为眼睑水肿、结膜充血水肿、眼球突出、眶内浸润、脓肿形成;最后出现第Ⅱ～Ⅵ对脑神经麻痹症状,表现为眼球运动受限、眼球固定及瞳孔对光反射消失。

2. 治疗

使用可通过血脑屏障的抗生素控制感染,脓肿形成者尽早行鼻窦开放术,除去坏死窦壁至正常范围,广泛暴露硬脑膜,使脓肿充分引流,必要时降低颅内压,使用抗凝剂治疗海绵窦血栓性静脉炎。

（三）专科评估与观察要点

1. 观察生命体征、意识、瞳孔变化。

2. 观察头痛的性质、程度、持续时间,有无颈项强直及脑膜刺激征;观察呕吐物的颜色、性质及量;观察眼部情况。

3. 观察肢体活动情况,有无运动失调等;有无眩晕、自发性眼震等感知障碍。

（四）护理问题

1. **体液不足** 与颅内压增高引起的剧烈呕吐及应用脱水剂有关。

2. **舒适度减弱** 与头痛、恶心、呕吐有关。

3. **体温过高** 与颅内感染有关。

4. **营养失调:低于机体需要量** 与恶心、呕吐、食欲减退有关。

5. **有跌倒的危险** 与眩晕、运动失调、肢体瘫痪有关。

6. **自理能力下降** 与颅内感染引起大脑功能障碍有关。

7. **知识缺乏**:缺乏疾病治疗、护理及康复等相关知识。

（五）护理措施

1. **心理护理**

(1) 了解患者家庭情况,鼓励家属给予患者情感支持。

(2) 了解患者对疾病的认知程度、压力应对能力,有针对性地给予心理护理,最大限度地减少患者不良情绪。

(3) 提供优质服务,做好护患沟通,获得患者信任,满足患者住院期间合理要求,加速疾病康复。

(4) 提供舒适、安全、安静、整洁的住院环境。注意保持病室空气流通,维持适宜的温、湿度,防止感冒。

(5) 及时向患者及其家属讲解疾病的治疗进展和转归情况,增强患者战胜疾病的信心。

2. **饮食护理**

(1) 以温凉、营养丰富、清淡的半流食或软食为主,少食多餐。

(2) 给予低盐、高热量、富含维生素的食物。

(3) 避免过烫、坚硬、刺激性食物,限制饮水量。

(4) 鼻饲患者要注意鼻饲饮食的营养搭配,保证营养的供给。

3. **对症护理**

(1) 根据医嘱做好鼻窦手术的相关准备。

(2) 配合医师及时行硬脑膜外脓肿、硬脑膜下脓肿切开引流术。

(3) 遵医嘱正确使用能透过血脑屏障的抗生素、脱水剂、抗凝剂等药物。

(4) 对于失语的患者,准备好交流工具,如写字板、纸和笔,便于和患者及时沟通,利于治疗和护理有效进行。

(5) 对于有呕吐的患者,注意观察并记录呕吐次数、颜色、性质和量;及时清理,保持患者及床单位干净;遵医嘱使用止吐药物。

(6) 评估头痛的部位、性质及疼痛程度;如果患者出现剧烈头痛、颈项强直、频繁呕吐、高热寒战及神志淡漠、嗜睡等症状,应及时与医师联系。

(7) 给予患者头部冷敷,保持半卧位,减轻头面部充血、肿胀,减轻疼痛,慎用或禁用镇痛药物。

(8) 保持环境安静、减少噪声刺激;保持大便通畅,以免颅内压升高。

4. 高热的护理

(1) 严密监测生命体征,高热者给予物理降温,必要时给予药物降温。

(2) 头部冷敷或戴冰帽,以保护脑组织,足部注意保暖。

(3) 观察患者神志、意识改变,注意有无手足抽搐等高热惊厥表现。

(4) 保持衣被干燥,避免受凉。

(六)健康指导

1. 定期门诊随访;偏瘫患者继续加强肢体功能康复锻炼;有上呼吸道感染时,禁止游泳和跳水。

2. 术后 3 个月内避免重体力劳动;养成良好的生活习惯,注意劳逸结合,不熬夜,保持排便通畅;增强身体素质,提高机体免疫力,防止感冒。

3. 养成良好的饮食习惯,多食蔬菜、水果,忌烟酒及辛辣刺激性食物。

(七)护理评价

1. 患者肢端温暖,体液维持平衡;患者自述不舒适感、疼痛感减轻或能耐受;无并发症发生。

2. 提供机体所需营养,无营养不良。

3. 患者未发生跌倒;生活自理能力提高;不良情绪缓解或消除。

4. 患者掌握该疾病的康复保健知识。

十、鼻及鼻窦囊肿

(一)定义

1. 鼻前庭囊肿(nasal vestibular cyst)　是发生于鼻前庭底部皮肤下、梨状孔前外方、上颌骨牙槽突浅表面软组织内的囊性肿块。

2. 鼻窦囊肿(cyst of nasal sinus)　是原发于鼻窦内或来源于牙或牙根并向上颌窦内发展的囊性肿物。分为鼻窦黏膜囊肿和上颌窦牙源性囊肿两类,鼻窦黏膜囊肿分为黏液囊肿和浆液囊肿。

(二)疾病特点

1. 鼻前庭囊肿

(1) 临床表现:囊肿小无自觉症状;囊肿长大后,一侧鼻前庭、鼻翼附着处或梨状孔外侧部隆起,鼻唇沟变浅或消失,鼻前庭及上唇胀痛感,咀嚼时明显。囊肿较大阻塞鼻前庭时,可有同侧鼻塞,穿刺抽出黄色液体后消失,随后复发。囊肿质地柔软,弹性好,无压痛,有波动感。

(2) 治疗:手术切除。要尽可能彻底切除囊肿壁,防止复发。

2. 鼻窦囊肿

(1) 临床表现:早期无症状,鼻窦骨壁破坏出现眼球移位、流泪、复视、头痛、眼痛、眶尖综合征,可有鼻面部隆起乒乓球感或波动感;检查发现中鼻道隆起,鼻顶部膨隆,嗅裂处肿块;鼻窦 CT 可见鼻窦腔扩大,骨质变薄,圆形、密度均匀、边缘光滑阴影。

(2) 治疗:无症状的小囊肿,无须处理;囊肿增大或有局部压迫症状者需手术治疗;保护性治疗应建立囊肿与鼻腔永久通路,防止复发,注意保护硬脑膜、大血管、眶壁等重要结构。

（三）专科评估与观察要点

1. 不舒适感是否减轻或消除;焦虑情绪是否减轻,能否积极配合治疗及护理。

2. 密切观察生命体征的变化、切口愈合情况,如有异常及时通知医师。

3. 观察鼻腔填塞物有无脱出,鼻腔分泌物的颜色、性质及量。

（四）护理问题

1. **舒适度减弱**　与局部胀痛、术后伤口疼痛有关。

2. **焦虑**　与担心疾病预后有关。

3. **自我形象紊乱**　与术后面部形象发生改变有关。

4. **潜在并发症**:感染、大出血、脑脊液鼻漏等。

5. **知识缺乏**:缺乏疾病的治疗配合及预防保健等相关知识。

（五）护理措施

1. 密切观察生命体征的变化,如有异常及时通知医师。

2. 观察鼻腔填塞物有无脱出,鼻腔分泌物的性质及量;有较多渗血时,要及时告知医师处理。经唇龈沟切口进路的患者观察口中分泌物的性质及量,正常情况下,术后分泌物呈淡血性或有少许暗红色血凝块,并逐渐减少;如吐出较多血性液体,应及时通知医师处理。观察患者唇龈、面颊部,眼球活动度及视力改善情况,做好记录,便于与术前比较。

3. **疼痛护理**　安慰鼓励患者,增强对疼痛的耐受,给予鼻面部冷敷。

4. **口腔护理**　保持口腔清洁卫生,每次进食前后用漱口液漱口;经唇龈沟切口进路手术的患者,为保护上颌唇龈沟手术切口,术后 2 周暂停刷牙;术后口腔渗出液及分泌物较多者,及时清除口腔分泌物,做好口腔护理;疼痛引起张口困难者,可用空针抽吸漱口液注入口内,然后用负压吸引轻轻吸出,以保持口腔清洁。

5. **饮食护理**　应鼓励患者多饮水,少食多餐,忌食过烫、过硬及辛辣刺激性食物,避免诱发伤口出血;保持排便通畅,防止便秘。

（六）健康指导

1. 遵医嘱定期门诊复查、鼻腔冲洗,坚持规范鼻腔用药 3~6 周;及时治疗眼部及口腔疾病。

2. 嘱患者防止口、鼻、面部受外力碰撞,术后 1 个月内避免剧烈活动或重体力劳动。

3. 饮食应营养均衡、易消化,忌烟酒、辛辣刺激性食物;进食后漱口,保持口腔清洁。

4. 养成良好的生活习惯,加强体育锻炼,提高机体免疫力,注意保暖,防止感冒。

（七）护理评价

1. 患者不舒适感减轻或消除,焦虑情绪缓解,积极配合治疗及护理,能接受术后容貌改变的现实。

2. 无并发症发生。

3. 患者及其家属掌握该疾病相关的预防保健知识。

十一、鼻息肉

（一）定义

鼻息肉(nasal polyp)是鼻腔和鼻窦黏膜的常见慢性疾病,以炎症反复刺激使鼻黏膜极度水肿,在中鼻道形成单发或多发息肉为临床特征。

（二）疾病特点

1. 临床表现

（1）鼻塞:多为双侧发病,单侧发病者较少;常表现为双侧鼻塞并逐渐加重为持续性,重者说话呈闭塞性鼻音,睡眠时打鼾。

（2）鼻溢液:鼻腔流黏液样或脓性涕,或为清涕,可伴打喷嚏。

（3）嗅觉功能障碍:有嗅觉减退或丧失。

（4）耳部症状:当鼻息肉或分泌物阻塞咽鼓管咽口,可引起耳鸣和听力减退。

（5）继发鼻窦症状:可继发鼻窦炎,患者出现鼻背、额部及面颊部胀痛不适。

（6）巨大或复发鼻息肉可导致鼻背变宽,形成"蛙鼻"。

2. 治疗　采用激素治疗和手术治疗。

（三）专科评估与观察要点

1. 观察鼻腔渗血及填塞情况。

2. 观察口中分泌物的颜色、性质及量,判断是否有活动性出血。

3. 观察患者眼球活动度、视力情况,及时发现异常症状;出现眶周青紫、淤血、溢泪的患者,要及时给予眼部冷敷。

4. 观察有无耳鸣、耳闷胀感、听力减退。

5. 观察呼吸情况,预防哮喘发生,遵医嘱使用药物对症治疗。

（四）护理问题

1. 舒适度减弱　与鼻息肉及鼻腔填塞有关。

2. 感知障碍　与嗅觉减退或消失、咽鼓管阻塞引起耳鸣和听力下降有关。

3. 知识缺乏:缺乏有关鼻息肉的术后自我护理知识。

4. 潜在并发症:术后出血、脑脊液鼻漏、感染等。

（五）护理措施

1. 参考"鼻内镜手术护理措施"。

2. 疼痛护理　评估疼痛的性质、程度及患者对疼痛的耐受能力,向患者解释鼻额部胀痛的原因,给予鼻额部冷敷;必要时遵医嘱使用镇静镇痛药物或使用镇痛泵镇痛。

3. 饮食护理　宜进温凉软食;鼓励多饮水,少食多餐;保持口腔清洁。

4. 观察鼻腔填塞及渗血情况,给予鼻额部冷敷,及时拭净血性分泌物;若填塞物脱出,应及时通知医师。

5. 观察口中分泌物的颜色、性质及量,判断是否有活动性出血;观察眼球活动度、视力及听力情况,及时发现异常症状。

6. 鼻腔填塞期间避免剧烈咳嗽和打喷嚏,学会抑制的方法。

（六）健康指导

1. 遵医嘱继续规范用药,正确使用滴鼻剂;改正不良卫生习惯,勿用手挖鼻,指导患者正确擤鼻的方法。

2. 生活有规律,注意劳逸结合,忌烟酒、辛辣刺激性食物;加强锻炼,增强抵抗力,防止感冒。

3. 术后定期随访,并遵医嘱接受综合治疗,以防鼻息肉复发。

（七）护理评价

1. 鼻腔通气改善,不适感减轻或消失。

2. 无并发症发生。

3. 患者感知障碍减轻或消失。

4. 患者知晓鼻息肉术后的自我护理知识。

十二、鼻中隔偏曲

（一）定义

鼻中隔偏曲(deviation of nasal septum)是指鼻中隔偏向一侧或双侧,或局部有突起,并引起鼻腔功能障碍,如鼻塞、鼻出血和头痛等;鼻中隔偏曲大多为先天性发育异常,后天继发者较少。

（二）疾病特点

1. 临床表现

(1) 鼻塞:为主要症状,多呈持续性,鼻塞严重者还可出现嗅觉减退。

(2) 鼻出血:常发生在偏曲的凸面、骨棘或骨嵴的顶尖部。

(3) 头痛:偏曲的凸面压迫同侧鼻甲时,可引起同侧反射性头痛。

2. 治疗　鼻中隔偏曲伴有明显鼻塞、头痛或鼻出血者,应在鼻内镜下行鼻中隔偏曲矫正术。

（三）专科评估与观察要点

1. 头痛、鼻塞的情况。

2. 有无鼻出血。

3. 邻近器官症状,有无继发鼻窦炎或上呼吸道感染。

（四）护理问题

1. 舒适度减弱　与鼻中隔偏曲及鼻腔填塞有关。

2. 潜在并发症:术后出血。

3. 知识缺乏:缺乏有关鼻中隔偏曲的治疗与保健知识。

（五）护理措施

1. 参考“鼻内镜手术护理措施”。

2. 告知患者鼻腔填塞的重要性,填塞物需在术后48~72h分次取出,切勿自行抽取填塞物。

（六）健康指导

1. 指导患者正确使用滴鼻剂滴鼻。

2. 术后注意保护鼻部勿受外力碰撞,以防出血或影响手术效果;短期内避免剧烈运动。

3. 生活有规律,注意劳逸结合,忌烟酒、辛辣刺激性食物。

（七）护理评价

1. 鼻腔通气改善,头痛消失,不适感减轻。

2. 无并发症发生。

3. 患者知晓鼻中隔偏曲的治疗与自我保健知识。

十三、鼻中隔穿孔

（一）定义

鼻中隔穿孔（perforation of nasal septum）是各种原因导致鼻中隔的任何部位形成大小不等、各种形态的永久性穿孔，两鼻腔由此相通。

（二）疾病特点

1. **临床表现**　鼻中隔前段的小穿孔，呼吸时可产生吹哨音或无症状；大穿孔时有鼻塞、异物感、干燥感、鼻出血等；穿孔过大时，可有鼻腔黏膜萎缩现象；检查可见鼻中隔穿孔大小、形态及部位。

2. **治疗**　去除病因，避免接触吸入有害物质，治疗原发病；条件成熟时可行鼻中隔穿孔修补术，包括黏膜移位缝合修补术、下鼻甲游离黏膜修补术及黏膜片修补术等方法。

（三）专科评估与观察要点

1. 观察脉搏、血压、呼吸及血氧饱和度；血压过高是鼻腔渗血、出血的主要原因，遵医嘱予药物治疗。

2. 鼻腔填塞期间，可给予氧气吸入，缓解缺氧引起的头晕、头痛症状。

（四）护理问题

1. **舒适度减弱**　与头痛、鼻腔干燥等有关。

2. **焦虑**　与担心疾病预后有关。

3. **知识缺乏**：缺乏有关疾病自我护理的知识。

（五）护理措施

1. 观察鼻腔渗血的颜色、性质及量，如有较多鲜血渗出，应及时通知医师处理；保持鼻腔填塞物固定，嘱患者勿自行抽出填塞纱条。

2. 观察口中分泌物的颜色、性质及量，协助患者轻轻吐出口中分泌物，切勿咽下；行游离组织片移植、黏骨膜瓣转移缝合、硅胶片植入的患者，观察植入组织有无移位、脱出，嘱患者切忌用力擤鼻。

3. 鼻部肿胀或伤口疼痛的患者给予鼻额部冷敷，必要时遵医嘱使用镇静、镇痛药物；保持半卧位休息，有利于鼻腔引流和减轻鼻额部疼痛。

4. 嘱患者勿用力挖鼻，勿用不洁的物品填塞鼻腔；勿剧烈咳嗽，避免打喷嚏。

5. 饮食规律，保持大便通畅。

（六）健康指导

1. 养成良好的生活习惯，加强锻炼，增强抵抗力。

2. 发生鼻中隔穿孔时，切忌用手挖鼻，以免感染扩散、鼻腔出血。

3. 注意个人卫生，保持鼻部清洁，不拔剪鼻毛。

4. 养成良好的饮食习惯，增加营养摄入，进食温凉、易消化的食物。

（七）护理评价

1. 不适感减轻或消失。

2. 了解疾病的基本知识，不良情绪缓解或消除。

3. 掌握疾病有关的自我保健知识。

十四、鼻出血

（一）定义

鼻出血（epistaxis/nose bleed）是临床常见症状之一，可因鼻腔、鼻窦疾病引起，也可因某些全身性疾病所致，前者较为多见；可单侧出血，亦可双侧出血；可表现为反复间歇性出血，亦可持续性出血。

（二）疾病特点

1. 临床表现

（1）局部病因引起出血者多表现为单侧鼻腔出血，全身性疾病引起者多表现为双侧或交替性出血。可呈反复间歇性出血或持续性出血。

（2）出血量多少不一，可表现为涕中带血、滴血、流血或血流如注；重者短时间内失血量达数百毫升，可出现面色苍白、出汗、血压下降、脉速无力等；一次大量出血可致休克，反复多次少量出血可导致贫血。

（3）儿童、青少年患者鼻出血部位多在鼻中隔前下方的易出血区，即利特尔动脉丛或克氏静脉丛；中、老年患者鼻出血部位多在鼻腔后段的吴氏鼻-鼻咽静脉丛或鼻中隔后部动脉（90%来自蝶腭动脉），出血量多，较凶猛，不易止血。

2. 治疗

（1）局部治疗：简易止血法即捏紧双侧鼻翼10~15min，同时冷敷前额、后颈或用浸有1%麻黄碱的棉片置入鼻腔；烧灼法需要在鼻内镜引导下操作；填塞法包括前鼻孔填塞、后鼻孔填塞、鼻腔水囊压迫等；还可选择血管结扎法或血管栓塞法。

（2）全身治疗：对于出血量大或行前、后鼻孔填塞的患者应视病情使用镇静药、止血药、抗生素、维生素等药物，必要时补液、输血、氧疗；因全身因素引起的鼻出血应积极治疗原发病。

（三）专科评估与观察要点

1. 观察鼻出血的部位，选择适宜的止血方法。

2. 鼻咽部有无病变。

3. 有无高血压及血液成分异常，是否使用抗凝药物，了解患者全身情况。

4. 观察有无休克征象，并及时处理。

（四）护理问题

1. **恐惧** 与出血量大、反复鼻出血及担心疾病的预后有关。

2. **自理能力下降** 与失血量较多、身体虚弱及活动量少有关。

3. **舒适度减弱** 与鼻腔填塞致头痛及张口呼吸有关。

4. **潜在并发症**：感染、失血性休克。

5. **知识缺乏**：缺乏与鼻出血相关的自我保健和预防知识。

（五）护理措施

1. 安慰患者及其家属，协助取坐位或半卧位，测量生命体征，同时通知医师，配合进行止血处理，必要时建立静脉通道。

2. 监测生命体征，观察鼻腔、口咽渗血情况，填塞纱条和后鼻孔纱球有无松动、脱落，若有特殊情况及时处理，并做好记录；遵医嘱使用抗生素及止血药，必要时遵医嘱使用镇静药，进行补液、输血等对症治疗。

3. 鼻腔填塞可致血氧分压降低和二氧化碳分压升高,老年人及体型肥胖者注意监测血氧饱和度,并根据情况给予氧气吸入;鼻腔纱条填塞期间,向鼻腔内滴入液状石蜡,以润滑鼻腔黏膜和纱条,预防纱条抽出时引起再次出血和疼痛。

4. 创造安静的环境,关注患者卧位,可用冷水袋或湿毛巾敷前额,减轻患者的头痛症状。

5. 协助患者漱口或行口腔护理,配合超声雾化吸入,以保持口腔清洁湿润。

6. 鼓励患者多饮水,进营养丰富、易消化饮食,可少食多餐,忌辛辣、硬、热等刺激性食物。

(六)健康指导

1. 鼻出血时,嘱患者勿将血液咽下,以免刺激胃部引起呕吐。

2. 鼻腔填塞时,嘱患者卧床休息,可摄入香蕉、多饮水,以防大便干结。

3. 抽出鼻腔填塞物后,2h 内宜卧床休息,嘱患者仍须注意饮食、休息,不宜过度活动,以防再次出血。指导患者正确使用滴鼻剂。0.5%~1% 麻黄碱滴鼻剂可收缩鼻腔黏膜,每日 2~3 次,每次 1~2 滴,连续使用不宜超过 7d;油类滴鼻剂可润滑鼻腔黏膜,避免干燥。保持鼻腔通气良好。

4. 出院后 4~6 周,避免用力擤鼻、从事重体力劳动或剧烈运动;日常生活规律,合理饮食;高血压者应坚持按时服用抗高血压药。

5. 教会患者或家属简易止血的方法,若院外再次出血,应保持镇静,可先自行采取简易止血法处理,再到医院就诊。

(七)护理评价

1. 鼻腔出血减少或停止,无并发症发生。

2. 患者情绪稳定,恐惧感缓解或消失。

3. 口腔黏膜湿润,头痛症状减轻或消失;卧床期间基本需求得到满足。

4. 掌握鼻出血的预防保健知识。

(八)危急重症观察与处理

1. 立即使患者平卧,头偏向一侧,使口腔血性分泌物流出,保持呼吸道通畅。

2. 持续心电监护,监测血压、脉率、呼吸;及时止血及抗休克,建立静脉双通道,快速静脉补液,及时纠正血容量不足;注意保暖,尽量避免搬动患者;吸氧,必要时配血。

3. 备齐抢救器械、药物,协助医师止血处理。

4. 使患者及其家属保持镇静,积极配合治疗。

5. 密切观察鼻出血情况,并详细记录。

十五、鼻及鼻窦良性肿瘤

鼻及鼻窦的良性肿瘤好发于鼻腔内,其次是鼻窦,发生于外鼻者较少。按组织来源进行分类,可分为骨瘤、血管瘤、内翻性乳头状瘤、脑膜瘤等。

(一)定义

1. **骨瘤**(osteoma)　多发生于额窦,其次为筛窦,青年男性多见。

2. **血管瘤**(hemangioma)　是脉管组织良性肿瘤,在鼻腔良性肿瘤中最常见,多见于中青年男性,可分为毛细血管瘤、海绵状血管瘤、静脉血管瘤、良性血管内皮瘤、血管球瘤,其中毛细血管瘤多见。

3. 内翻性乳头状瘤(inverting papilloma) 可能与人乳头状瘤病毒感染关系密切,术后易复发(复发率 5%~47%),易恶变;多发性生长易产生组织破坏。

4. 脑膜瘤(meningioma) 颅内常见的良性肿瘤,病因不明。多发生在颅内,可向下扩展入鼻及鼻窦内,但较少见;原发于鼻及鼻窦者更罕见,上颌窦、额窦、筛窦、鼻咽部等部位可发生。

(二)疾病特点

1. 骨瘤

(1)临床表现:小的骨瘤多无症状,鼻窦 X 线片、CT 扫描可见圆形或卵圆形骨密度影,多见于额窦、筛窦,严重时可引起患处隆起。

(2)治疗:较小骨瘤不需手术治疗;较大骨瘤且症状明显,筛骨骨瘤、额窦后壁骨瘤,应尽早手术。

2. 血管瘤

(1)临床表现:鼻出血反复发作,出血量不等,出血侧鼻腔进行性鼻塞。肿瘤压迫窦壁,破坏窦壁骨质及邻近器官,有局部畸形、眼球移位、复视、头痛等症状;检查可见鼻腔血管性新生物,活检宜慎重,以免引起严重出血。

(2)治疗:以手术切除血管瘤体及根部黏膜,同时创面电凝止血,防止复发。

3. 内翻性乳头状瘤

(1)临床表现:多见于 50~60 岁男性,出现持续性鼻塞,进行性加重,伴脓涕,偶有血性涕、头痛;肿瘤扩大和累及部位不同而出现相应的症状和体征。诊断主要依据新生物活检,即组织病理学检查。

(2)治疗:手术治疗为主。

4. 脑膜瘤

(1)临床表现:肿瘤好发于额窦,病程缓慢,进而出现进行性鼻塞、流涕、眼球移位及继发息肉样改变;若颅内脑膜瘤生长过快,可引起颅内高压、头痛、呕吐甚至昏迷等;颅内及鼻窦CT、血管造影可以明确诊断。

(2)治疗:局限于鼻腔、鼻窦的脑膜瘤较易切除;对有颅内蔓延或颅内侵入鼻腔者,行颅面联合进路一次性切除肿瘤,或先切除颅内脑膜瘤,然后再择期切除鼻部脑膜瘤。

(三)专科评估与观察要点

1. 术前

(1)观察患者鼻腔瘤体的形态、质地、颜色及有无出血等情况。

(2)观察患者有无头痛、呕吐及视盘水肿等颅内高压的表现。如头痛明显,应绝对卧床休息,抬高床头,遵医嘱使用降颅内压药物。

2. 术后

(1)密切观察意识状态及瞳孔变化,监测血压、呼吸、脉搏、血氧饱和度,如有异常及时通知医师。

(2)密切观察患者鼻腔分泌物的颜色、量及性质;如发现有活动性出血征象,立即通知医师,给予处理;术后第一天取半卧位,必要时给予头部冷敷;鼻咽填塞物去除后 1~3d,仍有出血的可能,应密切观察。

（四）护理问题

1. **恐惧**　与担心疾病预后有关。

2. **舒适度减弱**　与手术创伤及鼻腔油纱条填塞有关。

3. **自理能力下降**　与术后活动无耐力有关。

4. **潜在并发症**:失明、脑脊液鼻漏、出血、颅内感染、嗅觉障碍加重等。

5. **知识缺乏**:缺乏疾病相关知识。

（五）护理措施

1. **保持呼吸道通畅**

（1）及时清除口腔内分泌物,观察呼吸变化,监测血氧饱和度。

（2）取半坐位,协助翻身、拍背,促进痰液排出。

（3）遵医嘱给予雾化吸入、静脉输入祛痰药。

2. **引流管的观察及护理**

（1）了解安置引流管的原因、部位、目的及有无特殊要求等。

（2）妥善固定引流管,防止折叠、扭曲,保持引流通畅,防止脱出。

（3）密切观察引流液的颜色、量,如引流量过多,引流液颜色鲜红,应立即通知医师。

（4）保持利于分泌物引流的体位。

3. **鼻腔伤口观察及护理**

（1）观察鼻腔填塞及伤口渗出的情况,包括渗出液的颜色、性质及量;如鼻腔有无色、清亮液体流出,警惕脑脊液鼻漏的发生。

（2）鼻侧切开患者要注意保持面部敷料包扎完整无松脱;解除包扎后,密切观察伤口渗血、渗液情况;注意有无红、肿、热、痛等局部感染征象;伤口予以刺激性小的消毒液消毒。

（3）压迫止血的患者,要妥善固定四头带,嘱患者勿自行拆除,以免引起伤口出血;观察眼部情况及有无颅内高压症状,警惕眼部并发症及颅内并发症的发生。

4. **偏瘫的观察及护理**　观察肢体活动的情况,四肢肌力是否正常,有无肢体功能障碍;如肢体出现活动异常,应立即报告医师;如有颅内出血或血肿,应立即手术;每日定时按摩,并给予被动活动,预防压力性损伤。

（六）健康指导

1. **饮食**　1个月内禁食辛辣、过硬的刺激性食物,勿进食活血的食物以免引起伤口出血;营养均衡,多吃蔬菜、水果及富含粗纤维的食物,保持大便通畅。

2. **活动及休息**　3个月内避免剧烈活动、重体力劳动;劳逸结合,适当锻炼身体,增强体质,预防感冒;避免用力擤鼻,保持鼻腔及口腔清洁;外出时戴口罩,防止冷风刺激鼻腔黏膜引起不适。

3. **复查**　定期随访,利于及早发现复发或恶变;如有鼻腔出血等异常情况,应及时就诊。

（七）护理评价

1. 患者情绪稳定,能积极配合疾病治疗及护理。

2. 患者不适症状减轻或消失。

3. 在护士及家属的协助下,生活部分自理。

4. 未发生并发症或发生并发症后能得到及时治疗。

5. 患者及其家属知晓疾病相关知识。

十六、外鼻恶性肿瘤

（一）定义

外鼻恶性肿瘤多见于 40 岁以上中老年人,比较常见的有基底细胞癌、鳞状细胞癌及恶性黑色素瘤和肉瘤,多为原发性。

（二）疾病特点

1. **临床表现**

（1）基底细胞癌:发生于上皮基底层,位于鼻尖和鼻翼,以细小光泽性结节开始,逐渐长大,中心溃疡结痂,出血无痛,可有蓝色或棕色色素沉着。

（2）鳞状细胞癌:较基底细胞癌少见,早期为小疣状或皮肤浅溃疡,逐渐发展成难以愈合的红色肉芽为基底的溃疡,边界不齐,易出血,发展较快,可向下颌下淋巴结、耳前淋巴结转移。

（3）黏膜恶性黑色素瘤:恶性程度较皮肤恶性黑色素瘤高,预后差。

（4）外鼻恶性黑色素瘤:少见,多数在色素病变基础上发生,诊断时一般不做切取或钳取活检。

2. **治疗**　外鼻恶性肿瘤恶性程度低,发病慢,易发现,可得到早期治疗;凡对放疗敏感的患者,可单纯放疗或手术切除后放疗;对放疗不敏感者则行根治性切除术,辅助放疗;肿瘤小可行一期修复切除,肿瘤较大者切除肿瘤后,观察 1 年无复发或转移,再行外鼻成形术。

（三）专科评估与观察要点

1. 观察患者的心理变化,是否对疾病有正确的认识,积极配合治疗和护理。

2. 观察鼻面部伤口敷料、皮瓣生长情况及取皮区切口敷料有无浸血。

3. 观察生命体征、意识、肢体活动的变化。

4. 观察患者张口受限情况。

（四）护理问题

1. **恐惧、焦虑**　与被诊断为恶性肿瘤、担心疾病预后有关。

2. **自我形象紊乱**　与术后外鼻皮肤缺损、畸形有关。

3. **潜在并发症:**术后出血、感染等。

4. **知识缺乏:**缺乏疾病治疗及预防保健等相关知识。

（五）护理措施

1. 关心患者,增强其战胜疾病的信心。对于术后面容有改变者,应做好解释、告知工作,使其有心理准备。

2. 观察鼻面部伤口敷料及取皮区切口敷料有无浸血,如伤口敷料大面积被血浸湿,应及时通知医师止血处理。

3. 观察伤口愈合情况,注意有无异常分泌物,局部有无红、肿、热、痛的表现;严格无菌操作技术,定时伤口换药,根据需要给予局部理疗。

4. 观察生命体征、意识、肢体活动的变化,必要时给予心电监护。

5. 观察患者张口受限情况,张口明显受限或完全不能张口者,可用牙垫放置于患者一侧口角协助张口;及时吸出口中分泌物,观察分泌物的性质及量。

6. 有皮瓣植入的患者,密切观察移植皮瓣的颜色、血供、肿胀程度,判断移植皮瓣的成活情况;及时清除伤口渗出物,保持局部清洁、干燥;防止移植部位受外力碰撞,避免移植皮瓣受压,正确使用血管扩张药。

（六）健康指导

1. 有皮瓣植入的患者,短时间内防止局部受外力碰撞、搓揉、阳光暴晒,禁止游泳。

2. 养成良好的卫生习惯,洗脸时防止用力过大,建议用小毛巾浸湿凉开水后轻轻擦洗。

3. 加强营养,提高机体免疫力,饮食要营养丰富、清淡、温凉、易消化,忌烟酒、坚硬及辛辣刺激性食物。

4. 建议鼻部皮肤缺损或畸形严重者,待放疗结束后,到整形科行整形修复手术。

5. 定期门诊复查,做好随访工作。

（七）护理评价

1. 对疾病有正确的认识,情绪稳定,积极配合治疗和护理。

2. 能正确应对术后的面容改变。

3. 无并发症发生。

4. 掌握疾病相关知识,自我护理能力提高。

十七、鼻腔及鼻窦恶性肿瘤

（一）定义

鼻腔及鼻窦恶性肿瘤较为常见,癌多于肉瘤。有以下几个共同点:

1. 大多为原发性。

2. 解剖位置较为隐蔽,早期症状少,且常伴有慢性炎症,因此早期不易确诊。

3. 鼻腔、鼻窦与眼眶、颅脑相互毗邻,晚期肿瘤常侵犯邻近组织,难以判断原发部位,诊治棘手,预后较外鼻恶性肿瘤差。

（二）疾病特点

1. 临床表现

（1）鼻腔恶性肿瘤早期多为一侧,间歇性进展为持续性鼻塞、黏脓涕、涕血或鼻出血、头痛、嗅觉丧失等。

（2）当肿瘤侵入鼻窦后,则出现相应鼻窦的症状。活检证实为恶性肿瘤,鼻窦恶性肿瘤可有脓血涕,一侧为主,持续时间长。

（3）面颊部疼痛、麻木、磨牙松动、疼痛;如果累及鼻窦邻近器官可出现面颊部隆起、流泪、牙槽变形、硬腭溃烂及张口困难;神经性疼痛表现为头痛、耳痛;可有颈淋巴结转移,侵入眶内,出现眼球外移、复视,运动受限;若侵入颅内,可出现头剧痛、头面部肿痛、鼻出血。

2. 治疗　早期采用以手术为主的综合治疗,术前放疗;术中完整切除全部原发病灶,如有颈淋巴结转移,须行一侧或两侧颈淋巴结清扫术;术后进行放化疗,注重第一次治疗的质量,提高生存率。

（三）专科评估与观察要点

1. 术后注意观察牙托是否在位,有无松动。

2. 观察体温变化,有无头痛、高热等情况发生,防止并发症。

（四）护理问题

1. **恐惧、焦虑**　与被诊断为恶性肿瘤、担心疾病预后有关。

2. **疼痛**　与肿瘤压迫、手术创伤有关。

3. **有出血的危险**　与手术创伤有关。

4. **有感染的危险**　与手术创面大、营养摄入不足及机体抵抗力下降有关。

5. **自我形象紊乱**　与术后鼻面部畸形及咀嚼功能发生改变有关。

6. **知识缺乏**：缺乏疾病相关知识及自我护理知识。

（五）护理措施

1. **术前护理**

（1）保持口腔清洁，术前 3 天用漱口液漱口。

（2）术前备好定制的牙托、备血。

（3）手术需要植皮的患者，做好供皮区域的皮肤准备。男性患者术晨剃胡须。

（4）关心患者，增强其战胜疾病的信心。对于术后面容有改变者，应做好解释和告知工作，使其有心理准备。

2. **饮食护理**　饮食要注意营养丰富，忌过热、辛辣、坚硬等刺激性食物。

（1）鼻侧切开：术后因鼻面部敷料加压包扎，患者张口受限，宜进温凉流质饮食，最好选用吸管进食；待伤口敷料拆除后进半流质饮食，逐步过渡到软食；少食多餐，健侧进食；鼻饲患者按鼻饲饮食护理。

（2）唇下正中切口：术后进温凉流质饮食，逐步过渡到半流质饮食，食物应清淡、易咀嚼和吞咽；健侧进食，避免食物刺激伤口。

（3）经鼻内镜手术：术后进温凉的流质或半流质饮食，逐步过渡到软食，少食多餐。

3. **伤口观察及护理**

（1）鼻侧切开：观察鼻面部伤口敷料浸血情况，如伤口敷料大面积被血浸润，可能有出血，应及时通知医师处理；术后因鼻面部伤口敷料加压包扎导致不适，嘱患者勿自行松解敷料，以免引起出血；观察伤口愈合情况，注意有无异常分泌物，局部有无红、肿、热、痛表现，及时擦除伤口分泌物，保持清洁、干燥，防止感染；保持口腔清洁。

（2）唇下正中切口：观察口中分泌物的性质和量；正常情况术后分泌物呈淡血性或有少许暗红色血凝块，并逐渐减少，如口中持续吐出较多鲜血，要积极处理；观察切口愈合情况，有无感染和异常分泌物；保持口腔清洁。

（3）经鼻内镜手术，参考"鼻内镜手术护理措施"。

（4）疼痛者遵医嘱给予镇痛治疗。

4. **口腔功能恢复训练**

（1）坚持进行张口训练，防止术后翼腭窝瘢痕挛缩引起的张口困难和吐字不清。

（2）教给患者张口训练的具体方法：将软木塞削成几个大小不等的楔形备用；在患者拆除鼻面部敷料和拆线后（一般为术后 6~8d），将最小的软木塞放在上、下牙列之间，向内楔入，至患者感觉不适但无明显疼痛为宜，30min 后取出，休息 30min 再次放入，如此反复即可；随着张口度的增加，逐步更换稍大的软木塞。反复训练，至患者张口基本正常，以便术后到口腔科行颌骨修复体的制作。

（3）佩戴牙托的患者，观察牙托是否大小合适、在位，有无松动，保持口腔清洁卫生，教会患者及其家属清洗牙托的方法。

（六）健康指导

1. **饮食**　宜进适量温凉、营养丰富、易咀嚼、易消化食物；忌烟酒、坚硬及过热等刺激性食物。

2. **自我保健**　术后避免剧烈活动、干重体力活；适当进行体育锻炼，增强机体抵抗力，预防感冒；养成良好的生活起居习惯，劳逸结合，避免过度劳累；勿挖鼻及用力擤鼻；合理饮食，保持大便通畅；学会清洁口腔和牙托的护理；继续张口训练。

3. **用药**　掌握正确使用滴鼻剂的方法，术后继续使用鱼肝油等滴鼻，防止鼻黏膜干燥不适；积极治疗咽部及口腔疾患。

4. **治疗及复查**　定期门诊随访，利于及早发现复发迹象；需要做放疗和化疗的患者及时到医院治疗；眶内容物剜除的患者可行下一步的整形治疗；需要安置牙托的患者及时到口腔科治疗。

（七）护理评价

1. 患者能正确认识疾病，情绪稳定，积极配合治疗。

2. 患者疼痛减轻或能耐受；伤口愈合良好，修复移植皮瓣存活，无术后大出血、感染等并发症发生。

3. 患者能接受术后容貌改变的现实。

4. 掌握疾病相关知识及出院后自我护理技能。

十八、鼻骨骨折

（一）定义

鼻骨位于梨状孔上方，受暴力作用易发生鼻骨骨折（nasal bone fracture）。临床可见单纯鼻骨骨折，或合并颌面骨和颅底骨的骨折。

（二）疾病特点

1. **临床表现**　常见症状和体征为局部疼痛、肿胀、鼻出血、鼻及鼻骨周围畸形（鼻梁变宽、鞍鼻）等。根据所受暴力的方向、强度等不同，可出现鼻中隔偏曲、脱位、血肿等，会导致鼻塞等症状。鼻背触痛明显，有骨擦音。X线鼻骨侧位片可以确诊。

2. **治疗**　对无移位的单纯性骨折，鼻外形无改变，可不进行复位处理，嘱患者注意保护鼻部，避免受压；有外鼻畸形骨折应在外伤后2~3h尽早处理，因此时组织尚未肿胀，一般不宜超过10d，以免发生畸形愈合。

（三）专科评估与观察要点

1. 观察鼻腔及口中分泌物的性质、颜色及量，如口中吐出大量鲜血，应及时通知医师处理。

2. 观察生命体征、意识、瞳孔的变化，如出现剧烈头痛、喷射性呕吐、颈项强直，应警惕颅内并发症的发生。

3. 注意有无眶内渗血、视物不清、复视及眼球活动异常情况；有明显视力下降的患者，注意卧床休息，防止跌伤。

4. 鼻腔填塞物有无松动，填塞物48~72h取出；取出后，观察鼻腔有无出血，避免用力打喷嚏、擤鼻。

（四）护理问题

1. **急性疼痛**　与外伤和骨折有关。

2. 有感染的危险与鼻腔黏膜损伤有关。

3. **舒适度减弱**　与鼻骨复位术后,鼻腔填塞致张口呼吸、口腔黏膜干燥等有关。

4. **知识缺乏**:缺乏有关鼻骨复位术后的自我护理知识。

（五）护理措施

1. 观察生命体征、意识、瞳孔的变化,经口低流量吸氧、心电监护;如出现剧烈头痛、喷射性呕吐、颈项强直,应警惕颅内并发症的发生;观察有无眶内渗血、视物不清、复视及眼球活动异常情况,有明显视力下降的患者,注意卧床休息,床档保护,防止跌伤。

2. 向患者解释疼痛的原因,给予鼻额部冷敷,避免鼻部受外力碰撞,遵医嘱使用镇痛药物。

3. 饮食宜清淡、易消化,少食多餐,忌过烫、坚硬、辛辣等刺激性食物。

4. 保持病室环境安静、床单位整洁,做好口腔护理;观察鼻腔及口中分泌物的性质、颜色及量,如口中吐出大量鲜血,应及时通知医师处理。

5. 观察鼻腔填塞物有无松动,填塞物于48~72h取出,取出后,观察鼻腔有无出血,避免用力打喷嚏、擤鼻。

（六）健康指导

1. 指导患者术后注意防护,勿触碰鼻部,以免导致复位失败。

2. 鼻腔填塞物取出后,短期内避免用力擤鼻、打喷嚏,并注意保护鼻面部,以免影响手术效果。

3. 鼻腔通气不畅者,指导患者正确使用滴鼻剂。

（七）护理评价

1. 疼痛减轻或消失。

2. 创面愈合好,无感染发生。

3. 鼻腔通气改善,口腔黏膜湿润。

4. 患者知晓鼻骨复位术后的自我护理知识。

十九、脑脊液鼻漏

（一）定义

脑脊液鼻漏（cerebrospinal rhinorrhea）是脑脊液经颅前窝底、颅中窝底或其他部位的先天性或外伤性骨质缺损、破裂或变薄处,流入鼻腔。可发生于外伤的早期或伤后,常可继发感染引起严重颅内感染。

（二）疾病特点

1. **临床表现**　鼻腔间断或持续性流出清亮、水样液体,多数为单侧,在低头用力、压迫双侧颈静脉时流出量增多。外伤性脑脊液鼻漏患者可同时有血性液体自鼻孔流出,其痕迹的中心呈红色而周边清澈;也有患者仅表现为反复颅内细菌性感染,鼻漏并不明显。

2. **治疗**　大多可用保守疗法治愈,观察2~4周,如不见好转,则行手术疗法。术前定位瘘口,以鼻内镜为主,修补方法有颅内及颅外修补;前者在颅脑手术时修补,后者采用鼻内镜经鼻腔修补。

（三）专科评估与观察要点

1. 观察脑脊液的性质、颜色和量；随时注意有无头痛、头晕、视物模糊、尿量过多等低颅内压症状。

2. 观察生命体征、神态、瞳孔、意识、肢体运动等变化，并做好记录，注意有无发热、剧烈头痛、喷射性呕吐、颈项强直等脑膜刺激征。

3. **眼部情况** 有无复视、视力减退、眼球运动障碍及眶周血肿，了解有无鼻内镜术后并发症。

4. **有无脑脊液鼻漏再次出现** 术后鼻腔填塞物取出后，询问患者是否有清亮液体自鼻孔流出或自觉有带咸味的液体流入咽部。

（四）护理问题

1. **舒适度减弱** 与鼻腔间断或持续性液体流出有关。

2. **焦虑** 与担心疾病预后有关。

3. **清理呼吸道低效** 与限制咳嗽有关。

4. **潜在并发症**：颅内高压、细菌性脑膜炎等。

5. **知识缺乏**：缺乏疾病相关知识及自我保健知识。

（五）护理措施

1. 对症护理

（1）观察意识、瞳孔、生命体征变化。

（2）避免颅内压升高，及时有效地行脱水治疗。

（3）预防感染：根据细菌培养结果选用敏感抗生素；局部清创，及时清洗鼻前庭血迹及漏出液，定时用生理盐水擦洗，用碘伏消毒周围皮肤，防止逆行感染。鼻腔不可行填塞、冲洗、滴药、吸痰等操作。

（4）避免腰穿：以免颅内压骤然降低，使已外漏污染的脑脊液反流致颅内感染。

2. 术前护理

（1）正确收集脑脊液鼻漏患者鼻流出液的标本。

（2）全面评估患者，包括健康史及其相关因素、身体状况、生命体征、精神状态等。

（3）心理疏导，缓解患者的紧张情绪，使其更好地配合治疗和护理。

（4）加强营养，增强抵抗力，进营养丰富、易消化、清淡食物。

（5）术前禁饮食，剪鼻毛，男性患者剃胡须。

3. 术后护理

（1）体位与活动：采取半卧位或抬高床头 15°~30°，卧床休息 1~2 周，以降低颅内压，利于瘘口恢复；卧床期间协助床上活动，预防下肢深静脉血栓，定时翻身、叩背、按摩骨突出处，防止压力性损伤及肺部感染。

（2）饮食护理：术后 6h 可进流食或半流食，忌辛辣刺激性食物，避免过热饮食，防止鼻部血管扩张，引起术腔出血，限制饮水量和食盐摄入量。

（3）一般护理：落实晨、晚间护理，遵医嘱给予雾化吸入，遵医嘱应用抗生素，避免屏气、挖鼻、擤鼻。

（4）避免颅内压增高：①避免受凉、感冒及用力咳嗽、咳痰和打喷嚏。②保持大便通畅，预防便秘，必要时遵医嘱给予缓泻药或开塞露灌肠，禁用高压灌肠。③遵医嘱及时准确应用脱水剂,减轻脑组织对修补瘘口的压力。④避免弯腰、低头等动作。

（5）心理护理:脑脊液鼻漏患者由于活动受限时间较长,担心治疗效果,常出现焦虑、烦躁;症状较轻者,易出现不遵医行为;观察患者的心理变化,给予健康宣教,以取得配合。

（六）健康指导

1. 定时开窗通风,保持室内适宜的温、湿度;注意保暖,预防感冒;避免情绪激动及用力咳嗽、咳痰。

2. 勿食用辛辣刺激性食物,选择富含维生素、蛋白质及粗纤维的食物,增强营养,促进瘘口的愈合;戒烟、禁酒;避免用力排便,必要时应用缓泻药。

3. 养成良好的生活习惯,忌填塞鼻腔,勿挖鼻、用力擤鼻,掌握正确的擤鼻方法;注意鼻腔、口腔卫生;半年内避免重体力劳动和过度弯腰、低头动作。

4. 定期门诊复查,如有咸味液体流入咽部或鼻部有清亮、水样液体流出等情况随时就诊。

（七）护理评价

1. 患者不适感减轻或消失。
2. 患者对疾病认识提高,积极配合治疗及护理。
3. 无并发症发生。
4. 患者掌握相关的自我保健知识。

二十、鼻内镜手术

（一）定义

鼻内镜手术是指在光学系统和监视系统支持下,应用鼻内镜及特殊手术器械,经鼻腔进路施行鼻腔、鼻窦、颅底和眶部手术的技术。由于鼻腔属于狭长、深邃的空间,且内部神经、血管分布密集,因此鼻内镜技术更有利于鼻腔手术的精细化操作;近年来已成为鼻腔、鼻窦手术的主要方式,属于微创技术。

（二）适应证

急慢性鼻炎、鼻窦炎、鼻息肉;鼻中隔偏曲矫正、鼻窦良性肿瘤切除、鼻窦恶性肿瘤探查、脑脊液鼻漏经鼻修补、鼻腔止血及鼻窦异物取出等。

（三）专科评估与观察要点

1. 高血压、严重心肺功能不全者及有出血倾向者禁用。

2. **术后常见并发症**

（1）鼻内并发症:术后会有不同程度的出血、渗血,填塞压迫2~3d即可控制;可能出现术腔粘连或窦口闭锁,影响鼻腔通畅引流,因此需要定期复查。

（2）眶及眶内并发症:术后可能会有视力障碍、眶内血肿或气肿等症状,术后患者应注意视力、眼球活动情况,如果有异常情况及时到医院诊治。

（3）颅内并发症:最常见的就是脑脊液鼻漏,如果发现有清水涕或不凝血性分泌物时,应及时诊治。

（四）护理问题

术前护理问题

1. **感知改变** 与鼻塞有关。

2. **清理呼吸道无效** 与鼻塞、多脓涕有关。

3. **焦虑** 与担心手术可能损伤邻近器官或组织有关。

4. **知识缺乏**:缺乏疾病及手术相关知识。

术后护理问题

1. **舒适度减弱** 与鼻腔填塞有关。

2. **疼痛** 与手术创伤有关。

3. **潜在并发症**:感染、出血、颅内并发症、眶及眶内并发症等。

（五）护理措施

1. 术前护理

(1) 遵医嘱使用抗生素及激素类药物。

(2) 术前禁烟酒、预防感冒,剪鼻毛,男性患者剃胡须。

(3) 完善各项检查,包括常规心电图、胸部X线检查、血标本检查等,判断患者全身情况;行鼻窦冠位CT,了解病变情况,供手术参考。

(4) 向患者介绍手术目的、意义及禁食要求,告知术后可能出现的不适和注意事项,以缓解其紧张、焦虑的情绪。

2. 术后护理

(1) 饮食护理:全身麻醉术后6h进食清淡、易消化、温凉软食,多饮水,保持口腔清洁。

(2) 体位:全身麻醉平卧6h后,采取半卧位,减轻伤口周围组织的充血水肿,有利于伤口分泌物的引流。

(3) 观察鼻腔渗血情况,若有渗血嘱患者轻轻吐出,勿咽下,以便观察出血量,并防止血液进入胃内,引起恶心、呕吐;可用冰袋冷敷鼻部及前额,出血量较多时,及时通知医师处理,必要时使用止血药。

(4) 嘱患者勿自行拔除鼻腔填塞物,不能用力咳嗽、打喷嚏,以免填塞物松动脱落引起出血。

(5) 鼻腔填塞物一般在48~72h分次取出,遵医嘱进行鼻腔冲洗、鼻腔点药(喷药),并教会患者正确的操作方法。

(6) 遵医嘱使用抗生素,预防感染;注意保暖,防止感冒。

(7) 注意保护鼻部勿受外力碰撞,防止出血和影响手术效果。

（六）健康指导

1. 不吃辛辣刺激性食物,避免刺激鼻腔黏膜。

2. 3个月内勿剧烈运动及过度兴奋,防止伤口出血。

3. 预防感冒,避免致病微生物刺激鼻腔、鼻窦黏膜。

4. 有鼻塞、流脓涕、伤口出血等情况随时就诊。

5. 出院后按时复诊,观察术腔恢复情况。嘱患者继续鼻腔冲洗、用药。

（七）护理评价

1. 患者不适感减轻或消失。

2. 无并发症发生。

3. 患者对疾病认识提高,掌握相关的自我保健知识。

第三节　咽科疾病

一、急性扁桃体炎

（一）定义

急性扁桃体炎（acute tonsillitis）为腭扁桃体的急性非特异性炎症，常伴有不同程度的咽黏膜和淋巴组织炎症，是一种常见的咽部疾病，多继发于上呼吸道感染。一般在季节交替、气温变化时容易发病，儿童及青少年多见。

（二）疾病特点

1. 主要致病菌是乙型溶血性链球菌，病原体可经飞沫或直接接触而传染，通常呈散发性发病。

2. 常继发于上呼吸道感染，可反复发作，在季节交替、气温变化时最易发病，受凉、劳累、烟酒及辛辣刺激性食物过度、有害气体刺激、上呼吸道慢性病灶等均可成为诱因。

3. **临床表现**

（1）全身症状：多见于急性化脓性扁桃体炎，起病急，多有畏寒、高热、头痛、乏力、食欲减退、关节酸痛、全身不适、便秘等。小儿可因高热而引起抽搐、呕吐及昏睡。

（2）局部症状：咽痛剧烈，常放射至耳部，伴吞咽困难、说话声音减弱；下颌下淋巴结肿大，可感转头不便。葡萄球菌感染者扁桃体肿大较明显，幼儿可引起呼吸困难。

（3）体征：患者呈急性面容，咽部黏膜呈弥漫性充血，以扁桃体及两腭弓最为严重。腭扁桃体肿大，在其表面可见黄白色脓点或在隐窝处有黄白色或灰白色点状豆渣样渗出物，有时连成一片似假膜，容易拭去。双侧下颌下淋巴结常肿大并伴有压痛。

（4）并发症：如治疗及时，预后良好；若治疗不当或机体抵抗力过低、细菌及病毒毒力过强，炎症常直接波及邻近组织，导致扁桃体周脓肿、急性中耳炎、急性鼻炎及鼻窦炎、急性喉炎、急性淋巴结炎、咽旁脓肿等局部并发症；亦可引起急性风湿热、急性关节炎、急性骨髓炎、心肌炎及急性肾炎等全身各系统疾病。

4. **治疗**　应用抗生素为主要治疗方法，首选青霉素类药物。

（三）专科评估与观察要点

1. 有无上呼吸道感染、淋巴结肿大。

2. 咽痛程度、进食情况及有无呼吸困难。

3. 体温变化。

4. 有无并发症的发生。

（四）护理问题

1. **急性疼痛**　与扁桃体急性炎症有关。

2. **体温过高**　与扁桃体炎症有关。

3. **潜在并发症：**扁桃体周脓肿、中耳炎、急性鼻炎、风湿热、急性肾炎等。

4. **知识缺乏：**缺乏疾病相关知识。

（五）护理措施

1. 向患者解释疼痛的原因及疾病过程，及时评估疼痛的程度。

2. 保持口腔的清洁,遵医嘱给予含漱剂漱口,进食前后及超声雾化吸入后及时漱口。

3. 遵医嘱给予抗病毒药、抗生素、解热镇痛药等,观察药物疗效及可能出现的副作用。

4. 观察患者体温变化、局部红肿及疼痛程度,体温过高者给予物理降温,如乙醇擦浴或温水擦浴;必要时遵医嘱给予药物降温。

5. 注意休息,避免过度劳累;保持室内空气流通,温、湿度适宜。

6. 进温度适宜的软质或半流质饮食,多饮水,注意补充维生素,加强营养、保持大便通畅。

7. 观察患者有无一侧咽痛加剧、语言含糊、张口受限、一侧软腭及腭舌弓红肿膨隆、悬雍垂偏向对侧等扁桃体周脓肿表现;同时还应仔细观察患者有无耳鸣、耳闭塞感、听力下降、鼻塞、流涕、头痛、咽干、咽痛等,发现异常及时联系医师给予处理。

（六）健康指导

1. 向患者详细讲解本病的诱因及发病情况,告知患者反复发作会引起全身严重并发症。

2. 嘱患者发病期间注意防护,戴口罩,勤洗手,防止传播他人。

3. 养成良好的生活习惯,睡眠充足,劳逸结合,根据气温变化及时增减衣物,防止受凉及过度劳累;注意口腔卫生,勤漱口;加强锻炼,提高机体抵抗力。

4. 饮食宜清淡且富有营养,戒烟酒,少食辛辣刺激性食物。

5. 对频繁发作者,即每年有5次及以上的急性发作或连续3年平均每年有3次及以上发作的急性扁桃体炎或存在并发症者,建议在急性炎症消退2~3周后行扁桃体切除手术。

（七）护理评价

1. 咽痛减轻或消失。

2. 体温恢复正常。

3. 炎症消退,未发生急性肾炎等并发症。

4. 了解急性扁桃体炎防治的相关知识。

二、慢性扁桃体炎

（一）定义

慢性扁桃体炎（chronic tonsillitis）是扁桃体持续性感染性炎症,多由急性扁桃体炎反复发作或因腭扁桃体隐窝引流不畅,隐窝内细菌、病毒滋生感染而演变为慢性炎症,是临床上常见疾病之一,多发生于大龄儿童及青年。慢性扁桃体炎在一定诱因及机体抵抗力低下时,发生变态反应,可产生各种并发症,如风湿性关节炎、风湿热、心肌炎、肾炎、长期低热等,因此常被视为全身感染的"病灶"之一,称为"病灶扁桃体"。

（二）疾病特点

1. **病因与发病机制** 本病发病机制尚不明确,病因可能与以下因素有关。

（1）链球菌和葡萄球菌为主要致病菌。

（2）反复发作的急性扁桃体炎使扁桃体隐窝上皮坏死,细菌和炎性渗出物聚集其中,扁桃体隐窝引流不畅,从而导致本病发生。

（3）继发于某些传染病,如猩红热、白喉、流感、麻疹等。

（4）邻近器官的慢性感染,如鼻腔及鼻窦的慢性炎症,可伴发此病。

（5）在身体受凉受湿、全身衰弱、内分泌紊乱、自主神经系统失调、生活及劳动环境不良的情况下，容易形成病灶，发生变态反应，产生各种并发症。

2. 临床表现

（1）症状：多有急性扁桃体炎反复发作史或扁桃体周脓肿病史，发作时表现为咽干、发痒、异物感、微痛及刺激性咳嗽等。当扁桃体隐窝内潴留干酪样腐败物或有大量厌氧菌感染时可出现口臭。小儿扁桃体过度肥大时可出现打鼾、呼吸不畅、吞咽或言语共鸣障碍等。隐窝脓栓被咽下或隐窝内细菌、毒素等被吸收时可导致消化不良、头痛、乏力、低热等全身反应。

（2）体征：扁桃体和腭舌弓呈暗红色慢性充血，扁桃体表面瘢痕收缩，凹凸不平，隐窝口常有碎屑或脓性物质，用压舌板挤压腭舌弓时，隐窝口可见黄白色干酪样物溢出。成人扁桃体多已缩小，表面可见瘢痕，常与周围组织粘连。儿童、青年扁桃体多肥大，下颌角淋巴结常肿大。

3. 治疗 手术治疗为主。

（三）专科评估与观察要点

1. 有无并发症的发生。

2. 术后疼痛程度、进食情况。

3. 术后伤口有无出血，全身麻醉未醒者有无频繁的吞咽动作。

（四）护理问题

1. 急性疼痛 与慢性扁桃体炎急性发作或手术引起的机械性损伤有关。

2. 焦虑 与慢性扁桃体炎反复发作、担心并发症或手术有关。

3. 知识缺乏：缺乏有关疾病治疗和自我保健知识。

4. 潜在并发症：出血、风湿热、急性肾炎等。

（五）护理措施

1. 指导患者遵医嘱用药，并注意观察药物的疗效及副作用。

2. 密切观察有无发热、关节酸痛及尿液变化，警惕风湿热、急性肾炎等并发症的发生。

3. 术前护理

（1）向患者解释手术目的，讲解手术过程、术中配合要求、术后可能出现的症状及注意事项等，缓解患者紧张心理；主动关心患者，听取患者主诉，为患者创造舒适的休息环境，减轻患者焦虑。

（2）协助医师进行术前检查，注意有无手术禁忌证，如急性炎症、造血及凝血功能障碍、严重的全身性疾病、免疫球蛋白缺乏或自身免疫病及妇女处于月经期、月经前期、妊娠期等，这些情况均不宜手术。

（3）保持口腔清洁，术前 3 天开始给予漱口液含漱，每日 4~6 次。手术当日不漱口，口中分泌物轻轻吐出，勿咽下，口腔残留的血性分泌物用棉签或棉球清除。如有病灶感染，术前遵医嘱应用抗生素治疗 3~5 天。

（4）完善术前检查及术前准备。

4. 术后护理

（1）预防术后感染、窒息、再出血：①了解麻醉和手术方式、术中情况、切口情况；全身麻醉未清醒者给予平卧位，头偏向一侧；给氧并严密监测生命体征及血氧饱和度情况；适当加护栏,防坠床。②做好口腔护理,术后次日开始漱口,注意保持口腔清洁;漱口时冲洗力度不可过大,以免损伤创面;向患者解释术后次日创面会形成一层具有保护作用的白膜,勿用力擦拭,以免出血和感染,遵医嘱应用抗生素;可用浓替硝唑漱口液漱口,防止口腔感染,影响术后伤口愈合。③注意观察呼吸情况,及时排出分泌物,必要时经鼻或口吸出,保持呼吸道通畅。④密切观察患者神志、生命体征、面色及口中分泌物的颜色、性质及量,注意全身麻醉未清醒者有无频繁吞咽动作,如有活动性出血应立即报告医师并协助止血。⑤勿食辛辣、生硬及过热食物,漱口时力度不可过大,以免损伤创面引起出血。

(2)减轻疼痛:①向患者解释疼痛的原因及过程,介绍减轻疼痛的方法,及时评估疼痛程度;可行颈部冰敷、针刺或穴位按摩,必要时遵医嘱给予镇痛药或协助医师做下颌角封闭以镇痛。②鼓励进食凉的、无刺激性的无渣流质饮食。③避免剧烈咳嗽、咳痰,少说话,少做吞咽动作。④提供安静舒适环境,避免不良刺激。

(3)鼓励进食:全身麻醉清醒后,进无渣、冷或冰的流质食物,逐步过渡到半流食/软食,2周后可进普食,温度从冷过渡到温热;饮食宜清淡、易消化且营养丰富,忌辛辣、粗糙、过热等刺激性食物,忌烟酒,少食多餐,进食后尽量多喝水。

(六)健康指导

1. 注意休息,适当锻炼,劳逸结合,保持生活规律,增强体质和抗病能力;防止与有害气体接触,预防感冒。

2. 告知患者扁桃体切除术后1个月内避免进食硬、粗糙或刺激性强的食物;进食前后漱口,保持口腔清洁,用软毛刷刷牙。

3. 介绍创面形成白膜的原因,白膜的作用、脱落时间;嘱患者切勿触动或人为去除,以免造成伤口出血、感染;并告知患者如有白膜从口中脱出,属正常现象,不必惊慌。

4. 若出现发热、咽痛加剧、口吐鲜血等症状,及时就诊。

(七)护理评价

1. 扁桃体炎症消除,手术伤口愈合良好,疼痛消失。

2. 能有效应对压力,情绪稳定。

3. 掌握慢性扁桃体炎的相关知识。

4. 无出血、风湿热、急性肾炎等并发症发生。

三、扁桃体周脓肿

(一)定义

扁桃体周脓肿(peritonsillar abscess)是指发生在扁桃体周围间隙内的化脓性炎症。初起为蜂窝织炎(称为扁桃体周炎),继之形成脓肿。炎症可扩散至咽旁间隙,发生咽旁脓肿;可向下蔓延,发生喉炎及喉水肿。多见于青壮年,儿童和老年人少见。发病季节多在夏秋季。

(二)疾病特点

1. 病因

(1)常继发于急性扁桃体炎。

(2)扁桃体隐窝引流不畅。

(3)细菌感染。

2. 临床表现

（1）症状：急性扁桃体炎发病 3~4d 后，发热仍持续或加重，一侧咽痛加剧，吞咽时尤甚，并向患侧耳部或牙齿放射。全身乏力、食欲减退、头痛、肌肉酸痛、便秘等。

（2）体征：患者呈急性病容，表情痛苦；头偏向患侧，颈项呈假性僵直；口微张，吞咽困难，言语似口含物，唾液沿口角外溢，饮水自鼻腔反流；炎症波及翼内肌时局部隆起明显，甚至张口困难。前上型者，患侧腭舌弓及软腭红肿突出，悬雍垂水肿、偏向对侧，腭舌弓上方隆起，扁桃体被遮盖且被推向内下方；后上型者，腭咽弓红肿呈圆柱状，扁桃体被推向前下方；后下型极少见，但可并发咽、喉水肿及颈动脉鞘炎，以扁桃体下极与舌根部之间肿胀隆起为著，而软腭及悬雍垂充血肿胀不明显。

3. 治疗

（1）脓肿形成前：按急性扁桃体炎处理，给予足量抗生素及适量的糖皮质激素控制炎症。

（2）脓肿形成后：可行穿刺抽脓或行切开排脓，必要时行扁桃体切除术。

（三）专科评估与观察要点

1. 密切观察患者的呼吸、进食状况及咽痛情况。

2. 观察体温的变化。

3. 有无并发症的发生。

（四）护理问题

1. **急性疼痛** 与扁桃体周脓肿压迫及炎症刺激有关。

2. **体温过高** 与炎症反应有关。

3. **有窒息的危险** 与脓肿切开时，大量脓液未及时吸出有关。

4. **焦虑** 与疼痛、吞咽困难、担心疾病预后有关。

5. **知识缺乏**：缺乏有关疾病治疗和自我保健知识。

（五）护理措施

1. 术前护理

（1）做好心理护理，注意倾听患者的主诉；解释疼痛原因及疾病发展过程，以缓解患者的紧张情绪；及时评估疼痛的程度。

（2）局部可选用适合的含漱液，教会患者正确含漱的方法，保持咽部清洁，也可选用各种抗炎镇痛的含片；遵医嘱使用抗生素及糖皮质激素控制炎症；疼痛较重者必要时遵医嘱应用镇痛药；观察药物的疗效及可能出现的副作用。

（3）鼓励进食高营养、易消化、冷的流质或半流质饮食，少食多餐，进食前后漱口，多饮水，注意休息。

（4）观察患者体温变化、局部红肿及疼痛情况。高热患者给予物理降温，如乙醇擦浴或温水擦浴；必要时使用退热剂或静脉补液。

（5）注意观察患者有无声嘶、喉痛、喉部分泌物增多、发热、畏寒、疲倦、咽旁和颈侧剧烈疼痛、吞咽困难、言语不清及张口困难等症状。

（6）向患者说明切开排脓的目的和方法，以取得患者的配合。备好吸引器、氧气等抢救物品，防止大量脓液涌出导致误吸。

2. 术中配合 配合医师进行穿刺抽脓，穿刺时，应注意方位，进针不可太深，以免刺伤咽旁间隙大血管引起出血；及时吸出脓液，以免误入呼吸道引起窒息。

3. 术后护理

(1) 密切观察患者的呼吸道是否通畅,有无呼吸困难、缺氧及出血征象,备好抢救物品。

(2) 术后卧床休息 24h;必要时取头低足高位,以利于脓液的排出。

(3) 遵医嘱使用抗生素,监测患者的体温变化,及早发现感染征象。

(4) 进食营养丰富的温凉流食或半流食。

(5) 保持口腔卫生,漱口,每日 5~10 次。

(六)健康指导

1. 提倡健康生活方式,加强锻炼,提高机体免疫力,防止上呼吸道感染。

2. 多吃新鲜蔬菜、水果,戒烟酒,避免辛辣刺激性食物,保持大便通畅。

3. 注意口腔卫生,进食后漱口。积极治疗扁桃体炎症,防止并发症发生,糖尿病患者注意血糖的控制。

(七)护理评价

1. 脓肿消除,疼痛消失。

2. 体温恢复正常。

3. 能有效应对压力,情绪稳定。

4. 未发生误吸,未发生并发症。

5. 了解疾病相关知识。

四、扁桃体肥大

(一)定义

扁桃体肥大是生理现象,是免疫功能活跃的表现,未影响呼吸及吞咽者一般不予治疗。扁桃体因炎症反复刺激,淋巴组织与结缔组织增生,腺体肥大、质软,突出于腭弓为病理性增大。扁桃体肥大分为三度:Ⅰ度肥大扁桃体不超过腭咽弓;Ⅱ度肥大扁桃体超过腭咽弓,但未达咽后壁中线;Ⅲ度肥大扁桃体达到或超过咽后壁中线。

(二)疾病特点

1. **病因**　上呼吸道感染或炎症反复刺激引起。

2. **临床表现**

(1) 症状:扁桃体过度肥大,可出现打鼾、呼吸不畅、吞咽或语言障碍。

(2) 体征:检查可见腭舌弓慢性充血、扁桃体肥大;病程长者,扁桃体不大,甚至萎缩,但小窝口有干酪样脓栓。

3. **治疗**　以手术治疗为主。

(三)专科评估与观察要点

1. 睡眠时打鼾情况、憋气程度。

2. 术后疼痛程度、进食情况。

3. 术后伤口有无出血,全身麻醉未醒者有无频繁的吞咽动作。

(四)护理问题

1. **焦虑**　与担心手术预后有关。

2. **疼痛**　与手术引起的机械性损伤有关。

3. **知识缺乏:**缺乏疾病及手术的相关知识。

4. **潜在并发症**：创面出血、感染。

（五）护理措施

1. 指导患者遵医嘱正确用药并注意观察药物的疗效及副作用。

2. **术前护理**

（1）向患者解释手术目的及注意事项，缓解患者紧张心理，争取配合；主动关心患者，听取患者主诉；为患者创造舒适的休息环境，减轻患者焦虑。

（2）协助医师进行术前检查，注意有无手术禁忌证，如急性炎症、造血及凝血功能障碍、严重的全身性疾病、免疫球蛋白缺乏或自身免疫病及妇女处于月经期、月经前期、妊娠期等情况，均不宜手术。

（3）保持口腔清洁，术前 3d 开始给予漱口液含漱，每日 4~6 次。如有病灶感染，术前遵医嘱应用抗生素治疗 3d。

（4）术日晨禁食，遵医嘱术前给药。

3. **术后护理**

（1）防止出血：①嘱患者卧床休息，全身麻醉未清醒者取去枕平卧位，头偏向一侧；全身麻醉者清醒后及局部麻醉患者取半卧位。②嘱患者手术当日尽量少说话，避免咳嗽，轻轻吐出口腔分泌物，不要咽下。③密切观察神志、生命体征、面色及口中分泌物的颜色、性质及量；注意全身麻醉未清醒者有无频繁吞咽动作，如有活动性出血应立即报告医师并协助止血。④勿食辛辣、生硬和过热食物，漱口时冲洗力度不可过大，以免损伤创面引起出血。

（2）减轻疼痛：向患者解释创面疼痛为术后正常现象，指导患者听音乐、看电视等分散注意力的方法以减轻疼痛，也可行颈部冰敷、针刺或穴位按摩，必要时遵医嘱给予镇痛药或协助医师做下颌角封闭以镇痛。

（3）预防感染：术后次日开始漱口，注意保持口腔清洁；向患者解释术后次日创面会形成一层具有保护作用的白膜，嘱患者勿用力擦拭，以免出血和感染；遵医嘱应用抗生素。

（4）鼓励进食：全身麻醉患者术后 6h，若无恶心、呕吐，根据患者食欲进温凉流食；术后 24h 为白膜生长期，宜进温凉流食；术后 24h 以后，白膜长好，可进清淡、易消化的半流食；2 周内忌坚硬、粗糙食物；患者因创面疼痛常进食较少，应加强宣教，鼓励进食。

（六）健康指导

1. 注意休息，适当锻炼，劳逸结合，生活规律，增强体质和抗病能力。

2. 进食前后漱口，以保持口腔清洁。

3. 扁桃体切除术后 1 个月内避免进食坚硬、粗糙等刺激性食物；并告知患者如有白膜从口中脱出属于正常现象，不必惊慌。

（七）护理评价

1. 手术伤口愈合良好，疼痛消失。

2. 能有效应对压力，情绪稳定。

3. 掌握扁桃体肥大的相关知识。

五、腺样体肥大

（一）定义

腺样体肥大（adenoid hypertrophy）是腺样体因反复炎症刺激而发生病理性增生肥大并

引起相应症状者。本病常见于儿童,但成人亦可发生,常合并慢性扁桃体炎。

(二)疾病特点

1. 病因

(1)反复发作急、慢性鼻炎导致本病发生。

(2)邻近器官的炎症,如鼻腔、鼻窦、扁桃体的炎症波及鼻咽部,刺激腺样体组织发生病理性增生。

(3)诱因:生活及劳动环境不良的情况下易导致本病的发生,如寒冷、潮湿等。

2. 临床表现

(1)局部症状

1)耳部症状:腺样体肥大使咽鼓管咽口堵塞,从而引起分泌性中耳炎,表现为传导性聋、耳鸣症状;严重者可引起化脓性中耳炎;部分患者耳部症状是腺样体肥大的首发症状。

2)鼻部症状:腺样体肥大可阻塞后鼻孔,不但使鼻通气不良,还使鼻腔分泌物不易排出,并发鼻炎或鼻窦炎,出现鼻塞、流涕、张口呼吸、闭塞性鼻音及打鼾等症状。

3)咽、喉及呼吸道症状:由于咽部分泌物下流刺激咽、喉及气管、支气管,引起相应炎症,出现咽部不适、声音嘶哑、咳嗽、咳痰、气喘等症状。

4)腺样体面容:由于长期张口呼吸,影响颌面部骨骼发育而致上颌骨狭长、硬腭高拱变窄,牙齿外翻、排列不整、咬合不良,下颌下垂,唇厚、上唇翘起、下唇悬挂,外眦下拉,鼻唇沟变浅、变平。面部表情呆板、愚钝,精神不振,称为腺样体面容。

(2)全身症状:全身发育和营养状况较差,并有夜惊、磨牙、遗尿、反应迟钝、注意力不集中等反射性神经症状。此外,长期呼吸道阻塞、肺换气不足,可引起肺动脉压升高,严重者可导致右心衰竭。

(三)专科评估与观察要点

1. 有无阵发性咳嗽。

2. 鼻塞程度,说话时有无闭塞性鼻音。

3. 睡眠时打鼾、憋气程度。

4. 有无腺样体面容。

5. 有无听力减退。

(四)护理问题

1. **低效型呼吸型态**　与鼻塞有关。

2. **舒适度减弱**　与鼻塞、流涕有关。

3. **有出血的危险**　与手术创伤有关。

4. **潜在并发症**:窒息。

5. **知识缺乏**:缺乏疾病相关知识。

(五)护理措施

1. 术前护理

(1)观察患者呼吸情况,入睡后有无张口呼吸、憋气、呼吸暂停等,必要时给予经口腔或面罩吸氧,监测血氧饱和度情况。

(2)嘱患者睡眠时取侧卧位或抬高床头15°~20°,以减轻或缓解阻塞症状;若憋气时间过长,应将其唤醒。

（3）向患者及其家属讲解疾病的发生原因、临床表现、治疗及预后；根据年龄及病情落实陪护人员；为其营造安静、无刺激、温馨的就医环境,增强安全感。

（4）睡眠时张口呼吸者,可湿化空气以避免口腔干燥带来的不适。

（5）保持口腔清洁,预防感冒。

（6）指导患者正确擤鼻方法,教会患者及其家属鼻腔点药方法,告知用药名称及目的。

（7）完善各种检查,积极进行术前准备;备皮(剪鼻毛),术前 6~8h 禁饮食。

（8）告知手术的目的、意义、麻醉方式及配合注意事项。

2. 术后护理

（1）了解麻醉和手术方式、术中情况、切口情况;全身麻醉未清醒者给予平卧位,头偏向一侧,或侧卧位;给氧并严密监测生命体征及血氧饱和度情况;适当加护栏,防坠床。

（2）观察口、鼻腔内的分泌物:有少量血性分泌物,属于正常情况;若出现大量新鲜血液不断流出,提示为大量活动性出血,安抚患者,给予床头抬高及冷敷前额部,并立即通知医师;遵医嘱给予止血药,备好抢救物品及药品;必要时协助医师准备急诊手术,探查止血。

（3）全身麻醉清醒后给予半坐位,保持呼吸道通畅,遵医嘱使用滴鼻剂。

（4）全身麻醉清醒后可进温凉流质或半流质饮食,逐渐过渡到软食。

（5）单独腺样体切除术,次日用 0.5%~1% 麻黄碱滴鼻,保持鼻腔通畅;如扁桃体一并切除,护理措施参照扁桃体切除术。

（六）健康指导

1. 劳逸结合,生活规律,增强体质和机体抵抗力;注意休息,术后 1 个月内禁止剧烈运动;根据气候变化及时增减衣物,尽量不去人群聚集的地方,预防感冒。

2. 保持口腔卫生,远离空气污染。

3. 腺样体肥大合并中耳炎同期行鼓膜置管者,告知其置管后患耳不能进水,不能游泳,半年后来院复查,根据情况取管,取管后大部分鼓膜 1 个月会愈合。

4. 定期复查、不适随诊。

5. 指导患者出院后继续遵医嘱鼻腔用药。

（七）护理评价

1. 呼吸道通畅。

2. 打鼾症状消失。

3. 无并发症发生。

六、咽旁脓肿

（一）定义

咽旁脓肿(parapharyngeal abscess)为咽旁间隙的化脓性炎症,早期为蜂窝织炎,继之形成脓肿。

（二）疾病特点

1. 病因 邻近组织或器官的化脓性炎症,如急性扁桃体炎、急性咽炎、颈椎/乳突的急性感染、扁桃体周脓肿、咽后脓肿等,直接蔓延或经血液、淋巴液播散所致。

2. 临床表现

（1）局部症状:主要表现为咽痛及颈侧疼痛,吞咽、张口及头部活动时加剧;可伴反射性耳痛,茎突前间隙感染累及翼内肌时,则出现牙关紧闭、张口困难。

(2) 全身症状:患者高热、畏寒、食欲减退、头痛、乏力等。病情严重时,呈衰竭状态。

3. **治疗** 感染初期,脓肿形成前以抗感染治疗为主,全身使用足量的广谱抗生素及适量的糖皮质激素等药物,以防止感染蔓延和并发症的发生,并结合支持疗法及辅助治疗。脓肿形成后,除上述治疗外应施行脓肿切开排脓术。

（三）专科评估与观察要点

1. 有无咽痛、颈侧剧烈疼痛、吞咽困难、言语不清、畏寒、高热、头痛、乏力及食欲减退等症状。

2. 有无咽后脓肿、喉水肿、纵隔炎等并发症。

（四）护理问题

1. **体温过高** 与化脓性炎症致脓肿形成有关。

2. **疼痛** 与咽部脓肿形成、穿刺抽脓及手术切开排脓有关。

3. **焦虑** 与疼痛、担心疾病预后有关。

4. **营养失调:低于机体需要量** 与咽痛导致食欲减退、进食困难有关。

5. **活动无耐力** 与高热、进食不足致身体虚弱有关。

6. **有窒息的危险** 与脓肿压迫喉腔并发喉水肿有关。

7. **知识缺乏:**缺乏本病相关的预防和保健知识。

8. **潜在并发症:**出血、血栓性静脉炎、脓毒血症。

（五）护理措施

1. **术前护理**

(1) 讲解围手术期的相关注意事项,给予心理安慰,缓解恐惧心理,做好心理护理。

(2) 术前 6~8h 禁饮食。

(3) 备皮,男性患者术前 2h 剃须。

2. **术后护理**

(1) 按全身麻醉术后护理常规护理。

(2) 病情观察:注意体温和脉搏变化,观察脓肿消退情况及术区出血、疼痛等情况;告知患者若感觉呼吸困难、疼痛严重等要及时告知医护人员。

(3) 遵医嘱对症用药,观察治疗效果。

(4) 饮食:宜进半流食或软食,指导或督促患者漱口,保持口腔清洁。

（六）健康指导

1. 指导患者出院后继续按时漱口,保持口腔清洁。

2. **饮食** 宜进软质、易消化饮食,避免干硬、油炸、辛辣等刺激性食物。

3. 生活规律,适当锻炼,预防上呼吸道感染。

4. 告知门诊复查的时间、内容及主管医师出诊时间。

5. 告知患者若出现发热、咽痛加剧、口内有血性分泌物,应立即就诊。

（七）护理评价

1. 疼痛减轻,情绪稳定。

2. 体温维持在正常水平,无感染发生。

3. 无并发症发生。

七、鼻咽血管纤维瘤

（一）定义

鼻咽血管纤维瘤（angiofibroma of nasopharynx）是鼻咽部最常见的良性肿瘤，由致密结缔组织、大量弹性纤维和血管组成，多见于 10~25 岁青年男性，故又名"男性青春期出血性鼻咽血管纤维瘤"，病因不明。

（二）疾病特点

1. 临床表现

（1）出血：阵发性鼻腔和 / 或口腔出血常为患者首诊原因；由于反复大量出血，患者多有不同程度的贫血。

（2）鼻塞：肿瘤堵塞后鼻孔并侵入鼻腔，引起一侧或双侧鼻塞，常伴有流涕、闭塞性鼻音、嗅觉减退等。

（3）其他症状：瘤体不断增长可导致邻近骨质压迫吸收和相应器官的功能障碍，若侵入邻近结构可出现相应症状；侵入眼眶，则引起眼球突出，视神经受压和视力下降；侵入翼腭窝、颞下窝引起面颊部隆起；侵入鼻腔可引起外鼻畸形；侵入颅内压迫神经，引起头痛及脑神经瘫痪；若肿瘤压迫咽鼓管可导致耳鸣、耳闷及听力下降。

2. 治疗　主要采取手术治疗。

（三）专科评估与观察要点

1. 有无涕中带血、鼻腔反复出血，有无不同程度的贫血。

2. 有无一侧或双侧鼻塞、张口呼吸、睡眠时打鼾及说话呈闭塞性鼻音等情况，咽部有无干燥感。

3. 有无耳鸣、耳痛及听力下降等症状。

（四）护理问题

1. 恐惧　与疾病导致鼻腔和 / 或口腔出血及对手术不了解有关。

2. 急性疼痛　与手术创伤及鼻腔堵塞有关。

3. 营养失调：低于机体需要量　与失血过多、术后疼痛、吞咽障碍有关。

4. 潜在并发症：术后切口出血、感染、低氧血症等。

5. 知识缺乏：缺乏有关疾病手术治疗及术后自我保健的知识。

（五）护理措施

1. 术前护理

（1）密切观察患者鼻腔出血情况，定时测量血压、脉搏，记录出血次数及出血量。

（2）尽快建立静脉通道，及时补充电解质及充足的液体。根据出血量、血压、尿量、中心静脉压等合理调节输液及输血速度。加强对皮肤色泽、湿度及血管充盈时间的观察。

（3）心理护理：向患者介绍疾病的发生、发展及预后；讲解手术过程、术中配合要求、术后可能出现的症状及注意事项，以取得配合；介绍成功病例，增加患者战胜疾病的信心。

（4）术前准备：包括鼻腔手术备皮、交叉配血试验，以及行血常规和出、凝血时间等检查。

（5）正确执行术前用药。

2. 术后护理

（1）了解麻醉和手术方式、术中情况、病变范围；全身麻醉未清醒者予平卧位，头偏向一侧,或侧卧位;给予吸氧并严密监测血氧饱和度情况;适当加护栏,防坠床。

(2)密切观察鼻面部敷料渗血情况,保持敷料清洁、干燥、无松脱;观察鼻腔渗血情况及口腔分泌物的颜色、性质及量,有无活动性出血;可给予鼻额部冷敷或冰敷、鼻面部伤口加压包扎、鼻腔填塞及止血药,无效者及时行手术止血。

(3)避免打喷嚏、剧烈咳嗽、咳痰,勿用力擤鼻,勿用手触摸伤口。

(4)鼻腔填塞物填塞期间,应滴液状石蜡等使鼻腔保持润滑;填塞纱条应分次取出,同时备好止血包等抢救物品;填塞物去除后应注意保持鼻腔通畅、湿润,预防鼻腔再出血。

(5)患者清醒后改半卧位,有利于鼻腔引流,减少头部血液量,减轻头痛及局部水肿。

(6)行前后鼻孔堵塞术者应严密观察呼吸及血氧饱和度;注意维持后鼻孔纱球的有效牵引,防止坠落引起窒息。

(7)密切监测生命体征变化,观察患者意识、瞳孔、四肢活动情况,观察患者有无神情淡漠、嗜睡、颈项强直、恶心、呕吐、剧烈头痛、持续中度发热或高热等,及时处理颅内高压。

(8)向患者解释疼痛的原因、过程及减轻疼痛的方法;及时评估疼痛程度,必要时遵医嘱给予镇痛药镇痛;嘱患者少说话,避免咀嚼,减少面部活动引起伤口牵拉疼痛;提供安静、舒适环境,避免不良刺激。

(9)由于患者出血较多,术后应进营养丰富、高蛋白的流质或半流质饮食,注意温度不宜过热,并及时补充电解质及充足的液体。

(10)遵医嘱适当应用抗生素,加强口腔护理。

(六)健康指导

1. 告知患者及其家属出院后继续定期随访,术后1个月、3个月、6个月分别复查1次,以后每半年复查1次,至少持续复查5年,预防复发;如再次发生鼻出血,应立即来院就诊。

2. 劳逸结合,生活规律,增强体质和机体抵抗力;注意休息,出院后1个月内禁止剧烈活动;根据气候变化及时增减衣物,尽量不到人群聚集的地方,预防感冒。

3. 加强营养,进食高蛋白及含铁元素丰富饮食,改善贫血情况;术后1个月内忌辛辣、粗糙、过热等刺激性食物,忌烟酒;进食时采用半卧位或坐位,避免食物呛入鼻腔,污染伤口。

(七)护理评价

1. 疼痛减轻,情绪稳定。
2. 切口愈合,未发生并发症。
3. 了解疾病相关知识。
4. 顺利完成手术,并学会相关自我保健知识。

八、鼻咽癌

(一)定义

鼻咽癌(nasopharyngeal carcinoma)是发生于鼻咽部的恶性肿瘤,是我国高发肿瘤之一。华南沿海地区为高发区,尤以广东、广西地区发病率最高;40~50岁为高发年龄组,男性发病率为女性的2~3倍;局部复发与转移是本病的主要死亡原因。

(二)疾病特点

1. 临床表现

(1)鼻部症状:早期可出现回缩涕中带血或擤出血性涕,时有时无,多不引起患者重视,晚期则出血量较大。肿瘤不断增大可阻塞后鼻孔,出现鼻塞,始为单侧,继而发展为双侧。

（2）耳部症状:肿瘤发生于咽隐窝者,早期可阻塞或压迫咽鼓管咽口,引起耳鸣、耳闷塞感及听力减退,或伴有鼓室积液,临床上易误诊为分泌性中耳炎。

（3）颈部淋巴结肿大:颈部淋巴结转移者较常见,以颈部淋巴结肿大为首发症状者占约60%。转移肿大的淋巴结为颈深部上组淋巴结,呈进行性增大,质硬不活动,无压痛,始为单侧,继而发展为双侧。

（4）脑神经症状:可有偏头痛、面部麻木、复视、眼球外展、上睑下垂、呛咳、声嘶、伸舌偏斜等症状。

（5）远处转移:晚期鼻咽癌可发生肺、肝、骨等远处器官转移,出现相应症状。

2. 治疗　鼻咽癌大多属低分化鳞状细胞癌,首选放射治疗或同步放射治疗及化学治疗。

（三）专科评估与观察要点

1. 有无痰中带血或涕中带血,有无鼻塞。

2. 有无患耳耳鸣、耳闷塞感、听力减退及鼓室积液。

3. 有无质硬且界限不清、活动度差、无压痛的淋巴结。

4. 有无头痛、复视、上睑下垂、眼外肌麻痹、吞咽困难、声嘶等。

（四）护理问题

1. 恐惧　与被诊断为恶性肿瘤、不了解相关治疗知识有关。

2. 慢性疼痛　与肿瘤侵犯脑神经和脑实质有关。

3. 潜在并发症:鼻部出血、放疗引起的张口困难、口腔溃疡等。

4. 知识缺乏:缺乏鼻咽癌的相关知识。

（五）护理措施

1. 心理护理

（1）鼓励患者说出恐惧、焦虑的原因及心理感受,评估其程度;帮助患者转移情感,分散恐惧;介绍治疗成功病例,提高患者对治疗的信心。

（2）行各种检查和治疗前,详细说明目的和注意事项,耐心解释放疗造成的不良反应并给予安慰。

（3）对疾病晚期患者,应密切观察心理变化并给予疏导,以免因癌痛难忍、瘫痪、失明等产生悲观、厌世情绪。

（4）争取家属、亲友及有关社会团体的关心和陪伴,给予患者心理支持。

2. 疼痛护理　评估疼痛程度,头痛严重者遵医嘱及时给予镇痛药;鼓励患者配合相应治疗,告知患者经治疗后头痛大多能够明显减轻或消失。

3. 对于大量鼻出血导致低血容量者,迅速建立静脉通道,给予止血药及补液治疗,协助医师做好鼻腔或前后鼻孔填塞止血术。

4. 放疗护理　指导患者坚持张口训练,每日进行口腔护理;避免辛辣刺激性食物,饭前、饭后及睡前漱口;口腔黏膜破溃者,指导采用杀菌、抑菌、促进组织修复的漱口液含漱;放疗区域的皮肤避免用化学物品刺激,只用温水清洗即可,不可搔抓。

（六）健康指导

1. 普及健康知识,少食咸鱼、腊肉等腌制品。

2. 对有家族遗传史者,应定期进行有关鼻咽癌的筛查,如免疫学检查、鼻咽部检查等。

3. 放疗过程中,注意骨髓抑制、消化道反应、皮肤反应、唾液腺萎缩、放疗性肺炎等并发症;定期复查血常规,防止感染,注意口腔卫生,适当中药调理等。

4. 宜高蛋白、高热量、高维生素饮食,多喝水,多吃水果,以改善营养状态,增强机体免疫功能和抵抗力。

5. 定期复查,制订相应随访计划,如出现颈部肿块、剧烈头痛、回缩涕中带血,耳鸣、耳聋等症状时应及时就医。

(七)护理评价

1. 情绪稳定,自信心及应对能力增强。

2. 头痛减轻或消失。

3. 未出现并发症。

4. 了解鼻咽癌相关知识,积极配合治疗。

九、阻塞性睡眠呼吸暂停低通气综合征

(一)定义

阻塞性睡眠呼吸暂停低通气综合征(obstructive sleep apnea hypopnea syndrome,OSAHS)是指上气道塌陷阻塞导致睡眠状态下反复出现的呼吸暂停和/或低通气,引起低氧血症、高碳酸血症、睡眠中断,从而使机体发生一系列病理生理改变的临床综合征。患者通常伴有睡眠结构紊乱、打鼾、白天嗜睡、注意力不集中等,频繁发生血氧饱和度下降,并可导致冠心病、高血压、2 型糖尿病等多器官多系统损害。OSAHS 可发生于任何年龄段,其中以中年男性发病率最高。

(二)疾病特点

1. 临床表现

(1)症状

1)睡眠中打鼾:伴随年龄、体重的增加可逐渐加重;同时鼾声呈间歇性,严重者可出现夜间憋醒的现象,是患者就诊的主要原因。

2)白天嗜睡:程度不一,轻者表现为轻度困倦、乏力,对生活无影响;重者常出现晨起头痛、过度嗜睡、记忆力减退、注意力不集中、工作效率低、性格怪异和行为怪异等情况。

3)呼吸暂停:呼吸时憋气,频繁发作,每次可持续数十秒,有反复的呼吸停止现象。早期的呼吸暂停通常发生于患者仰卧位时,侧卧位时可减轻或消失,患者的打鼾与呼吸暂停交替出现。

4)心血管症状:患者憋醒后经常感觉心慌、胸闷或心前区不适。病程较长的患者可并发心律失常、高血压、心肺功能衰竭及心绞痛等。

5)其他症状:夜间不能安然入睡,常有躁动、遗尿、多梦、阳痿等。儿童患者常出现胸廓发育畸形、生长发育迟缓、学习成绩下降等。

(2)体征

1)一般征象:患者多较肥胖或明显肥胖,颈短、颈围大。部分患者可有明显的上、下颌骨发育不全,儿童患者除颌面部发育异常外,还可见胸廓发育畸形。

2)上气道征象:扁桃体肥大、口咽腔狭窄、悬雍垂过长且肥厚、软腭组织肥厚等。部分

患者还可有鼻息肉、鼻中隔偏曲、腺样体肥大、舌根肥厚及舌扁桃体肥大等引起上气道狭窄的相关病变。

2. 治疗 应给予综合治疗。

(1)一般性治疗:减肥、戒烟酒、养成侧卧位睡眠习惯。

(2)内科治疗:持续正压通气治疗及应用口腔矫治器治疗。

(3)外科治疗:手术治疗。

(三)专科评估与观察要点

1. 睡眠时呼吸情况及缺氧程度、睡眠质量。

2. 有无高血压、心慌、心前区不适等心血管症状。

3. 心理状况、情绪状态及对疾病的认知程度。

4. 治疗效果。

(四)护理问题

1. 有窒息的危险 与气道狭窄等原因影响通气有关。

2. 睡眠型态紊乱 与呼吸道阻塞引起憋气、觉醒有关。

3. 舒适受损 与持续正压通气治疗及使用口腔矫治器治疗有关。

4. 焦虑 与健康受到威胁、担心治疗效果有关。

5. 有受伤危险 与患者白天过度嗜睡有关。

6. 知识缺乏:缺乏疾病相关知识及手术配合知识。

7. 潜在并发症:窒息、呼吸衰竭、脑卒中、心肌梗死等。

(五)护理措施

1. 一般护理

(1)密切观察患者的生命体征,观察患者入睡后憋气、呼吸暂停的程度、频率及次数,为患者进行多导睡眠监测。

(2)指导患者采取半坐卧位或侧卧位睡眠,以防止软腭及舌根塌陷导致呼吸道阻塞;睡前勿饮酒、避免擅自应用镇静催眠等中枢神经系统抑制药,护士要加强巡视,如发现患者憋气时间过长,应将其唤醒。

(3)床旁准备好抢救用物,如吸引器、简易呼吸器、气管切开包或气管插管用物等以备急用。

2. 正压通气治疗患者的护理

(1)通气前准备:初次正压通气治疗上机前向患者解释目的和方法,消除患者顾虑及紧张情绪,训练患者呼吸,使其很快与呼吸机同步。

(2)人机连接界面的选择:根据病情及患者的耐受情况选择鼻罩或面罩,对轻症呼吸阻塞患者应首选鼻罩通气,无效时换用面罩;重症呼吸衰竭者应首选面罩。

(3)体位与面罩松紧度:患者治疗时可取半卧位、坐位,但要使头、颈、肩在同一平面上,头略向后仰,保持气道通畅;四头带或软帽固定带的松紧度以无明显漏气的最小张力为宜;注意防止鼻梁、鼻翼两侧皮肤受损及因头发的滑动影响松紧带的固定。

(4)气道管理:加强气道湿化和雾化,指导患者进行有效咳嗽、排痰,协助翻身、拍背;在病情允许的情况下鼓励多饮水;如患者无力咳嗽或出现意识障碍不能自行排痰,应卸除面罩吸痰,必要时行气管插管。

（5）加强监护：治疗过程中应严密观察动脉血气分析、血氧饱和度、血压、心率、呼吸频率和幅度、呼吸肌运动情况及患者精神状态、意识和主观感觉，注意保持呼吸机处于正常工作状态。

3. 对使用口腔矫治器治疗者，睡前可将舌保护器置于口中，使舌保持轻度前置位，增加喉腔前后距离，从而减轻上呼吸道阻塞症状。

4. 手术患者的护理

（1）OSAHS 患者多合并有高血压、冠心病和高脂血症，术前应遵医嘱留取各种标本，配合各种检查，并督促患者按时服药。

（2）术后严密观察患者面色、呼吸频率，给予心电监护，监测血压、心率及血氧饱和度的变化，给予持续低流量吸氧；观察术区有无活动性出血，有无频繁的吞咽动作，告知患者将口内分泌物轻轻吐出、勿咽下，必要时及时吸出口、鼻、咽腔分泌物，保持呼吸道通畅。

（3）给予患者颈部及颌下冷敷；术后 4h 可含冰块、适量饮冰水或食用冰激凌减轻疼痛；提供安静舒适的环境。

（4）术后可能出现饮食误呛、鼻腔反流现象，告知患者是由于术中切除部分软腭及悬雍垂导致的，一般在 2 周内会消失。术后 1~3d 进流质、半流质饮食，逐步过渡到软食，待创面愈合或白膜完全脱落后，可进普食。

（5）潜在并发症的护理

1）出血：术后 24h 至 1 周内患者吐出新鲜血性液体，查体见术区切口处有明显渗血，护士应立即报告医师，并根据患者情况给予平卧位或半卧位；指导患者轻轻吐出或协助其吸出口中分泌物；观察并记录分泌物的颜色、量及性质；给予颌下及颈部冷敷，遵医嘱局部使用收缩血管性药物，扁桃体使用纱球压迫止血，静脉使用止血药，经保守治疗无效者应及时行手术止血；术后 2~4 周勿进食坚硬、粗糙、酸辣等刺激性食物。

2）鼻咽反呛：进食过程中有食物或水从鼻腔中流出，护士应向患者讲解鼻咽反呛的原因及持续时间，嘱患者进食时应小口慢咽，减少患者的顾虑，并鼓励患者多饮水，指导患者术后 24h 后进行咽部功能训练。

3）感染：每日给予口腔护理 2~3 次，应用有消炎杀菌作用的漱口液漱口，保持口腔清洁，监测体温变化，高热者及时给予降温处理。遵医嘱应用敏感抗生素，注意观察用药的疗效及不良反应。

（六）健康指导

1. 告知患者由于术中切除部分软腭，术后有可能出现饮食误呛、鼻腔反流现象，一般会在 2 周内消失。

2. 嘱患者术后 2~4 周切勿进坚硬、粗糙以及酸辣等刺激性食物，防止切口出血；注意口腔卫生，进食后漱口，预防切口感染。

3. 告知患者一般术后 1~2 个月效果才比较显著，6~12 个月疗效才稳定，嘱患者定期随访并监测心脏功能、血压等，防止并发症的发生。

4. 指导患者控制饮食，戒烟酒，多做健身运动，制订减肥计划并落实。

5. 告诫患者不宜从事驾驶、高空作业等有潜在危险的工作，以免发生意外。

（七）护理评价

1. 情绪稳定，应对能力增强。

2. 气体交换正常,睡眠良好。

3. 无并发症发生,未出现意外受伤。

4. 了解本病相关知识。

十、舌根良性肿瘤

(一)定义

舌根部肿瘤的发病率虽较舌体部低,但也常见,良性和恶性者均有。据临床统计,舌根部肿瘤良性少见。

(二)疾病特点

1. **病因**　舌根部常因为吞咽食物而受到不同程度的刺激,使得一些舌根表面黏膜官发生炎症甚至其他病变。

2. **临床表现**　咽部异物感、刺激性咳嗽、吞咽困难、言语含糊不清和呼吸不畅,也有部分患者是无症状的,常于耳鼻咽喉科检查时偶然发现。

3. **治疗**　手术治疗。

(三)专科评估与观察要点

1. 了解肿物的大小、位置。

2. 肿物与周围组织结构的关系。

3. 患者的全身情况。

(四)护理问题

1. **急性疼痛**　与手术引起局部组织机械性损伤有关。

2. **焦虑**　与担心疾病预后有关。

3. **知识缺乏**:缺乏有关手术的配合知识和自我保健知识。

4. **潜在并发症**:出血、感染。

(五)护理措施

1. 术前护理

(1)给予心理护理,多关心患者,倾听其主诉,对患者的心情和感觉表示理解和认可,使患者得到安慰,帮助患者树立战胜疾病的信心。

(2)做好术前指导,向患者讲解疾病相关知识,使患者主动配合手术顺利进行。做好口腔的清洁和准备工作。教会患者放松的技巧,如肌肉放松、缓慢深呼吸等。

(3)避免受凉,预防感冒,忌烟酒。

2. **术后护理**

(1)出血:术后观察伤口出血情况及血压的变化,注意观察口腔分泌物及唾液的性质、颜色及量;若持续口吐鲜血或患儿出现吞咽频繁、面色苍白、大汗淋漓、脉搏细弱并出现血压下降,应立即通知医师进行相应处理,必要时输血。

(2)疼痛:护士应及时与患者沟通,了解患者的实际情况、疼痛程度与性质;对患者做出准确、及时的评估,以便采取减轻或消除疼痛的措施。

(3)术后感染:注意观察患者生命体征;指导患者保持口腔卫生,坚持漱口;漱口液含于口内,头抬起,含漱几秒后吐掉,反复多次;遵医嘱给予抗生素治疗。

（六）健康指导

1. 加强营养,多进高蛋白、高热量、富含维生素和纤维素的食物,忌烟酒,忌辛辣刺激性食物。

2. 预防上呼吸道感染,注意口腔卫生。

3. 定期门诊随访。

（七）护理评价

1. 情绪稳定,配合治疗。

2. 配合手术顺利完成,呼吸平稳,伤口愈合。

十一、舌根恶性肿瘤

（一）定义

舌根部肿瘤的发病率虽较舌体部低,但也常见,且良性和恶性者均有。据临床统计,舌根部肿瘤以恶性多见。

（二）疾病特点

1. **病因**　舌根部常因为吞咽食物而受到不同程度的刺激,使得一些舌根表面黏膜发生炎症甚至其他病变。

2. **临床表现**　舌根恶性肿瘤常为溃疡型或浸润型;恶性程度高,生长快,浸润性强,常波及舌肌,致舌运动受限;出现说话、进食均困难。

3. **治疗**　手术治疗。

（三）专科评估与观察要点

1. 了解肿物的大小、位置。

2. 肿物与周围组织结构的关系。

3. 患者的全身情况。

（四）护理问题

1. **急性疼痛**　与手术引起局部组织机械性损伤有关。

2. **言语沟通障碍**　与气管切开有关。

3. **焦虑**　与担心疾病预后有关。

4. **有感染的危险**　与手术创伤有关。

5. **自理能力缺陷**　与术后疼痛、身体虚弱、各种引流管和导管限制活动有关。

6. **知识缺乏:**缺乏有关手术的配合知识和自我保健知识。

（五）护理措施

1. **术前护理**

(1) 给予心理护理,多关心患者,倾听其主诉,对患者的心情和感觉表示理解和认可,使患者得到安慰,帮助患者树立战胜疾病的信心。

(2) 做好术前指导,讲解疾病相关知识,使患者主动配合手术顺利进行;做好口腔的清洁和准备工作;教会患者放松的技巧,如肌肉放松、缓慢深呼吸等。

(3) 避免受凉,预防感冒,忌烟酒;监测体重及进食情况,鼓励少食多餐。

2. **术后护理**

(1) 疼痛的护理:评估疼痛的部位、程度,告知疼痛的原因和可能持续的时间;必要时遵医嘱使用镇痛药或镇痛泵;床头抬高 30°~45°,减轻颈部切口张力;避免剧烈咳嗽加剧切口疼痛。

(2) 言语沟通障碍护理:评估患者读写能力;术前教会患者简单的手语,以便术后与医护人员沟通,表达个体需要;术后也可使用写字板、笔和纸,对于不能读写的患者可用图片。鼓励患者与医护人员交流,交流时给予患者足够的时间,表示耐心和理解。

(3) 保持气管套管通畅:气管切开后必须时刻保证气管套管通畅。一般每日消毒内套管 2 次,清洗消毒后立即放回,内套管不宜离开外套管时间过久,以防外套管被分泌物堵塞。套管口覆盖双层生理盐水湿纱布,气管内分泌物黏稠者可用雾化吸入或蒸汽吸入;协助患者取平卧位或半卧位,鼓励有效咳嗽、咳痰,必要时可用吸引器吸出下呼吸道痰液。

(4) 防止切口出血:注意观察患者的血压、心率变化;切口加压包扎;吸痰动作轻柔;仔细观察出血量,包括敷料渗透情况、痰液性状、口鼻有无血性分泌物、负压引流液的量及颜色;如有大量出血,应立即让患者平卧,用吸引器吸出血液,防止误吸,同时建立静脉通道,尽快通知医师,根据医嘱使用止血药或重新手术止血,必要时输血。

(5) 防止营养摄入不足:保证鼻饲量,鼓励少食多餐;注意鼻饲饮食中各种营养的供给,包括热量、蛋白质、维生素、纤维素等;患者鼻饲饮食时若发生不适,如腹胀、腹泻及呃逆等,及时处理;做好鼻饲导管护理,防止堵塞和脱出。

(6) 自理能力缺陷的护理:术后一段时间患者自理能力缺陷,应做好各项基础护理,保持患者身体清洁舒适,满足其基本需要。以后根据患者病情和切口愈合情况,协助其逐渐增加活动量,恢复自理能力。

(六) 健康指导

1. 加强营养,多进高蛋白、高热量、富含维生素和纤维素的食物,忌烟酒,忌辛辣刺激性食物。

2. 预防上呼吸道感染,注意口腔卫生。

3. 术后恢复期进行发音练习,口内缝线拆除后,可做张口练习及舌运动功能练习。

4. 定期门诊随访。

(七) 护理评价

1. 情绪稳定,配合治疗。

2. 配合手术顺利完成,呼吸平稳,伤口愈合。

第四节 喉 科 疾 病

一、急性会厌炎

(一) 定义

急性会厌炎(acute epiglottitis)是以会厌为中心的急性喉部炎症,又称急性声门上喉炎,为喉科急重症之一。该病起病急、发展迅速,严重时可因会厌肿胀堵塞呼吸道,引起窒息死亡。

(二) 疾病特点

1. 病因

(1) 感染:感染为最常见病因,以 b 型流感嗜血杆菌最为多见,金黄色葡萄球菌、链球菌、肺炎球菌等较常见,也可混合病毒感染。

（2）变态反应：接触某种变应原而引起的全身性变态反应，会厌因变态反应性炎症而高度肿胀，又称急性变态反应性会厌炎。变应原多为药物、血清、生物制品或食物；多发生于成年人，常反复发作。

（3）异物、外伤、吸入有害气体、放射线损伤均可引起声门上黏膜的炎性病变。

2. **临床表现** 起病急，常在夜间发生，病史可按小时计算。

（1）全身症状：起病急骤，出现畏寒、乏力和发热等全身症状。儿童及老年患者症状更为严重。病情进展迅速，有精神萎靡、四肢发冷、面色苍白、血压下降，甚至可发生晕厥或休克。

（2）局部症状：多数患者咽喉痛剧烈，吞咽时加重，导致吞咽困难；言语含糊不清；会厌高度肿胀时可引起吸气性呼吸困难，严重时可发生窒息。患者虽有呼吸困难，但很少出现声音嘶哑。

（3）体征：患者呈急性面容，严重者伴喉阻塞体征。

3. **治疗** 一旦确诊，须住院治疗。

（1）抗感染治疗：使用足量抗生素和糖皮质激素，如头孢菌素类抗生素、甲泼尼龙或地塞米松等；急性变态反应性会厌炎患者首先进行抗过敏治疗。

（2）气管切开术：若患者有明显呼吸困难，在静脉使用足量糖皮质激素和抗生素后无改善，须及时行气管切开。

（3）其他：对于有会厌脓肿形成者，可在喉镜下穿刺或切开排脓；进食困难者予以静脉补液等支持治疗；吸氧、口腔清洁及雾化吸入在治疗中也是必要的。

（三）专科评估与观察要点

1. 观察呼吸型态，呈吸气性呼吸困难。

2. **咽痛** 多数患者剧烈咽痛，严重时唾液难以咽下。

3. 有无全身中毒症状，体温波动情况。

4. **治疗效果** 观察患者用药后呼吸困难及咽痛改善情况。

（四）护理问题

1. **有窒息的危险** 与会厌高度肿胀阻塞呼吸道有关。

2. **急性疼痛** 与会厌炎症引起会厌充血肿胀有关。

3. **体温过高** 与会厌感染引起炎症反应有关。

4. **营养失调：低于机体需要量** 与会厌水肿、吞咽困难有关。

5. **知识缺乏**：缺乏疾病相关知识。

（五）护理措施

1. **预防窒息** 遵医嘱及时给予足量的抗生素和糖皮质激素类药物，观察用药疗效；密切观察患者的呼吸型态，及时发现呼吸困难、吸气性软组织凹陷、喉喘鸣等喉阻塞症状，若有上述症状立即通知医师，必要时吸氧、监测血氧饱和度；床旁备气管切开包，严重呼吸困难患者做好气管切开术前准备，气管切开者做好气管切开术后护理；向患者讲解本病的特点及危害，使其理解并配合治疗护理措施，不随意离开病房。

2. **减轻疼痛** 向患者解释疼痛的原因及疾病过程，鼓励患者树立信心；静卧休息，进清淡、无刺激性的流质或半流质饮食，以减轻对会厌的刺激；注意做好口腔护理，进食后用漱口液漱口，保持大便通畅；噤声或少发音，以利于声带休息。

3. **观察体温变化** 随时调节室内温度和湿度，保持空气流通，必要时采用物理降温或根据医嘱使用药物降温;嘱患者多饮水,增加液体摄入。

4. 健康教育　向患者讲解本病的特点及预防措施,由变态反应性炎症所致者应避免与变应原接触;戒烟酒,积极治疗邻近器官感染。

(六)健康指导

1. 提高患者对本病的认识,使患者了解本病危害性。
2. 本病易复发,应避免感冒,一旦复发及时就医。
3. 积极治疗,防止会厌周围组织、器官的感染。

(七)护理评价

1. 呼吸型态正常、咽痛消失。
2. 体温恢复正常。
3. 患者了解本病相关知识,积极配合,主动预防。

(八)急危重症观察与处理

急性会厌炎患者出现呼吸困难、喉梗阻应采取如下措施。
1. 立即吸氧,监测血氧饱和度。
2. 遵医嘱给予抗生素、糖皮质激素等药物。
3. 必要时行环甲膜穿刺或气管切开术。

二、声带息肉

(一)定义

声带息肉(polyp of vocal cord)好发于声带游离缘前、中 1/3 段,为半透明、白色或淡红色表面光滑的肿物,单侧多见,也可双侧同时发生。

(二)疾病特点

1. 病因

(1) 多因发声不当或用声过度导致,也可为一次强烈发声之后所引起,所以本病多见于职业用声或过度用声的患者,如教师、销售人员、歌唱演员、喜欢喊叫的儿童等。

(2) 长期慢性刺激,如长期吸烟可诱发本病。

(3) 继发于上呼吸道感染。

2. 临床表现

(1) 声音嘶哑:主要症状为声嘶,因声带息肉大小、形态和部位的不同,音质的变化、嘶哑的程度也不同。轻者为间歇性声嘶,发声易疲劳,音色粗糙,发高音困难;重者声音严重沙哑,甚至失声。

(2) 咳嗽和呼吸困难:息肉垂于声门下腔者常因刺激引起咳嗽。巨大的息肉位于声门裂者,可完全失声,甚至可导致呼吸困难和喘鸣。

(3) 体征:纤维喉镜检查最为常见,一侧声带前、中 1/3 段有表面光滑、半透明、白色或粉红色的肿物,多为声带息肉。息肉可带蒂,也可为广基,带蒂的息肉可随呼吸气流上下移动。

3. 治疗　以手术切除为主,辅以糖皮质激素、抗生素、雾化吸入等治疗。

(三)专科评估与观察要点

1. 声嘶　观察声嘶的程度、发生和持续时间。

2. 有无明显诱因,如用声不当或长期吸烟史等。

3. 有无上呼吸道感染史。

4. 观察治疗效果。

（四）护理问题

1. **有窒息的危险**　与手术后声带过度充血肿胀有关。

2. **焦虑**　与担心疾病复发有关。

3. **知识缺乏**：缺乏有关手术的配合知识和自我保健知识。

（五）护理措施

1. **术前护理**

（1）心理护理：向患者介绍手术的目的和意义、手术的大致过程，说明术中可能出现的不适，告知患者如何配合、术后的注意事项，使患者有充分的思想准备。

（2）备皮：男性患者刮胡须。

（3）尽早行嗓音训练，做好嗓音卫生保健：①告知患者养成良好的生活习惯，每日饮水1 500~2 000ml，不吃辛辣、酸性等刺激性食物，睡前2~3h不进食，保证充足的睡眠。②减少日常生活中嗓音滥用和误用的行为，如大喊大叫、频繁用嗓、清嗓、用力咳嗽等，指导患者合理地用声量，用强吞咽和哑咳的方式代替清嗓或咳嗽。③进行心理疏导和宣教，讲解人体发声原理、声带损伤机制和声带息肉产生的原因。

2. **术后护理**

（1）体位：全身麻醉清醒后给予半卧位，按全身麻醉护理常规监测生命体征，鼓励尽早下床活动。

（2）术后嘱患者轻轻吐出口中分泌物，勿咽下，记录分泌物的颜色、性质及量；避免剧烈咳嗽，进温凉、无刺激性的流食或软食3d，忌烟酒，避免辛辣刺激性食物。

（3）遵医嘱用药，做好口腔护理、预防感染；促进声带创面愈合，术后噤声2~4周，使声带充分休息，减轻声带充血水肿。

（4）指导患者注意保护嗓音，注意正确的发声方法，避免长时间用嗓或高声喊叫，尽早开始嗓音训练。

（5）患者住院期间和出院前，做好相关健康指导，预防并发症。

（六）健康指导

1. 忌烟酒、辛辣刺激性食物。

2. 预防上呼吸道感染，注意口腔卫生。

3. 注意保护嗓音，注意正确的发音方法，避免长时间用嗓或高声喊叫，防止术后复发；歌唱演员、教师用嗓前适量饮水。

4. 定期复查，如有不适，随时就诊。

（七）护理评价

1. 配合手术顺利完成，呼吸平稳，伤口愈合。

2. 掌握声带保护的知识。

三、急性喉炎

（一）定义

急性喉炎（acute laryngitis）是指以声门区为主的喉黏膜急性炎症，是成人呼吸道常见的

135

急性感染性疾病之一,可单独发生,也可继发于急性鼻炎、急性咽炎或急性传染病;男性发病率较高,以声嘶、喉痛为主要症状。小儿急性喉炎有其特殊性,常累及声门下区黏膜和黏膜下组织,多在冬、春季发病,发病率比成人低,但易发生呼吸困难。

（二）疾病特点

1. **病因**　由病毒或细菌感染引起,多继发于上呼吸道感染。

2. **临床表现**　起病较急,主要症状有发热、声嘶、咳嗽等。早期以喉痉挛为主,声嘶多不严重,表现为阵发性"空空"声咳嗽或犬吠样咳嗽,可有黏稠痰液咳出;多次发作后出现持续性喉梗阻症状,如吸气性喉喘鸣、哮喘样咳嗽。患儿可突然发病,夜间骤然出现重度声嘶、频繁咳嗽、咳声钝;重者出现吸气时胸骨上窝、锁骨上窝、肋间隙及上腹部软组织明显凹陷,面色发绀、苍白、鼻翼扇动,有不同程度的烦躁不安;如不及时治疗,则出现脉细速、大汗淋漓、呼吸无力,甚至呼吸循环衰竭、昏迷、抽搐,导致死亡。

3. **治疗**

（1）解除喉阻塞:一旦确诊,应及早使用有效、足量的抗生素控制感染,配合较大剂量的糖皮质激素,常用泼尼松口服,地塞米松肌内注射或静脉滴注。

（2）给予吸氧、解痉和化痰治疗,保持呼吸道通畅。重度喉阻塞或经药物治疗后喉阻塞症状未缓解者,应及时行气管切开。

（3）加强支持疗法,注意患儿的营养摄入和水、电解质平衡,保护心肺功能,避免发生急性心功能不全。

（三）专科评估与观察要点

1. 声嘶程度。

2. **咳嗽、咳痰**　为犬吠样咳嗽、吸气性喉喘鸣和吸气性呼吸困难,严重时出现三凹征。

3. **治疗效果**　用药后声嘶及咳嗽改善情况。

（四）护理问题

1. **有窒息的危险**　与喉梗阻或喉痉挛有关。

2. **体温过高**　与喉部感染有关。

3. **潜在并发症**:低氧血症。

4. **知识缺乏**:家属缺乏识别小儿急性喉炎症状特点的知识及预防知识。

（五）护理措施

1. 遵医嘱给予足量的抗生素和激素类药物,观察用药效果。

2. 给予吸氧、监测血氧饱和度,密切观察患儿的面色、唇色、肤色、意识状态、呼吸频率与节律,当患儿出现缺氧加重、鼻翼扇动、口唇发绀或苍白、指/趾端发绀、血氧饱和度下降、出汗、心动过速、烦躁不安甚至抽搐时,应立即报告医师,迅速实施气管切开及其他解除喉梗阻的紧急措施。

3. 床旁备气管切开包、气管插管、吸引器等抢救用品。

4. 监测体温变化,调节室内温、湿度,保持空气流通,给予物理降温或遵医嘱给予药物降温,用药后观察患儿体温变化及出汗情况;多喂水,防止脱水。

5. 尽量使患儿安静休息,减少哭闹,以免加重缺氧;体贴关心患儿,护理时动作轻柔,态度和蔼,以消除其恐惧心理。

6. 向患儿家属讲解本病的危险性及严重后果,使其理解并配合治疗及护理。

（六）健康指导

1. 避免到人群密集的地方,注意气温变化,防止受凉。

2. 保持室内温、湿度适宜。

3. 勿过分激惹患儿以免加重呼吸困难。

（七）护理评价

1. 呼吸平稳,无声嘶、咳嗽。

2. 体温正常。

3. 生命体征正常,无低氧血症发生。

（八）急危重症观察与处理

当急性喉炎患者出现呼吸困难时应采取如下措施。

1. 使患儿保持安静,减少哭闹,给予吸氧。

2. 遵医嘱给予抗生素、激素等药物治疗。

3. 必要时行气管切开术。

四、会厌囊肿

（一）定义

会厌囊肿(epiglottic cyst)是发生在会厌黏膜下的囊肿,属于喉囊肿的特殊类型。多发生于会厌谷、会厌舌面和会厌游离缘。

（二）疾病特点

1. 临床表现　偶有异物感,若涉及声门则有声嘶或刺激性咳嗽;位于喉室者,常表现为呼吸困难与喘鸣,喉鸣多为持续性。

2. 治疗

（1）囊肿小时可不做处理,密切观察。

（2）囊肿大时需要手术治疗。

（3）常规为在全身麻醉下行支撑喉镜下会厌囊肿切除术。

（三）专科评估与观察要点

1. 观察声嘶的程度。

2. 观察治疗效果。

（四）护理问题

1. 窒息的风险　与手术后声带过度充血肿胀有关。

2. 焦虑　与担心疾病预后有关。

3. 知识缺乏:缺乏有关手术的配合知识和自我保健知识。

（五）护理措施

1. 术前护理

（1）心理护理:向患者介绍手术的目的和意义及手术的大致过程,说明术中可能出现的不适、如何配合及术后注意事项,使患者有充分的思想准备。

（2）备皮:男性患者刮胡须。

（3）保持口腔清洁;养成良好的生活习惯,每日饮水 1 500~2 000ml;不吃辛辣、酸性及刺激性食物,并且在睡前 2~3h 禁食,保证充足的睡眠。

（4）进行心理疏导和宣教。

2. 术后护理

（1）体位:按全身麻醉护理常规监测生命体征至清醒,全身麻醉清醒后予半卧位,鼓励尽早下床活动。

（2）术后嘱患者轻轻吐出口中分泌物,勿咽下;记录分泌物的颜色、性质及量;避免剧烈咳嗽,进温凉、无刺激软食,禁烟酒,避免辛辣刺激性食物。

（3）遵医嘱用药,做好口腔护理、预防感染;促进会厌创面愈合,减轻会厌充血水肿。

（4）患者住院期间和出院前,做好相关健康指导,预防并发症。

（六）健康指导

1. 忌烟酒、辛辣刺激性食物。

2. 预防上呼吸道感染,注意口腔卫生。

3. 定期复查,如有不适,随时就诊。

（七）护理评价

配合手术顺利完成,呼吸平稳,伤口愈合。

（八）急危重症观察与处理

患者出现呼吸困难时应采取如下措施。

1. 立即吸氧,监测血氧饱和度。

2. 遵医嘱给予抗生素、激素等药物治疗。

3. 必要时行环甲膜穿刺或气管切开术。

五、声带囊肿

（一）定义

声带囊肿（vocal cyst）是指声带黏膜下的囊肿,病变主要位于声带任克氏层内,临床中较为常见。

（二）疾病特点

1. 病因

（1）用声不当或用声过度。

（2）空气污染。

（3）吸烟、饮酒过度。

2. 临床表现　主要症状为声音嘶哑。

3. 治疗

（1）囊肿小时可不做处理,密切观察。

（2）囊肿大时需要手术治疗。

（3）常规为在全身麻醉下行支撑喉镜下声带囊肿切除术。

（三）专科评估与观察要点

1. 声嘶　观察声嘶的程度。

2. 观察治疗效果。

（四）护理问题

1. 窒息的可能　与手术后声带过度充血肿胀有关。

2. **焦虑** 与担心疾病预后有关。

3. **知识缺乏**:缺乏有关手术的配合知识和自我保健知识。

（五）护理措施

1. **术前护理**

（1）心理护理:向患者介绍手术的目的、意义及大致过程,说明术中可能出现的不适、如何配合及术后注意事项等,使患者有充分的思想准备。

（2）备皮:男性患者刮胡须。

（3）尽早行嗓音训练,做好嗓音卫生保健。

（4）养成良好的生活习惯:每日饮水 1 500~2 000ml;忌辛辣、酸性及刺激性食物,并且在睡前 2~3h 不进食;保证充足的睡眠。

（5）减少日常生活中嗓音滥用和误用的行为:如大喊大叫、频繁用嗓、清嗓、用力咳嗽等,指导合理地用声量,用强吞咽和哑咳的方式代替清嗓或咳嗽。

（6）进行心理疏导和宣教:讲解人体发声原理、声带损伤机制和声带囊肿产生的原因。

2. **术后护理**

（1）体位:全身麻醉清醒后予半卧位,按全身麻醉护理常规监测生命体征至清醒,鼓励尽早下床活动。

（2）术后嘱患者轻轻吐出口中分泌物,勿咽下,记录分泌物的颜色、性质及量;避免剧烈咳嗽,进温凉、无刺激性的流食或软食 3d,禁烟酒,避免辛辣刺激性食物。

（3）遵医嘱用药,做好口腔护理、预防感染;促进声带创面愈合,术后禁声 2~4 周,使声带充分休息,减轻声带充血水肿。

（4）指导患者注意保护嗓音,注意正确的发声方法,避免长时间用嗓或高声喊叫,尽早开始嗓音训练。

（5）患者住院期间和出院前,做好相关健康指导,预防并发症。

（六）健康指导

1. 忌烟酒、辛辣刺激性食物。

2. 预防上呼吸道感染,注意口腔卫生。

3. 注意保护嗓音,运用正确的发音方法,避免长时间用嗓或高声叫喊,防止术后复发;歌唱演员、教师用嗓前适量饮水。

4. 定期复查,如有不适,随时就诊。

（七）护理评价

1. 配合手术顺利完成,呼吸平稳,伤口愈合。

2. 掌握声带保护的知识。

六、喉乳头状瘤

（一）定义

喉乳头状瘤(laryngeal papilloma)为喉部常见的良性肿瘤,可能与人乳头状瘤病毒(HPV)感染有关,可发生于任何年龄,甚至新生儿,以 10 岁以下儿童多见。儿童患者常为多发性肿瘤,生长快、易复发;成人患者有恶变倾向。

（二）疾病特点

1. **病因及发病机制** 目前认为 HPV 感染是喉乳头状瘤发病的主要原因。

2. **临床表现**

（1）症状：①声音嘶哑。声音嘶哑呈持续性，逐渐加重，嘶哑程度与肿瘤大小并非一致，但与发生部位有关。②喉异感症。喉部异物感是发生在声带以外肿瘤的早期唯一症状。③疼痛、咳嗽。肿瘤溃烂时可有喉部疼痛、咳嗽，尤其肿瘤生长于声带时有刺激性咳嗽。④喉鸣音、呼吸困难。肿瘤晚期生长很大，堵塞呼吸道会致呼吸困难或出现喉鸣音。

（2）体征：早期可无明显阳性体征；出现呼吸困难多表现为吸气性呼吸困难，可出现三凹征。

3. **治疗** 治疗的方法较多，但支撑喉镜下应用二氧化碳激光切除肿瘤是最有效的治疗手段；儿童易复发需多次手术；并发喉梗阻者应行气管切开术。

（三）专科评估与观察要点

1. **术前** 严密观察病情变化，观察患者有无喘鸣、呼吸困难等症状，如有气急、胸闷、发绀、三凹征等症状，应及时给予气管切开。

2. **术后** 密切监测生命体征，观察有无呼吸困难症状。

（四）护理问题

1. **有窒息的危险** 与喉梗阻或喉痉挛有关。

2. **体温过高** 与喉部感染有关。

3. **焦虑** 与担心疾病复发有关。

4. **知识缺乏**：缺乏有关手术的配合知识和自我保健知识。

5. **潜在并发症**：低氧血症。

（五）护理措施

1. **术前护理**

（1）了解患者心理，关心安慰患者。向患者介绍疾病反复发病的特点、主要的治疗方法及手术方式，让患者减少对手术的恐惧，积极配合治疗。

（2）嘱患者避免外出活动、少说话、多喝水、不要大声喊叫等，预防上呼吸道感染，避免声带水肿。

（3）术前加强营养，增强手术耐受力。做好口腔护理，保持口腔清洁。

（4）完善术前检查和准备。

2. **术后护理**

（1）体位：按全身麻醉护理常规监测生命体征至清醒，全身麻醉清醒后予半卧位，鼓励尽早下床活动。

（2）术后嘱患者轻轻吐出口中分泌物，勿咽下，记录分泌物的颜色、性质及量；避免剧烈咳嗽，进温凉、无刺激性的软食，禁烟酒，避免辛辣刺激性食物。

（3）遵医嘱用药，做好口腔护理、预防感染；床旁备气管切开包。

（六）健康指导

1. 指导患者建立良好的生活、卫生习惯，禁烟、酒及辛辣刺激性食物。

2. 定期复查，成人喉乳头状瘤易癌变，嘱患者于术后 3 个月、6 个月、1 年复查，若有复发及时手术治疗。

3. 鼓励患者加强锻炼,如散步、打太极拳,提高机体抗病能力。

4. 注意保暖,预防感冒。

5. 指导合理饮食,增加营养,增强自身抵抗力。

(七)护理评价

配合手术顺利完成,呼吸平稳。

(八)急危重症观察与处理

患者出现呼吸困难时应采取如下措施。

1. 立即吸氧,监测血氧饱和度。

2. 遵医嘱给予抗生素、激素等药物。

3. 必要时行环甲膜穿刺或气管切开术。

七、喉阻塞

(一)定义

喉阻塞(laryngeal obstruction)又称喉梗阻,是因喉部或其邻近组织的病变,使喉部通道发生狭窄或阻塞,引起呼吸困难的一组症状。喉阻塞是耳鼻咽喉科常见的急重症之一,病情变化迅速,严重者可危及生命。

(二)疾病特点

1. **病因**　炎症、喉部外伤、喉水肿、喉异物、肿瘤、发育畸形、声带瘫痪等。

2. **临床表现**　吸气性呼吸困难、吸气性喉喘鸣、吸气性软组织凹陷,病变累及声带,常有声嘶或失声;若阻塞程度重,可出现一系列缺氧症状。

3. **治疗**　原则上要迅速解除呼吸困难,防止窒息;一般情况可采取病因治疗、药物治疗;危重患者应先行气管切开术,待呼吸困难解除后,再行相应治疗。

(三)专科评估与观察要点

1. 呼吸困难的程度,有无"四凹征",即胸骨上窝、锁骨上窝、胸骨剑突下及肋间隙凹陷。

2. 有无声嘶及喉喘鸣。

3. 缺氧改善情况。

(四)护理问题

1. **恐惧**　与患者呼吸困难,害怕窒息死亡有关。

2. **有窒息的危险**　与喉阻塞、手术后套管阻塞或脱落有关。

3. **有感染的危险**　与气管切开术后切口易被污染,机体抵抗力低有关。

4. **潜在并发症**:低氧血症、术后出血、皮下气肿、纵隔气肿及气胸等。

5. **知识缺乏**:缺乏有关气管切开术后自我护理知识和喉梗阻预防知识。

(五)护理措施

1. **心理护理**　向患者解释呼吸困难产生的原因、治疗方法和疗效,介绍同种疾病患者康复情况,帮助患者树立信心。

2. 密切观察呼吸、脉搏、血氧饱和度、血压、神志、面色、口唇颜色等变化;及时根据医嘱用药,注意观察患者用药后的效果;必要时给予雾化吸入、吸氧。

3. 如为喉异物、喉部肿物、喉部外伤或双侧声带瘫痪引起,及时做好术前准备、床旁备齐抢救物品。在行气管切开术前应准备气管切开包、适宜型号的气管套管、吸引器等,放于患者床旁。

4. 取半卧位,卧床休息,尽量减少活动量和活动范围,小儿患者尽量减少外界刺激,避免哭闹。

5. 气管切开者参照气管切开患者的护理。

（六）健康指导

喉阻塞由多种原因引起,如炎症、异物吸入、药物过敏等,而且后果严重,因此,应通过各种途径向公众大力宣传喉阻塞的原因和后果,以及如何预防喉阻塞,包括以下内容。

1. 增强免疫力,防止上呼吸道感染。

2. 养成良好的进食习惯,吃饭时不大声谈笑。

3. 家长应注意不要给小儿吃豆类、花生、瓜子等食物,防止异物吸入。

4. 有药物过敏史者应避免与变应原接触。

5. 喉外伤患者应及早到医院诊治。

（七）护理评价

1. 情绪稳定,配合治疗。

2. 喉阻塞解除,呼吸道通畅。

3. 缺氧症状改善,无并发症发生。

4. 了解喉阻塞的病因及预防措施。

（八）急危重症观察与处理

发生Ⅲ~Ⅳ度喉阻塞时应立即行气管切开术,若病情十分紧急时,可先行环甲膜穿刺或切开术。

八、喉癌

（一）定义

喉癌(cancer of larynx)是头颈部常见的恶性肿瘤,占全身恶性肿瘤的 1%~5%,占耳鼻咽喉恶性肿瘤的 7.9%~35.0%。喉癌的高发年龄为 40~60 岁;男性多发,男女发病率之比为 7∶1~10∶1;我国高发地区是东北和华北地区;近年来喉癌发病率有明显的增长趋势。

（二）疾病特点

1. **病因**　喉癌的致病原因迄今尚未明确,可能与下列因素有关。

(1) 吸烟:临床观察发现,95% 的喉癌患者有长期吸烟史。

(2) 饮酒:慢性酒精摄入与喉癌发生有一定相关性。

(3) 病毒感染:成年型喉乳头状瘤由人乳头状瘤病毒引起,目前认为是喉癌的癌前病变。

(4) 环境因素:长期接触有害物质。

2. **临床表现**　早期常无显著症状,或有声嘶、喉部不适感、异物感,随着肿物增大,声嘶逐渐加重,并可引起吞咽困难和呼吸困难。

3. **治疗**　手术为治疗喉癌的主要手段,也可行放疗、化疗和免疫治疗等。

（三）专科评估与观察要点

1. **声嘶程度**　声门型早期即出现声嘶,而声门上型和声门下型喉癌,声嘶为晚期症状。

2. 有无呼吸困难。

（四）护理问题

术前护理问题

1. **焦虑**　与被诊断为癌症和缺乏治疗及预后的知识有关。

2. **有窒息的危险**　与癌肿过大、术后造瘘口直接暴露于环境中有关。

3. **营养失调：低于机体需要量**　与肿瘤所致的高代谢状态、摄入减少及吸收障碍有关。

术后护理问题

1. **急性疼痛**　与手术引起局部组织机械性损伤有关。

2. **言语沟通障碍**　与喉切除有关。

3. **有感染的危险**　与皮肤完整性受损、切口污染、机体抵抗力下降有关。

4. **自理能力缺陷**　与术后疼痛、身体虚弱、各种引流管和导管限制活动有关。

5. **自我形象紊乱**　与术后对喉部功能丧失的不适应有关。

6. **知识缺乏：**缺乏有关出院后自我护理的知识和技能。

（五）护理措施

1. **术前护理**

（1）给予心理护理，多关心患者，倾听其主诉，对患者的心情和感觉表示理解和认可，使患者得到安慰，帮助患者树立战胜疾病的信心。

（2）做好术前指导，讲解疾病相关知识，使患者主动配合手术顺利进行；做好口腔的清洁和准备工作；教会患者放松的技巧，如肌肉放松、缓慢深呼吸等。

（3）注意观察呼吸及血氧饱和度情况，防止上呼吸道感染，限制活动范围，避免剧烈运动，必要时备好床旁气管切开包。

（4）避免受凉，预防感冒，忌烟酒；监测体重及进食情况，鼓励少食多餐，吞咽困难者留置胃管。

2. **术后护理**

（1）疼痛的护理：评估疼痛的部位、程度，告知疼痛的原因和可能持续的时间；必要时遵医嘱使用镇痛药或镇痛泵；抬高床头 $30° \sim 45°$，减轻颈部切口张力；教会患者起床时保护颈部的方法；避免剧烈咳嗽加剧切口疼痛。

（2）言语沟通障碍护理：评估患者读写能力，术前教会患者简单的手语，以便术后与医护人员沟通，表达个体需要；术后也可使用写字板或纸笔，对于不能读写的患者可用图片。鼓励患者与医护人员交流，交流时给予患者足够的时间，表示耐心和理解；告知患者术后一段时期后便可以学习其他发音方式如食管发音、电子喉等。

（3）防止呼吸道阻塞：向患者讲解新的呼吸方式，气体不从鼻进出，而从颈部气管造口进出，不可遮盖或堵塞颈部造口；观察患者呼吸的节律和频率，监测血氧饱和度；定时湿化吸痰，防止痰液阻塞呼吸道；室内湿度保持在 55%~65%，防止呼吸道干燥结痂；鼓励患者深呼吸和咳嗽，排出呼吸道分泌物，保持呼吸道通畅，防止肺部感染。

（4）防止切口出血：注意观察患者的血压、心率变化；切口加压包扎；吸痰动作轻柔；仔细观察出血量，包括敷料渗透情况、痰液性状、口鼻有无血性分泌物、负压引流液的量及颜色；如有大量出血，应立即让患者平卧，用吸引器吸出血液，防止误吸，同时建立静脉通道，尽快通知医师，根据医嘱使用止血药或重新手术止血，必要时准备输血。

（5）预防感染和咽瘘：注意观察体温变化；换药或吸痰时注意无菌操作；每日消毒气管套

管;气切纱布垫潮湿或受污染应及时更换;负压引流管保持通畅有效,防止无效腔形成;做好口腔护理;1周内不做吞咽动作,嘱患者有唾液及时吐出;遵医嘱使用抗生素;增加营养摄入,提高自身免疫力。

（6）保证营养充分供应:保证鼻饲量,鼓励少食多餐;注意鼻饲饮食中各种营养的供给,包括热量、蛋白质、维生素、纤维素等;患者鼻饲饮食发生不适时,如腹胀、腹泻、呃逆等,应及时处理;做好鼻饲管护理,防止堵塞、脱出。

（7）帮助患者适应自己的形象改变:鼓励患者倾诉自己的感受;避免流露出嫌弃、厌恶或不耐烦的神情;鼓励患者照镜子观察自己的造口;调动家庭支持系统帮助患者接受形象改变,主动参与社会交往;还可指导患者使用围巾、镂空饰品等遮盖造瘘口,保持自我形象整洁。

（8）自理能力缺陷的护理:术后患者自理能力缺陷时,应做好各项基础护理,保持患者身体清洁舒适,满足其基本需要;以后根据患者病情和切口愈合情况,协助其逐渐增加活动量,恢复自理能力。

3. 放疗患者的护理

（1）告知患者放疗可能出现的副作用,如皮肤损害、黏膜损害等,以及应如何应对。放疗后局部皮肤可能有发黑、红肿、糜烂,注意不要用肥皂、沐浴露等擦拭皮肤,可用温水轻轻清洁,然后涂以抗生素油膏。

（2）鼓励患者树立信心,克服不良反应,坚持完成疗程。

（3）注意观察呼吸,因放疗会引起喉部黏膜充血肿胀,使呼吸道变窄,若患者出现呼吸困难,可先行气管切开,再行放疗。

（六）健康指导

1. 带管出院者教会患者和家属清洗、消毒及更换气管套管的方法;外出或沐浴时保护造瘘口,外出时可用有系带的清洁纱布垫系在颈部,遮住造口入口,防止异物吸入。

2. 多饮水,保证体内水分供给充足;室内过于干燥时注意对室内空气进行加湿;如果呼吸道内有痂皮形成,应去医院请医师进行清理。

3. 加强营养,多进高蛋白、高热量、富含维生素和纤维素的食物,禁烟酒和刺激性食物,保持大便通畅。

4. 不去人群密集的地方;注意锻炼身体,增强抵抗力,防止上呼吸道感染,但避免剧烈运动。

5. 进行恢复头颈、肩颈功能的锻炼;学会自我检查颈部淋巴结;如发现出血、呼吸困难、造瘘口有新生物、喉颈部扪及肿块等,应及时到医院就诊。

6. **定期随访**　出院后1个月内,每2周随访1次;3个月内,每月随访1次;1年内,每3个月随访1次。

7. **发音康复**　喉全切除术后,有3种方法可以帮助患者重建发音功能。①食管发音法:是最为经济、简便的方法;其基本原理是将吞咽进入食管的空气从食管冲出,产生声音,再经咽腔和口腔动作调节,构成语言;其缺点是发音断续,不能讲长句子。②电子喉:也是喉全切除患者常用的交流方式;具体方法是讲话时将电子喉置于患者颏部或颈部,利用音频振荡器产生声音,即可发出声音;但声音欠自然。③食管气管造瘘:是通过外科手术在气管后壁与食管前壁之间造瘘,插入发音钮（单向阀）;发音机制为当患者吸气后,堵住气管造口,使呼出的气体通过单向阀进入食管上端和下咽部,产生振动而发音,配合口腔、舌、牙齿、嘴唇的动作形成语言。

(七)护理评价

1. 焦虑及疼痛减轻或消除。
2. 切口愈合好,无出血和感染发生,呼吸平稳通畅。
3. 能够利用一种或多种替代方法进行沟通交流。
4. 主动参与自我护理并正视自己的造瘘口,主动参与社会活动。
5. 正确掌握造瘘口自我护理的知识和技能。

(八)急危重症观察与护理

术前如患者出现Ⅲ度呼吸困难应立即报告医师,配合医师行气管切开;术后患者出现呼吸困难时应排除气管套管堵塞,按气管切开护理方法进行处理。

九、声带麻痹

(一)定义

声带麻痹(vocal cord paralysis)是指支配喉内肌群的运动神经传导通路受损导致声带的运动障碍,可同时伴有喉的感觉神经障碍。临床表现为声音嘶哑、呼吸困难、呛咳、误吸及吞咽障碍等,严重者可影响生活质量,甚至危及生命。

(二)疾病特点

1. **病因**

(1)中枢性损伤:如脑出血、脑梗死、脑外伤、帕金森病、延髓肿瘤、脑脊髓空洞症、假性延髓性麻痹及多发性硬化症等。

(2)外周性损伤:迷走神经从脑干疑核至其支配的喉肌通路上任意位置的神经损伤,都可导致声带麻痹。按性质可分为以下6种。

1)外伤:包括颅底骨折、颈部/上胸部外伤及医源性损伤(如甲状腺、胸腔、纵隔、颈部、侧颅底等部位的手术)。

2)肿瘤:鼻咽癌、颅底副神经节瘤、听神经瘤、颈部肿瘤等侵犯或压迫迷走神经,甲状腺肿瘤、胸腔主动脉瘤、肺癌、食管癌等侵犯或压迫喉返神经。

3)炎症:由流感、麻疹、疱疹、梅毒等感染性疾病引起的周围神经炎。

4)先天性:产后即发现的声带麻痹,排除产伤引起,如Ortner综合征。

5)特发性:不明原因导致的如神经脱髓鞘等病变引起的声带麻痹。

6)其他:放射治疗引起的神经损伤,铅、砷、乙醇等中毒。

2. **临床表现** 声带麻痹的不同类型、不同病因及恢复过程的不同阶段,其临床症状各不相同。

(1)单侧声带麻痹:主要表现为不同程度的声音嘶哑,可伴有呛咳、误吸。随着喉返神经自然再生,症状往往可有不同程度的缓解,有些患者甚至症状消失,仅在检查时发现声带麻痹。

(2)双侧声带麻痹:以呼吸困难为主要症状,可伴有声嘶、呛咳、误吸,严重者可致窒息。损伤早期可无呼吸困难,随着声带逐渐内移,呼吸困难不断加重,甚至窒息、死亡。

(3)混合性声带麻痹:由于伴喉上神经运动分支损伤,声门裂隙更大;若喉上神经感觉分支也受损,可出现咽喉部感觉缺失或异常;若出现咳嗽、误吸、吞咽困难等症状加重,易引起吸入性肺炎。

(4)联合性声带麻痹:其往往比混合性声带麻痹症状更重,因合并其他后组脑神经的运动及感觉神经障碍,严重损害了喉的防御功能和吞咽功能,从而导致严重的误吸、吞咽困难及反复吸入性肺炎,甚至需要长期鼻饲。双侧损伤引起的麻痹又称球麻痹,更易出现难以恢复的误吸和吞咽困难。但部分因肿瘤压迫引起者,病程长,发展慢,损伤往往不完全,加之对侧代偿,症状通常不明显。

3. 治疗 根据病因给予相应治疗,恢复并改善声带功能。

(1)单侧病变:因发声和呼吸功能尚好,可采用下列辅助治疗。①药物治疗:神经营养药、糖皮质激素及血管扩张药等;②理疗:红外线、紫外线、超短波、电刺激等治疗;③发声训练;④杓状软骨拨动术。

(2)双侧病变:声带固定于正中位,有呼吸困难者须行气管切开术;目前认为恢复声带自主运动、重建喉功能较理想的方法是喉神经再支配术;经半年左右,局部及全身治疗无效时,可在支撑喉镜下行二氧化碳激光杓状软骨切除术或声带外展移位固定术,使声门开大,改善呼吸功能。

(三)专科评估与观察要点

1. 呼吸困难的程度,有无"四凹征",即胸骨上窝、锁骨上窝、胸骨剑突下及肋间隙凹陷。

2. 声嘶、呛咳、误吸、吞咽困难的程度,有无吸入性肺炎发生。

3. 缺氧、呛咳、误吸、吞咽困难等的改善情况。

(四)护理问题

术前护理问题

1. 恐惧 与患者呼吸困难、害怕窒息死亡有关。

2. 有窒息的危险 与声带麻痹有关。

3. 潜在并发症:呼吸道梗阻、吸入性肺炎等。

术后护理问题

1. 急性疼痛 与手术引起局部组织机械性损伤有关。

2. 言语沟通障碍 与气管切开有关。

3. 有感染的危险 与皮肤完整性受损、切口被痰液污染、机体抵抗力下降有关。

4. 自理能力缺陷 与术后疼痛、身体虚弱、各种引流管和导管限制活动有关。

5. 自我形象紊乱 与术后对喉部结构和功能丧失不能适应有关。

6. 知识缺乏:缺乏有关出院后自我护理的知识和技能。

(五)护理措施

1. 术前护理

(1)给予心理护理,多关心患者,倾听其主诉,对患者的心情和感觉表示理解和认可,使患者得到安慰,帮助患者树立战胜疾病的信心。

(2)做好术前指导,讲解疾病相关知识,使患者主动配合,手术顺利进行。做好口腔的清洁和准备工作;教会患者放松的技巧,如肌肉放松、缓慢深呼吸等。

(3)注意观察呼吸及血氧饱和度情况,防止上呼吸道感染,限制活动范围,避免剧烈运动,必要时备床旁气管切开包。

(4) 避免受凉,预防感冒,忌烟酒;监测体重及进食情况,鼓励少食多餐,吞咽困难者留置胃管。

2. 术后护理

(1) 疼痛的护理:评估疼痛的部位及程度,告知患者疼痛的原因和可能持续的时间;必要时遵医嘱使用镇痛药或镇痛泵;抬高床头 30° ~45° ,减轻颈部切口张力;教会患者起床时保护颈部的方法;嘱患者避免剧烈咳嗽加剧切口疼痛。

(2) 言语沟通障碍护理:评估患者读写能力,术前教会患者简单的手语,以便术后与医护人员沟通,表达个体需要;术后也可使用写字板、笔或纸,对于不能读写的患者可用图片;鼓励患者与医护人员交流,交流时给予患者足够的时间,表示耐心和理解;告知患者术后一段时期后便可以学习其他发音方式,如食管发音、电子喉等。

(3) 防止呼吸道阻塞:向患者讲解新的呼吸方式,气体不从鼻进出,而从颈部气管造口进出,不可遮盖或堵塞颈部造口;观察患者呼吸的节律和频率,监测血氧饱和度;定时湿化吸痰,防止痰液阻塞呼吸道;室内湿度保持在 55%~65%,防止呼吸道干燥结痂;鼓励患者深呼吸和咳嗽,排出呼吸道分泌物,保持呼吸道通畅,防止肺部感染。

(4) 防止切口出血:注意观察患者的血压、心率变化;切口加压包扎,吸痰动作轻柔;观察并记录出血量,包括敷料渗透情况、痰液性状、口鼻有无血性分泌物、负压引流液的量及颜色;如有大量出血,应立即让患者侧卧,用吸引器吸出血液,防止误吸,同时建立静脉通道,尽快通知医师,根据医嘱使用止血药或重新手术止血,必要时输血。

(5) 预防感染和咽瘘:注意观察体温变化;换药或吸痰时注意无菌操作;每日消毒气管套管;气管纱布垫潮湿或受污染应及时更换;负压引流管保持通畅、有效,防止无效腔形成;加强口腔护理;1 周内不做吞咽动作,嘱患者有唾液及时吐出,勿咽下;遵医嘱使用抗生素;增加营养摄入,提高自身免疫力。

(6) 防止营养摄入不足:保证鼻饲量,鼓励少食多餐;注意鼻饲饮食中各种营养的供给,包括热量、蛋白质、维生素、纤维素等;患者鼻饲饮食发生不适时,如腹胀、腹泻、呃逆等,应及时处理;做好鼻饲管护理,防止堵塞和脱出。

(7) 帮助患者适应自己的形象改变:鼓励患者倾诉自己的感受;避免流露出嫌弃、厌恶或不耐烦的神情;鼓励患者照镜子观察自己的造口;调动家庭支持系统帮助患者接受形象改变,主动参与社会交往;还可指导患者使用围巾、镂空饰品等遮盖造瘘口,保持自我形象整洁。

(8) 自理能力缺陷的护理:术后患者自理能力缺陷时,应做好各项基础护理,保持患者身体清洁舒适,满足其基本需要;以后根据患者病情和切口愈合情况,协助其逐渐增加活动量,恢复自理能力。

(六) 健康指导

1. 带管出院者教会患者和家属清洗、消毒及更换气管套管的方法;外出或沐浴时保护造瘘口,外出时可用有系带的清洁纱布垫系在颈部,遮住造口入口,防止异物吸入。

2. 多饮水,保证体内水分供给充足;室内过于干燥时注意对室内空气进行加湿;如果呼吸道内有痂皮形成,应去医院请医师进行清理。

3. 加强营养,多进高蛋白、高热量、富含维生素和纤维素的食物,禁烟酒和刺激性食物,保持大便通畅。

4. 不去人群密集的地方;注意锻炼身体,增强抵抗力,防止上呼吸道感染,但避免剧烈运动。

5. 定期随访,出院后 1 个月内,每 2 周随访 1 次;3 个月内,每月随访 1 次;1 年内,每 3 个月随访 1 次。

（七）护理评价

1. 焦虑及疼痛减轻或消除。

2. 切口愈合好,无出血和感染发生,呼吸平稳通畅。

3. 能够利用一种或多种替代方法进行沟通交流。

4. 主动参与自我护理并正视自己的造瘘口,主动参与社会活动。

5. 正确掌握造瘘口自我护理的知识和技能。

（八）急危重症观察与护理

术前若患者出现Ⅲ度呼吸困难应立即报告医师,配合医师行气管切开;术后患者出现呼吸困难时应排除气管套管是否堵塞,若堵塞,按气管切开护理方法进行处理。

十、气管切开

（一）定义

气管切开术(tracheotomy)是一种切开颈段气管前壁并插入气管套管,使患者直接经套管呼吸和排痰的急救手术。一般在第 2~4 气管环处切开气管,避免切开第 1 环,以免损伤环状软骨而导致喉阻塞,亦不能低于第 5 环,以防发生大出血。

（二）适应证

1. **上呼吸道机械性阻塞**　出现Ⅲ~Ⅳ度吸气性呼吸困难者,当病因不能以其他方式及时解除时,应及时行气管切开术。

2. **下呼吸道分泌物潴留**　如长期昏迷、颅脑病变、多发性神经炎、严重的胸腹部外伤等。

3. **某些手术的前置手术**　如喉、下咽部及口腔的手术,须先行预防性气管切开;全身麻醉手术,经鼻及口腔插管困难者须行气管切开术。

4. 长期使用呼吸机辅助呼吸者。

（三）专科评估与观察要点

1. 呼吸困难及喉阻塞的程度。

2. 气管套管位置、通畅情况及系带松紧度。

3. 术区渗血情况;痰液性状;体温变化。

4. 患者心理变化。

（四）护理问题

1. **恐惧**　与患者呼吸困难、害怕窒息死亡有关。

2. **有窒息的危险**　与喉梗阻或术后内套管阻塞、分泌物阻塞下呼吸道、套管脱落有关。

3. **有感染的危险**　与气管切开术后切口易被污染有关。

4. **潜在并发症**:皮下气肿、纵隔气肿及气胸、出血、伤口感染等。

5. **知识缺乏**:缺乏气管切开术相关护理知识。

（五）护理措施

1. 术前护理

（1）术前严密观察患者呼吸困难及喉阻塞的程度,床旁备好氧气瓶、吸引器、吸痰管、床头灯、气管切开包,适当型号的气管套管等抢救用品,必要时给予吸氧;如病情加重,紧急情况下应及时与医师联系行床旁气管切开术。

（2）向患者讲解呼吸困难的原因、治疗方法及效果,减轻恐惧心理。

（3）术前如病情允许须完善实验室常规检查,如血常规、尿常规、出凝血时间等检查,必要时做好心电图、胸部 X 线检查等;喉阻塞患者如须做必要的特殊检查(如胸部 CT)时,应有医务人员陪同;告知患者不可随意离开病房,以防发生意外。

（4）术前应禁饮食,如果时间允许,应为患者更换宽松的病号服。

2. 术后护理

（1）保持气管套管通畅:气管切开后必须时刻保证气管内套管通畅。成人一般每 4~6h 清洗消毒内套管 1 次,清洗消毒后立即放回,内套管不宜脱离外套管时间过久,以防外套管被分泌物堵塞。如分泌物较多或小儿气管切开者,要增加清洗次数,以防分泌物形成干痂附于管壁内影响呼吸。套管口覆盖双层生理盐水湿纱布。

（2）维持下呼吸道通畅:室内保持适宜的温、湿度,温度宜在 20~25℃,湿度在 60%~70%。气管内分泌物黏稠者可用雾化吸入或蒸汽吸入,保持气道湿化;协助患者取平卧位或半卧位,鼓励有效地咳嗽咳痰,必要时可用吸引器吸出下呼吸道痰液。

（3）预防感染:①每日清洁并消毒切口,更换套管垫;注意无菌操作,减少切口及肺部感染的机会。②进营养丰富的半流质饮食或软食,增加蛋白质、维生素的摄入,增强机体抵抗力。③遵医嘱使用抗生素。④密切观察体温变化及切口渗血、渗液情况。⑤鼓励患者经常翻身和下床活动,必要时帮助患者翻身拍背,预防肺部感染。

（4）再次发生呼吸困难的处理:气管切开后患者若再次发生呼吸困难,应考虑如下 3 种原因并做相应的处理。①套管内管阻塞:若拔出套管内管,呼吸即改善,表明套管内管阻塞,应予清洁消毒后再放入。②套管外管或下呼吸道阻塞:若拔出套管内管后呼吸仍无改善,考虑为套管外管或下呼吸道阻塞,可进行深部吸痰,呼吸困难即可缓解。③套管脱出:脱管的原因多见于套管系带太松或为活结易解开、套管太短或颈部粗肿、气管切口过低、皮下气肿及患者剧烈咳嗽、挣扎等;如脱管,应立即通知医师,并协助重新插入套管。

（5）预防脱管:①气管外套管系带应打 3 个外科结,松紧以能容纳 1 个手指为宜。②经常检查系带松紧度和牢固性,告诉患者和家属不得随意解开或更换系带。③注意调整系带松紧度,患者术后 1~2d 可能有皮下气肿,待气肿消退后系带会变松,必须重新调整系紧。④吸痰时动作轻柔。⑤告知患者剧烈咳嗽时,可用手轻轻抵住气管外套管翼部。⑥气管内套管取放时,注意保护外套管,禁止单手取放,应一手抵住外套管翼部,另一手取放内套管。

（6）并发症的观察和护理:气管切开术后常见的并发症包括皮下气肿、纵隔气肿、气胸、出血等,故术后应注意观察患者的呼吸、血压、脉搏、心率及缺氧症状有无明显改善;如症状不见改善反趋恶化,警惕是否有纵隔气肿或气胸发生,应立即报告医师;观察皮下气肿的消退情况,正常情况下 1 周左右可自然吸收。

（7）拔管及护理:喉阻塞及下呼吸道阻塞症状解除,呼吸恢复正常,可考虑拔管。拔管前应先堵管 48~72h,如活动及睡眠时呼吸平稳,方可拔管,如堵管过程中患者出现呼吸困难,应立即拔除塞子;拔管后不须缝合,用蝶形胶布拉拢创缘,数天后即可自愈;拔管后 1~2d 仍须严密观察呼吸,叮嘱患者不要随意离开病房,并备好床旁紧急气管切开用品,以便患者再次发生呼吸困难时紧急使用。

（六）健康指导

1. 切不可取出外套管,防止发生窒息;注意经常检查系带是否牢固,防止套管脱出发生意外。

2. 气管套管口用纱布覆盖,防止异物落入。

3. 尽量避免去人多拥挤的公共场所,防止呼吸道感染;避免淋浴、游泳,防止水经气管套管流入气管。

4. 带管出院者,应教会患者或家属消毒内套管、更换喉垫和湿化呼吸道的方法。

5. 定期门诊随访。

（七）护理评价

1. 情绪稳定,配合治疗。

2. 喉阻塞解除,呼吸道通畅。

3. 缺氧症状改善,无并发症发生。

4. 掌握气管切开术后自我护理的知识和技能。

十一、气管、支气管异物

（一）定义

气管、支气管异物（foreign body in trachea and bronchus）是耳鼻咽喉科常见急症之一,若不及时治疗可发生急性上呼吸道梗阻,严重时可出现危及患者生命的严重并发症,如心肺、呼吸衰竭等。常发生于儿童,尤其以 1~5 岁多见;老年人等咽反射迟钝者也易发生误吸。

（二）疾病特点

1. 病因

（1）小儿磨牙尚未发育,咀嚼功能不完善,不能将坚硬食物嚼碎,喉咽反射功能亦不健全;进食时,口中含物,在哭闹、嬉笑、绊倒后均易造成误吸。

（2）处于全身麻醉、昏迷、酒醉等状态的患者或老年人,由于吞咽功能不全,咽反射减弱,易将口咽部异物,如呕吐物、义齿等误吸入呼吸道。

（3）在玩耍或工作时,将玩具、针、钉或纽扣等含于口中,遇外来刺激或突然说话时可不慎发生误吸。

（4）部分医疗或护理操作不慎,如鼻腔及口咽异物在诊治过程中发生异物位置变动,而误吸入下呼吸道,或护理操作过程中给予咽、喉滴药时注射针头脱落,均可导致异物落入呼吸道。

（5）特殊人群的主观行为,如精神病患者、企图自杀者。

2. 临床表现 气管、支气管异物的症状与体征一般分为 4 期。

（1）异物吸入期:异物经过声门进入气管时,会立即引起剧烈呛咳及反射性喉痉挛而引起憋气、面色青紫等。若异物较小,除有轻微咳嗽或憋气外,症状可暂时缓解,有时异物可被侥幸咳出。如果异物嵌顿在声门,可立刻发生重度呼吸困难,甚至窒息死亡。

（2）安静期：进入气管或支气管内的异物，如西瓜子等，由于质地较轻而光滑，可随呼吸气流而上下活动，引起阵发性咳嗽。若异物停留小支气管内，一段时间内可无症状或仅有轻微咳嗽及喘鸣。

（3）刺激或炎症期：异物刺激局部黏膜产生炎症反应，若合并细菌感染可引起咳嗽、痰多等症状。存留时间较长的异物，可导致支气管炎、肺炎和肺脓肿。

（4）并发症期：可发生心力衰竭、肺不张、肺气肿，表现为发热、咳嗽、咳脓痰、呼吸困难、胸痛及咯血等。

3. **治疗**　气管、支气管异物可危及生命，要及时诊断，尽早手术，取出异物是唯一有效的治疗方法，可防止窒息及其他并发症的发生。有呼吸困难者，立即手术；心力衰竭、全身情况差者，应在密切监护下给予适当处理，及时手术取出异物。

（三）专科评估与观察要点

1. **有无异物吸入史**　是诊断呼吸道异物最重要的依据。

2. **咳嗽病史**　当出现突发咳嗽或慢性咳嗽，经治疗无效或治疗有效但病情反复时，以及同一部位的反复肺炎或肺脓肿，都需要注意异物吸入的可能。

3. 是否有呼吸困难及呼吸困难的程度。

（四）护理问题

1. **有窒息的危险**　与异物阻塞呼吸道有关。

2. **恐惧**　与呼吸不畅及担心疾病预后有关。

3. **潜在并发症**：肺炎、肺不张、肺气肿、气胸、心力衰竭及破伤风等。

4. **知识缺乏**：缺乏有关气管、支气管异物的防治知识。

（五）护理措施

1. **术前护理**

（1）了解异物的种类、特征及存留时间等信息，询问有无呼吸困难、呛咳、咯血等症状。严密观察患者呼吸、心率变化情况以及口唇色泽、神志等，持续监测血氧饱和度。如突然出现呼吸困难或呼吸困难加重，应立即报告医师，给予吸氧及生命体征监测，病情危重或重度呼吸困难者，应先紧急行气管切开术或急诊手术抢救。

（2）保持患者安静，避免哭闹，禁饮食，减少活动。婴幼儿患者不宜拍背、摇晃等，避免抽血、测体温等刺激。如需抽血化验，必须在医师陪同下操作，并备好急救物品。

（3）备好急救物品，如气管插管、气管切开包、负压吸引器、简易呼吸器、呼吸兴奋剂、氧气等。

（4）评估患者和家属恐惧程度，给予适当安慰，讲解疾病的治疗方法和预后情况。完善各项术前准备，如皮肤准备、药物过敏试验等。

（5）观察患者有无感染征象，如体温升高、咳嗽、痰量增多等。遵医嘱应用抗生素和激素治疗。观察患者有无呼吸困难加重、心率加快、烦躁不安、面色苍白或发绀。给予氧气吸入，保持患者安静，嘱患者卧床、避免活动，必要时在心电监护下取出异物。观察患者有无患侧呼吸音减低或消失，给予患者吸氧，密切观察呼吸情况，尽早行异物取出术。

2. **术后护理**

（1）严密监测患者的生命体征，尤其是呼吸情况，注意有无呕吐，防止误吸，保持呼吸道通畅，及时吸出分泌物。

（2）术后尽量卧床休息，少说话；小儿患者避免哭闹，防止并发症的发生。

（3）术后遵医嘱应用抗生素和激素，控制感染，防止喉头水肿；注意观察有无感染征象，如出现体温升高、痰量增多等，应及时检查异物是否完全取出。

（4）全身麻醉术后患者 6h 后可进流质或半流质饮食，注意不可过热。

（六）健康指导

1. **开展宣教工作**　教育儿童不要养成口中含物的习惯；当儿童口含食物时，不要引逗儿童哭、笑；发生呕吐时，应把头偏向一侧，避免误吸；若儿童咽部有异物，应婉言劝说，使其自觉吐出，切忌恐吓或用手指强行挖取，以免引起哭闹而误入呼吸道。

2. 避免给幼儿吃花生、瓜子、豆类及果冻等食物。

3. 小件物品应放在儿童拿不到的地方，年幼儿童应在监护下玩耍。

4. 重视全身麻醉及昏迷患者的护理，注意是否有义齿及松动的牙齿；将其头偏向一侧，防止呕吐物吸入呼吸道；行上呼吸道手术时注意检查器械，防止松脱；切除的组织，应以钳夹持，勿使其滑落造成气管、支气管异物。

（七）护理评价

1. 异物取出，呼吸困难解除。

2. 无并发症。

3. 掌握气管、支气管异物的预防保健知识。

（八）急危重症观察与处理

1. **上腹部拍挤法（海姆立克手法）**　适用于 1 岁以上儿童，注意操作力度，可反复 5~10 次。

2. **拍背法**　适用于 1 岁以下婴儿。注意头低于躯体，可重复多次。

3. 一旦发生异物吸入，应迅速将患儿送至有条件取气管异物的医院，途中注意尽量减少各种刺激，避免患儿哭闹、咳嗽，保持安静。

十二、食管异物

（一）定义

食管异物（esophageal foreign body）是耳鼻咽喉科常见急症之一，多见于老人及儿童。患者因误咽导致异物嵌顿于食管内，部位以食管入口处最多见，其次为食管中段，发生于下段者少见。

（二）疾病特点

1. **病因**　食管异物的发生与性别、年龄、精神状态、饮食习惯及食管疾病等诸多因素有关。常见原因如下。

（1）老人牙齿脱落或使用义齿，咀嚼功能差，口内感觉欠灵敏，食管入口较松弛，均易发生误吞异物。

（2）儿童多因口含玩具导致误吸，也可因进食不当引起。

（3）成人因嬉闹、进食不当、神志不清或轻生而误咽较大或带刺物品引起。

（4）食管本身的疾病，如食管狭窄或食管肿瘤等。

2. **临床表现**　吞咽困难伴吞咽时疼痛，严重者可引起食管穿孔、纵隔感染，甚至出现纵隔脓肿、大出血等并发症，异物较大向前压迫气管可出现呼吸困难。

3. **治疗**　确诊后 24h 内行手术取出异物。

（三）专科评估与观察要点

1. 异物的种类、大小、停留时间及嵌顿部位。

2. 吞咽困难及疼痛的程度、性质。

3. 有无呼吸困难和咯血。

（四）护理问题

1. **有窒息的危险** 与异物堵塞呼吸道有关。

2. **急性疼痛** 与异物刺激局部黏膜有关。

3. **有感染的危险** 与异物停留时间久,引起继发感染有关。

4. **恐惧** 与担心疾病预后有关。

5. **潜在并发症:**颈部皮下气肿或纵隔气肿、食管穿孔、出血、感染等。

6. **知识缺乏:**缺乏食管异物的相关知识。

（五）护理措施

1. **术前护理**

（1）一旦确诊应立即卧床休息,禁饮食;如为尖锐带钩异物则应绝对卧床,防止异物活动刺伤主动脉导致严重并发症。

（2）协助做好辅助检查,如急查血常规、出凝血时间、心电图、胸部 X 线检查、食管钡剂检查等。

（3）心理护理:评估患者恐惧程度,耐心讲解疾病相关的治疗方法和预后,细心安慰,消除患者紧张情绪。

（4）给予全量补液,补充营养,维持水、电解质平衡。

2. **术后护理**

（1）饮食护理:异物完整取出且无明显黏膜损伤者,清醒后 4h 可给予流质或半流质饮食,2~3d 后改为普通饮食。对异物停留时间较长,疑有食管黏膜损伤者,应至少禁饮食 1~2d,其间给予静脉补液及全身支持治疗。怀疑有食管穿孔者,遵医嘱预防性使用抗生素,留置胃管,给予鼻饲饮食,维持水、电解质平衡,8~10d 后症状消失,穿孔愈合后方可进流质饮食。

（2）了解术中异物的取出情况,严密观察生命体征,若出现高热、呼吸困难、皮下气肿、局部疼痛加重、吞咽时呛咳及大量呕血或便血等情况,应立即通知医师。

（3）全身支持治疗,遵医嘱应用抗生素,并注意监测生命体征,观察药物疗效。

（4）备好急救物品。脓肿者须行脓肿切开引流;呼吸困难者应给予吸氧,必要时行气管切开术。

（5）若异物入胃,应向患者解释大多可排出,以消除其思想顾虑,并注意观察异物排出情况。

（六）健康指导

1. 进食应细嚼慢咽,吃带有骨刺类食物时,不宜饭菜混吃,应仔细咀嚼将骨刺吐出,以防误咽。

2. 加强儿童教育,纠正其口含物体的不良习惯。

3. 有义齿的老年人,进食时要小心,避免食用黏性强的食物,义齿松动或有损坏时应及时修整,睡眠前取下。全身麻醉或昏迷患者,如有义齿,应及时取下。

4. 误吞异物后,应立即就诊及时取出,切忌采用吞咽饭团、馒头等企图将异物强行咽下的错误方法,这些方法会加重损伤、出现并发症,增加手术难度。

(七)护理评价

1. 异物取出,患者生命体征平稳。

2. 无严重并发症。

3. 患者和家属掌握食管异物的预防保健知识。

(八)急危重症观察与处理

患儿出现明显不适,如呼吸不畅、轻度水电解质紊乱、明显烦躁不安等;禁饮食满 6h 后,可以适当提前行全身麻醉下硬食管镜检查及食管异物取出术;当怀疑有大血管的穿孔时,应积极采取措施,开胸探查,挽救生命。

第五节　颈 部 疾 病

一、甲状舌管囊肿

(一)定义

甲状舌管囊肿(thyroglossal cyst)为颈部最常见的先天性疾病之一,是在胚胎发育过程中甲状舌管闭锁退化不全所致。本病多在儿童及青少年期发病,也有因症状不明显至中年才发现的。

(二)疾病特点

1. **临床表现**　一般无症状,多无意中发现颈前正中无痛性包块,查体可见位于颏下至胸骨上切迹之间的颈中线处肿物,大小不一,光滑,边界清,随伸舌和吞咽上下活动;合并感染者,局部可见红、肿、热、痛,囊肿破溃可形成瘘管,常开口于舌盲孔。

2. **治疗**　一般采用手术治疗。

(三)专科评估与观察要点

1. 颈部包块的大小、性状、位置等。

2. 观察引流管是否通畅,引流液的色、质、量。

(四)护理问题

1. **疼痛**　与伤口疼痛及术区留置负压引流有关。

2. **有出血的危险**　与手术切口有关。

3. **有窒息的危险**　与手术引起喉头水肿、口鼻腔分泌物有关。

4. **焦虑**　与担心预后有关。

(五)护理措施

1. **术前护理**

(1) 告知患者术前 6~8h 禁饮食。

(2) 男性患者刮胡须,必要时刮除耳后毛发。

(3) 做好心理护理,消除思想上的顾虑。

2. **术后护理**

(1) 禁饮食,术后 6h 后改流质或半流质饮食。

（2）观察伤口渗血情况及术区负压引流情况,保持引流管通畅并处于负压状态。

（3）保持术区清洁干燥,勿沾水;观察伤口渗血情况及引流液的色、质、量。

（4）宜进高蛋白、高碳水化合物、高热量饮食,多饮水;保证充足睡眠。

（六）健康指导

1. 注意保暖,预防感冒。

2. **复诊和随诊**　门诊复查;若发现颈部结节、肿块,伤口出现红、肿、热、痛,体温升高,应及时就诊。

（七）护理评价

1. 切口愈合良好,无并发症。

2. 能接受外观形态的改变。

二、鳃裂瘘管

（一）定义

鳃裂瘘管（branchial fistula）为鳃囊、鳃沟相通或鳃沟不消失而生成鳃裂瘘管外瘘口,因瘘管位于颈部,故又称颈侧瘘管。

（二）疾病特点

1. **临床表现**

（1）第1鳃裂瘘管主要表现为耳内流脓,下颌角后下方有肿块,压之耳内分泌物增多,继发感染可出现疼痛、发热等症状。

（2）第2、3鳃裂瘘管在胸锁乳突肌前缘有瘘口,有时瘘口很小,细如针尖或为小凹陷,常有少许分泌物。患者常觉口内有臭味。

2. **治疗**　手术切除是根治鳃裂瘘管的方法。

（三）专科评估与观察要点

1. 观察耳内有无分泌物及其性质。

2. 耳周有无肿物,局部有无疼痛。

3. 观察体温情况。

4. 术后观察患者有无面瘫。

（四）护理问题

1. **潜在并发症:感染**　与瘘管开放有关。

2. **疼痛**　与伤口牵拉有关。

（五）护理措施

1. **术前护理**

（1）保持局部清洁,吃饭前后要漱口。

（2）体温过高时,根据具体情况采取物理降温或遵医嘱给予药物降温。

（3）观察疼痛性质,尽早手术。

（4）抗炎治疗。

2. **术后护理**

（1）观察伤口情况,保持局部干燥;减少颈部转动,防止伤口受到牵拉,取半卧位或健侧卧位,避免压迫伤口。

（2）观察术后进食情况,以流食为主,少食多餐,减少咀嚼;宜进高热量、高维生素饮食,忌食酸性食物,如苹果、橘子等水果或果汁,防止食物刺激腮腺;进食后用漱口水漱口,保持口腔清洁。

（3）检查伤口敷料有无松动、脱落,如有异常及时通知医师。

（4）患者由于手术创伤、加压包扎而引起疼痛,告知患者疼痛的原因及持续的时间;指导患者通过聊天、听音乐等方式转移注意力;协助患者取半卧位,适当调整包扎松紧度,减轻伤口肿胀,必要时遵医嘱给予镇痛药治疗。

（六）健康指导

1. 禁止挖耳,预防感染。

2. 该病无有效预防措施,早诊断、早治疗是关键。

3. 指导患者出院后定时来院换药,保持伤口敷料清洁,不可自行拆除;当手术区域出现局部肿胀、疼痛、皮肤破溃、流脓等术后复发或局部感染情况时,应及时到医院就诊。

（七）护理评价

1. 切口愈合良好,无并发症。

2. 能接受外观形态的改变。

三、腮腺肿瘤

（一）定义

腮腺位于外耳道的前下方,腮腺组织富含脂肪,与周围组织对比明显。腮腺区可发生多种类型的肿瘤,良性肿瘤以多形性腺瘤居多,恶性肿瘤以黏液表皮样癌居多。腮腺肿瘤在颌面部较常见,腮腺的大部分腺体和腺体导管集中在浅叶,因此肿瘤多见于浅叶。目前,CT 既能发现肿瘤,又能为术前评估和预后提供科学的依据,已经成为腮腺肿瘤的主要检查手段。本病主要以外科手术治疗为主。

（二）疾病特点

1. **病因** 病因具体不详,目前认为与下列因素有关。

（1）细菌或病毒感染。

（2）遗传因素。

（3）环境因素。

2. **临床表现**

（1）腮腺良性肿瘤多为生长缓慢的无痛性肿块,常为无意中发现,无活动度,无粘连,无功能障碍,表面光滑或呈结节状,即使包块巨大,也无面瘫症状。

（2）腮腺恶性肿瘤多有疼痛症状,生长较快,呈浸润性生长,与周围组织有粘连,甚至浸润神经组织并导致神经功能障碍。恶性肿瘤可出现不同程度的面瘫症状。

3. **治疗** 主要治疗方法为手术切除。

（三）专科评估与观察要点

1. 了解肿物大小、性质。

2. 观察术区肿胀及出血情况。

3. 观察有无积液、涎瘘发生。

4. 观察引流管是否通畅及引流液的颜色、量、性质。

5. 有无面瘫症状。

（四）护理问题

术前护理问题

1. **舒适度改变** 与肿物压迫有关。

2. **知识缺乏**：缺乏本病的相关知识。

3. **潜在并发症**：面瘫。

术后护理问题

1. **舒适度改变** 与术区加压包扎有关。

2. **潜在并发症**：面瘫、涎瘘。

3. **知识缺乏**：缺乏本病的相关知识。

（五）护理措施

1. **术前护理**

（1）完善术前相关检查，备皮。

（2）做好术前指导，讲解疾病相关知识，使患者配合手术。

2. **术后护理**

（1）全身麻醉者按全身麻醉术后护理常规护理，患者清醒后取半卧位以减轻颌面部充血、肿胀，有利于分泌物的引流。

（2）术后观察伤口肿胀程度及引流液情况，保持引流通畅及有效负压状态；勿使引流管扭曲、受压、脱出；严密观察引流液的量、颜色、性质，做好记录；如引流液过多，为大量清亮液体时，提示涎腺瘘发生，遵医嘱饭前 30min 口服山莨菪碱，以减少唾液腺的分泌，给予局部加压包扎，观察患者用药后唾液分泌情况。

（3）注意观察伤口有无渗血及呼吸情况，出现异常及时报告医师；保持局部敷料加压包扎，若发现松脱，应及时报告医师并重新包扎固定，以防止术区出现积液、涎漏、感染；一般包扎 5~7d 拆线，拆线后继续包扎数日。

（4）饮食以软食为主，禁食酸性或刺激腺体分泌的食物及药物，做好口腔护理，预防感染。

（5）味觉性出汗综合征在术后 3~6 个月时可出现。当咀嚼饮食或受到刺激分泌唾液时，术侧局部出汗并伴有发红现象，多数患者感觉不适。可能与术中刺激神经、术后局部肿胀压迫神经及瘢痕粘连等因素有关，应做好心理护理、饮食指导，忌食酸性或刺激性食物，肿胀消退即可恢复。

（6）面神经麻痹与腮腺和面神经在解剖上密切相连有关。术后可用丹参、维生素 B_1、维生素 B_{12}、烟酸等增加面神经周围微血管的供血量，改善局部微循环，营养神经；针灸、推拿及热敷等方式也可促进神经功能的恢复。如有面瘫，可配合应用维生素 B_1、维生素 B_{12} 及针灸等理疗，一般经 3~6 个月可逐渐好转。

（7）面神经未保留者，术后注意眼保护，可用眼罩或涂眼膏。

（六）健康指导

1. 向患者讲解术后须放置引流管 3~5d，拔管后须继续加压包扎 5~7d，避免并发症发生。

2. 如戴弹力头帽或绷带包扎出院，应确保松紧适宜，不可过松，定时复诊。

3. 部分患者术后 3~6 个月会发生味觉性出汗综合征，表现为有味觉刺激存在并伴有咀嚼运动时,患者术区皮肤出现潮红及出汗,可在出院前告知患者,目前尚无有效的治疗方法。

(七)护理评价

1. 引流通畅,按时拔管。

2. 无并发症出现。

(八)急危重症观察与护理

若术后患者出现涎瘘,伤口应继续加压包扎 1~2 周,同时可口服山莨菪碱;如出现味觉性出汗综合征,应加强心理护理、饮食指导,告知患者忌食酸性或刺激性食物;如出现面神经麻痹,可改善局部微循环,营养神经,用针灸、推拿、热敷等方法促进神经功能的恢复。

四、甲状腺腺瘤

(一)定义

甲状腺腺瘤(thyroid adenoma)是最常见的甲状腺良性肿瘤,多见于 40 岁以下的妇女,男女发病率之比为 1 : 5~1 : 6。

(二)疾病特点

1. **临床表现** 肿瘤多为单发,呈圆形或椭圆形,局限在一侧腺体内,位置常邻近峡部,质地较周围腺体组织稍硬,表面光滑,无压痛,可随吞咽上下移动,不伴颈淋巴结肿大,腺体生长缓慢,大多无自觉症状,仅在体检时或触摸颈部时无意中发现;乳头状囊腺瘤有时可因囊壁血管破裂而发生囊内出血,此时肿瘤体积可短期内迅速增大,局部出现胀痛,但这些症状几天后多能自行缓解。甲状腺腺瘤的恶变率约 10%,出现腺瘤迅速增大、质地变硬、不随吞咽活动及声嘶、颈部淋巴结肿大等现象,都是腺瘤恶变的征兆。

2. **治疗** 以手术治疗为主。

(三)专科评估与观察要点

1. 观察肿块的位置、大小、质地。

2. 有无声嘶。

3. 有无呼吸困难。

4. 有无霍纳综合征(Horner syndrome)。

(四)护理问题

1. **焦虑** 与颈部肿块性质不明、担心手术及预后有关。

2. **清理呼吸道无效** 与咽喉部及气管受刺激、分泌物增多及切口疼痛有关。

3. **潜在并发症**:呼吸困难和窒息、喉返神经和 / 或喉上神经损伤、手足抽搐等。

(五)护理措施

1. **术前护理**

(1)向患者及其家属讲解术前检查的目的、方法。

(2)术前 1d 指导患者练习颈部过伸位 3 次,第 1 次 10min,第 2 次 20min,第 3 次 30min,以适应术中体位,避免引起术后颈部僵硬。

(3)皮肤的准备:术前 2h 给予备皮,备皮范围上至耳下缘 5cm,下至锁骨下缘,包括颏部;必要时剃除其耳后毛发,以便行颈淋巴结清扫术。

(4)有呼吸困难者,做好安全宣教并准备好急救用物,防止意外发生。

(5)给予正确的饮食指导,保证营养供应。

2. 术后护理

（1）体位：全身麻醉术后去枕平卧 2~4h，后给予患者半卧位。

（2）监测患者生命体征，尤其注意呼吸、脉搏的变化，如有异常及时通知医师。如短时间内脉率过快（大于 120 次 /min），体温超过 38.5℃，有发生甲状腺危象的可能，应及时通知医师。

（3）指导患者有效排痰，保持呼吸道通畅。

（4）保持颈部伤口负压引流管通畅，妥善固定，防止倒流，观察引流液颜色、性质及量；保持颈部伤口敷料清洁干燥，观察有无活动性出血；如发现有血肿压迫气管，立即配合床边抢救，切口拆线，清除血肿。

（5）采用洼田饮水试验评估早期吞咽功能，患者术毕返回病房 3h 后，确认完全清醒，取坐位，不能保持坐位时可取 30°~45° 半卧位，头稍前屈，吞咽 30ml 温水，观察吞咽动作和伴随的呛咳情况。若患者无呛咳，术后 3h 即可进温凉流食；若患者呛咳，则应推迟进食时间并密切观察。

（6）并发症的观察与护理：密切观察病情变化，了解患者的发音和吞咽情况，判断有无声音嘶哑、音调降低、误咽及呛咳。

（六）健康指导

1. 用药宣教　告知患者用药目的、剂量、方法及注意事项，嘱患者按时用药，遵医嘱按时口服抗炎药及甲状腺素片，根据患者术后情况给予小剂量口服甲状腺素片；术后如损伤甲状旁腺出现低钙症状者，还须遵医嘱口服或静脉补钙治疗。

2. 颈部功能锻炼　指导患者进行颈部功能锻炼，恢复功能体位；颈部手术的患者，因颈部有切口，术后常处于头前倾的被动体位，术后 48h 内嘱患者避免过度活动，2~3d 后指导患者缓慢进行颈部活动，防止切口粘连或瘢痕收缩，可练习缓慢点头、仰头，动作轻柔的小幅度左右旋转颈部；出院 2 周后可做颈部全关节活动如过伸、屈颈、侧弯等活动。

3. 饮食指导　加强患者饮食指导，促进疾病恢复；疾病恢复期应选择含丰富维生素、蛋白质的饮食，以增强体质，促进康复；禁烟、酒、辛辣刺激性食物，养成良好饮食习惯；多食用含碘丰富的海带、紫菜等海产品，有手足抽搐的患者应限制肉类、乳品、蛋类食品，以免影响钙的吸收。

4. 定期随访和复查　嘱患者按时复查，术后 1~2 年为复发高峰时间，如有不适随时就诊；如出现声音嘶哑、失声、吞咽困难、呼吸困难或自我感觉颈部出现肿块且逐渐增大，应及时来院就诊；若为喉返神经损伤所致，可在医师指导下适当服用神经恢复药物，并结合针灸等理疗方法以促进康复，一般 3~6 个月可恢复。

（七）护理评价

1. 情绪稳定，积极配合治疗。

2. 术后生命体征平稳，无呼吸困难和窒息、无喉返神经和喉上神经损伤、无手足抽搐及出血等并发症发生。

3. 能有效咳嗽，及时清除呼吸道分泌物，保持呼吸道通畅。

（八）急危重症观察与处理

呼吸困难与窒息是术后最危急的并发症，多发生在术后 48h 内，因切口内出血压迫气管、喉头水肿、气管塌陷、痰液阻塞等原因所致。若痰液阻塞，先吸痰，无效则选择气管切开或气管插管。

甲状腺危象多在术后 12~36h 发生,多与术前甲状腺功能亢进未得到控制有关。

1. **病情观察** 密切观察患者生命体征变化,如出现高热、脉搏加快等症状,应及时通知医师。如患者术后 12~36h 出现高热,体温>40℃,脉搏快而弱,大于 120 次/min,并伴有大汗、烦躁甚至昏迷,则提示甲状腺危象的发生。

2. **急救措施** 立即通知医师,迅速给予降温,同时给予低流量氧气吸入,遵医嘱给予激素或碘剂治疗,并协助医师进行抢救。

五、颈部蜂窝织炎

(一)定义

颈部蜂窝织炎(neck cellulitis)是指颈部疏松结缔组织的急性感染,可发生在皮下、肌肉间隙或深部间隙。

(二)疾病特点

1. **临床表现** 根据致病菌的种类与毒性、患者的状况、感染原因和部位的不同,颈部蜂窝织炎表现如下。

(1)一般性皮下蜂窝织炎:致病菌多为溶血性链球菌、金黄色葡萄球菌;患者大多先有颈部皮肤损伤引起的化脓性感染,继之出现局部肿痛,皮肤发红,红肿边缘界线不清;症状加重时,患者皮肤部分变成褐色、有水疱或破溃流脓,常伴有发热、畏寒等全身不适;严重者甚至引起意识改变。

(2)产气性皮下蜂窝织炎:致病菌以厌氧菌为主,如肠球菌、变形杆菌、产气荚膜杆菌等,常见于颈部皮肤受损伤且污染较重的情况,主要局限于颈部皮下结缔组织,不侵犯肌层;开始表现如一般性皮下蜂窝织炎,但病变进展快,可触及皮下捻发音,破溃后可有臭味。

(3)颈部急性蜂窝织炎:感染起源于头、面或口腔,常迅速波及咽喉,引起呼吸困难;病情危重患者常高热、呼吸急迫伴吞咽困难及颈部明显肿胀,全身反应重,而表皮可仅有轻微红热。

2. **治疗**

(1)局部治疗:热敷、中药外敷或理疗。

(2)全身治疗:注意休息,加强营养;抗菌药物一般首选青霉素类抗生素,已有厌氧菌感染时加用甲硝唑或替硝唑,随后根据细菌培养和药物敏感试验结果调整临床用药。同时注意改善患者全身情况,进行补液、降温治疗,呼吸困难时给予吸氧或辅助通气。

(3)手术治疗:已形成脓肿者应及时切开排脓,以促进脓液引流。

(4)对颈部急性蜂窝织炎应尽早切开引流,防止喉头水肿压迫气管,必要时行气管切开,保持呼吸道通畅。

(三)专科评估与观察要点

1. 局部的红、肿、热、痛,以及周围正常组织情况。

2. **全身症状** 有无高热、寒战、头痛、全身无力等。

3. 有无喉水肿、呼吸困难、吞咽困难、纵隔炎或纵隔脓肿等并发症。

(四)护理问题

1. **体温过高** 与感染有关。

2. **疼痛**　与炎症刺激、局部肿胀有关。

3. **有窒息的危险**　与颈部僵硬、肿胀,压迫气管有关。

4. **潜在并发症**:喉水肿、呼吸困难、吞咽困难、纵隔炎或纵隔脓肿等。

（五）护理措施

1. **控制感染,维持正常体温**

（1）定时监测体温变化,对高热患者予以物理降温,必要时遵医嘱给予药物降温;鼓励患者多饮水,必要时遵医嘱进行静脉补液,并严格监测 24h 出入量。

（2）遵医嘱合理应用抗生素,采集创面分泌物做细菌培养和药物敏感试验。

（3）加强创面护理:对厌氧菌感染者,给予 3% 过氧化氢溶液冲洗创面并湿敷,注意观察用药后的效果;脓肿切开引流时,保持引流通畅,及时换药并更换敷料,促进伤口愈合。

（4）休息和营养:患者注意休息,加强营养,鼓励患者摄入含丰富蛋白质、能量及维生素的饮食,以提高机体抵抗力,促进创面愈合。

2. **疼痛护理**　抬高感染肢体并制动,以免加重疼痛,疼痛严重者,遵医嘱予以镇痛药。

3. **防止窒息**　对颈、面部感染的患者,注意观察有无呼吸困难、发绀甚至窒息等症状,一旦发现异常,应立即报告医师,并做好气管插管等急救准备。

（六）健康指导

1. 告知患者该病的特点是易复发,应生活规律,戒烟酒,禁辛辣刺激性食物。

2. 预防上呼吸道感染,避免复发。

3. 嘱患者发现颈部肿胀立即就诊。

4. 告知患者门诊复查的时间、内容及主管医师出诊时间。

（七）护理评价

1. 体温恢复正常。

2. 引流通畅。

3. 无呼吸困难、喉水肿等并发症发生。

（潘　乐　郑　婷　尚振林　王海芬　李　婷　谭　茜　刘　爽

白　洁　刘新林　刘丽芳　陈　佳　贾月丽　郭秀琴）

第三章

专科诊疗技术及操作

第一节　耳鼻咽喉头颈外科护理技术实践

一、额镜使用法

（一）概述

额镜是耳鼻咽喉头颈外科医护人员必备的检查辅助设备,由镜体、额带两部分组成。镜面是一个能聚光的凹面反光镜,中央有一窥视小孔,镜体借双球关节连接于额带上。

（二）操作目的

将光线反射聚焦到检查或治疗部位,有利于检查者观察或治疗。

（三）适用范围

辅助耳、鼻、咽、喉部疾病的诊疗与处置。

（四）禁忌证

无

（五）操作准备

1. **物品准备**　额镜、光源。

2. **患者准备**　患者坐在专用检查椅上,与检查者相对而坐,两腿并拢并稍微偏向侧方,正坐,腰靠检查椅背,上身稍前倾,头正腰直,距检查者25~40cm为宜;检查耳部时,可侧坐。不配合检查的患儿,可由家属或护士环抱患儿,使患儿坐在其大腿上,将患儿的双腿夹紧,一手固定患儿上肢和身体,另一手固定其头部。

3. **环境准备**　室内避免强光直接照射。

（六）操作步骤

额镜使用方法见表3-1。

表3-1　额镜使用方法

程序	步骤
检查仪表	检查仪表端庄、服装整洁,符合职业要求
核对	双人核对医嘱单与治疗单
评估	一般情况:病情、生命体征、意识状态、病变程度及治疗经过
	心理状态:情绪反应、心理需求
	操作部位:耳、鼻、咽、喉的不适或疾病部位

续表

程序	步骤
评估	合作程度:患者和/或家属对此项操作的认识及配合程度
	环境:安静整洁、避免强光直接照射
操作前准备	护士:洗手、戴口罩
	用物:光源、额镜
	患者:根据病情、检查部位、配合程度准备
操作过程	携用物至处置室,核对患者及腕带信息(2个以上查对点)
	向患者或家属解释操作的目的、方法
	患者取坐位,检查部位朝向检查者
	调节双球关节和额带松紧度,戴于头上
	拉直双球关节,使镜面与额面平行,镜孔正对检查者平视时的左眼或右眼
	调整座椅取舒适坐姿
	打开光源开关
	调整光源与额镜方向,使光源投射到额镜镜面,再反射聚焦到检查部位;也可调整患者头部,聚焦光源,通过额镜镜孔看到反射光束焦点投射在检查部位;进行检查与处置
	操作结束,关掉电源,取下额镜
	再次核对治疗单、患者及腕带信息(2个以上查对点),根据病情协助患者返回病室
	告知患者注意事项,进行健康指导
操作后处理	用物:依据《消毒技术规范》和《医疗废物管理条例》做相应处理
	护士:洗手
	记录:打钩、记录时间、签全名

(七)注意事项

1. 保持检查者瞳孔、镜孔、反光焦点和检查部位呈一直线。

2. 检查时,检查者单眼视线向正前方通过镜孔看到反光焦点落在检查部位,但另一眼保持自然睁开,切勿挤眼、眯眼、闭眼。

3. 检查者姿势保持端正,勿迁就光源。

二、外耳道冲洗法

(一)概述

外耳道冲洗用于清除已润化的耵聍或某些外耳道异物,是耳部疾病常用的一种治疗方法。

(二)操作目的

清除外耳道耵聍及小异物。

(三)适用范围

耵聍栓塞及外耳道异物。

(四)禁忌证

1. 外伤性鼓膜穿孔。

2. 急、慢性化脓性中耳炎,有耳源性并发症如颅内感染。

3. 急性外耳道炎,坚硬且较大的耵聍、尖锐异物。

4. 耳外伤怀疑有颅底骨折。

(五)操作准备

1. **物品准备** 光源、额镜、弯盘、耳冲洗器或 20ml 注射器、温生理盐水、纱布、棉签。

2. **患者准备** 患者侧坐在专用检查椅上。

3. **环境准备** 室内避免强光直接照射。

(六)操作步骤

外耳道冲洗方法见表 3-2。

表 3-2 外耳道冲洗法

程序	步骤
检查仪表	检查仪表端庄、服装整洁,符合职业要求
核对	双人核对医嘱单与治疗单
评估	一般情况:病情、生命体征、意识状态、外耳道及鼓膜情况
	心理状态:情绪反应、心理需求
	操作部位:外耳道
	合作程度:患者和/或家属对此项操作的认识及配合程度
	环境:安静整洁、避免强光直接照射
操作前准备	护士:洗手、戴口罩
	用物:光源、额镜、弯盘、耳冲洗器或 20ml 注射器、冲洗液或温生理盐水、纱布、棉签
	患者:根据病情取合适体位
操作过程	携用物至处置室,核对患者及腕带信息(2 个以上查对点)
	向患者或家属解释操作的目的、方法
	患者取坐位,患耳朝向操作者,观察有无皮肤破损、鼓膜穿孔
	将弯盘置于患耳耳垂下方,紧贴皮肤,头稍向患侧倾斜
	操作者佩戴额镜,打开并调节光源,使光源、额镜、外耳道呈一直线
	正确抽吸生理盐水
	操作者左手牵拉患者的耳郭(成人向后上方,幼儿向后下方牵拉),拉直外耳道
	右手持冲洗器或注射器,沿外耳道后上壁缓慢冲洗;冲洗时不可用力过猛,以免损伤鼓膜;也不可对准异物或耵聍冲洗,以免将其冲入深部
	反复冲洗直到耵聍或异物冲出,密切观察患者有无头晕等迷路刺激症状
	取下弯盘,用纱布擦干耳周
	用棉签轻轻拭干外耳道,检查外耳道是否清洁,如有残留,可再次冲洗直到冲净为止
	关掉电源,取下额镜
	再次核对治疗单、患者及腕带信息(2 个以上查对点),根据病情协助患者返回病室
	告知患者注意事项,进行健康指导
操作后处理	用物:依据《消毒技术规范》和《医疗废物管理条例》做相应处理
	护士:洗手
	记录:打钩、记录时间、签全名

（七）注意事项

1. 冲洗液温度应接近体温,以免过热或过冷引起迷路刺激症状。

2. 冲洗时须对准外耳道后上壁方向,使水沿外耳道后上壁进入耳道,借回流力量冲出异物或耵聍;不可直对鼓膜,用力不宜过大,以免损伤鼓膜;也不可对准异物或耵聍冲洗,以免将其冲入外耳道深部,不利取出。

3. 冲洗过程中密切观察患者反应,如有头晕、恶心、呕吐、耳痛等立即停止冲洗,必要时请医师协助处理。

4. 坚硬而大的耵聍,须滴入 3% 碳酸氢钠溶液 2~3d,待软化后再冲洗。

三、鼓膜穿刺抽液法

（一）概述

鼓膜穿刺抽液法既是某些中耳疾病的重要诊断方法,又是分泌性中耳炎等疾病行之有效的治疗方法。选择针尖斜面较小的 7 号长针头,从鼓膜紧张部前下象限或后下象限,刺入鼓室,抽取积液,从而减轻耳闷感,提高听力。

（二）操作目的

清除鼓室内积液,减轻耳闷感,改善听力。

（三）适用范围

分泌性中耳炎,鼓室内有积液。

（四）禁忌证

血液病、全身状况差、口服免疫抑制剂及抗凝药物、颈静脉球体瘤（鼓室型）。

（五）操作准备

1. **物品准备**　光源、额镜、耳镜、1% 丁卡因溶液、75% 乙醇、棉签、鼓膜穿刺针、注射器、棉球。

2. **患者准备**　患者取合适体位、头勿动,必要时固定头部。

3. **环境准备**　环境安静整洁、光线充足。

（六）操作步骤

鼓膜穿刺抽液法的操作步骤见表 3-3。

表 3-3　鼓膜穿刺抽液法

程序	步骤
检查仪表	检查仪表端庄、服装整洁,符合职业要求
核对	双人核对医嘱单与治疗单
评估	一般情况:病情、生命体征、意识状态、配合程度及外耳道有无耵聍
	心理状态:情绪反应、心理需求
	操作部位:外耳道、鼓膜
	合作程度:患者和 / 或家属对此项操作的认识及配合程度
	环境:安静整洁、光线充足

续表

程序	步骤
操作前准备	护士:洗手、戴口罩
	用物:光源、额镜、耳镜、1% 丁卡因溶液、75% 乙醇、棉签、鼓膜穿刺针、注射器、棉球
	患者:根据病情取合适体位
操作过程	携用物至处置室,核对患者及腕带信息(2 个以上查对点)
	向患者或家属解释操作的目的、方法
	患者取坐位,头侧卧于桌面,患耳向上
	用 75% 乙醇棉签消毒耳周、耳郭及外耳道皮肤
	向上牵拉患耳耳郭伸直外耳道
	滴入 1% 丁卡因溶液,表面麻醉 10~15min
	患者坐起,患耳朝向操作者
	操作者佩戴额镜,打开并调节光源,使光源、额镜、外耳道呈一直线
	75% 乙醇棉签消毒耳镜并置入外耳道
	鼓膜穿刺针连接注射器
	调整额镜聚光于外耳道
	将穿刺针沿耳镜底壁缓慢进入外耳道,从鼓膜紧张部的前下或后下象限刺入鼓膜,一手固定注射器针筒,另一手抽吸积液
	操作完毕,缓慢拔针,撤出耳镜,将消毒棉球塞于外耳道口
	关掉电源,取下额镜
	再次核对治疗单、患者及腕带信息(2 个以上查对点),根据病情协助患者返回病室
	告知患者注意事项,进行健康指导
操作后处理	用物:依据《消毒技术规范》和《医疗废物管理条例》做相应处理
	护士:洗手
	记录:打钩、记录时间、签全名

（七）注意事项

1. 滴入耳内溶液的温度应接近体温。

2. 须遵循无菌操作原则。

3. 穿刺抽液时,刺入鼓室不宜过深,位置在鼓膜最低部,便于抽尽积液。

4. 记录抽出液体的总量和性状,必要时送实验室检查。

5. 穿刺点不能超过后下象限和后上象限的交界处,针头要与鼓膜垂直,不能向后上倾斜,以防损伤听小骨、蜗窗或前庭窗。

6. 穿刺前固定好患者头部,防止进针时患者躲闪,刺入鼓室后固定好针头,防止脱出。

7. 进针后如无液体抽出,可能为液体太稠,可取出针头,用吸引器抽吸。

8. 嘱患者 2d 后自行取出棉球,1 周内外耳道保持干燥,勿进水。

四、外耳道滴药法

（一）概述

外耳道滴药法是将药液滴入外耳道,使药液流入外耳道四壁及中耳腔内,从而达到软化耵聍或治疗疾病的目的。

（二）操作目的

1. 软化耵聍。

2. 治疗外耳道及中耳疾病。

3. 麻醉或杀死外耳道昆虫类异物,便于取出。

（三）适用范围

耵聍栓塞、外耳道炎、急性化脓性中耳炎、慢性化脓性中耳炎、耳道霉菌病及某些外耳道异物。

（四）禁忌证

1. 耳外伤怀疑有颅底骨折。

2. 外伤性鼓膜穿孔。

（五）操作准备

1. **物品准备** 滴耳液、消毒干棉球。

2. **患者准备** 患者取合适体位。

3. **环境准备** 环境安静整洁、光线充足。

（六）操作步骤

外耳道滴药方法见表 3-4。

表 3-4 外耳道滴药法

程序	步骤
检查仪表	检查仪表端庄、服装整洁,符合职业要求
核对	双人核对医嘱单与治疗单
评估	一般情况:病情、生命体征、意识状态、外耳道有无分泌物或耵聍、鼓膜有无外伤性穿孔
	心理状态:情绪反应、心理需求
	操作部位:外耳道、鼓膜
	合作程度:患者和 / 或家属对此项操作的认识及配合程度
	环境:安静整洁、光线充足
操作前准备	护士:洗手、戴口罩
	用物:滴耳液、消毒干棉球
	患者:根据病情取合适体位
操作过程	携用物至床旁,核对患者及腕带信息(2 个以上查对点)
	向患者或家属解释操作的目的、方法
	患者取侧卧或坐位,头偏向健侧,患耳朝上

续表

程序	步骤
操作过程	一手牵拉耳郭伸直外耳道,成人向后上方牵拉,婴幼儿后下方牵拉
	另一手持药,顺外耳道后壁滴入 2~3 滴
	用手指反复轻压耳屏数次,使药液流入耳道四壁及中耳腔内
	保持体位 3~4min,软化耵聍时,适当延长时间
	外耳道塞入棉球,以免药液流出
	协助坐起,观察有无不适
	再次核对治疗单、患者及腕带信息(2 个以上查对点)
	告知患者注意事项,进行健康指导
操作后处理	用物:依据《消毒技术规范》和《医疗废物管理条例》做相应处理
	护士:洗手
	记录:打钩、记录时间、签全名

（七）注意事项

1. 滴入抗生素药液前,须将外耳道脓液清洗干净。

2. 药液温度以接近体温为宜,不宜过冷或过热,以免刺激迷路,引起眩晕、恶心、呕吐等不适。

3. 软化耵聍时,滴入药量要多,充满整个外耳道,告知患者滴药后会有耳闷胀感,影响听力,以免患者不安。

五、上颌窦穿刺冲洗法

（一）概述

上颌窦穿刺冲洗法是经鼻腔外侧骨壁(上颌窦内侧壁)用穿刺针穿入上颌窦腔内,进行抽吸、冲洗等治疗的一种方法。

（二）操作目的

诊断、治疗上颌窦炎。

（三）适用范围

急性或急性复发性上颌窦炎。

（四）禁忌证

7 岁以下小儿、上呼吸道急性炎症、身体虚弱、严重高血压、心脏病、血液病患者不宜穿刺。

（五）操作准备

1. **物品准备**　治疗盘内放上颌窦穿刺包(治疗碗、穿刺针、鼻镜、枪状镊、治疗巾)、额镜、20ml 注射器、弯盘、温生理盐水、棉片、棉签、1% 麻黄碱、1% 丁卡因。

2. **患者准备**　患者取坐位。

3. **环境准备**　环境安静整洁、光线充足。

（六）操作步骤

上颌窦穿刺冲洗方法见表 3-5。

表 3-5　上颌窦穿刺冲洗法

程序	步骤
检查仪表	检查仪表端庄、服装整洁,符合职业要求
核对	双人核对医嘱单与治疗单
评估	一般情况:病情、生命体征、意识状态、病变程度及治疗经过
	心理状态:情绪反应、心理需求
	操作部位:鼻腔
	合作程度:患者和/或家属对此项操作的认识及配合程度
	环境:安静整洁、光线充足
操作前准备	护士:洗手、戴口罩
	用物:治疗盘内放上颌窦穿刺包(治疗碗、穿刺针、鼻镜、枪状镊、治疗巾)、额镜、20ml 注射器、弯盘、温生理盐水、棉片、棉签、1% 麻黄碱、1% 丁卡因
	患者:根据病情取合适体位
操作过程	携用物至处置室,核对患者及腕带信息(2 个以上查对点)
	向患者或家属解释操作的目的、方法
	患者取坐位
	用棉签清洁鼻腔
	打开穿刺包,将治疗巾围于患者颈部
	用 1% 麻黄碱棉片收缩下鼻甲和中鼻道黏膜
	将浸有 1% 丁卡因的棉签置于下鼻道鼻腔外侧壁,表面麻醉 5min
	助手固定患者头部,操作者一手持鼻镜扩大前鼻孔,另一手持穿刺针
	穿刺针置于距下鼻甲前端 1~1.5cm 的下鼻甲附着处的鼻腔外侧壁,固定针头
	放下鼻镜,一手固定患者头部,另一手持针朝同侧耳郭上缘方向稍用力钻动至落空感
	抽出针芯,连接 20ml 注射器
	嘱患者低头双手托弯盘
	回抽无血而有空气或脓液,证实针尖在窦腔
	注入温生理盐水冲洗至澄清为止,观察患者反应
	冲洗完毕,需要时注入药液,旋转退出穿刺针
	用棉片填塞穿刺处压迫止血
	撤去治疗巾
	再次核对治疗单、患者及腕带信息(2 个以上查对点),根据病情协助患者返回病室
	告知患者注意事项,进行健康指导
操作后处理	用物:依据《消毒技术规范》和《医疗废物管理条例》做相应处理
	护士:洗手
	记录:打钩、记录时间、签全名

（七）注意事项

1. 操作过程中,若患者有虚脱、晕厥等意外,应立即拔针,患者取平卧位,观察病情,给予对症处理。

2. 未确定针穿入上颌窦腔前禁止注入空气,以免引起空气栓塞;若怀疑发生空气栓塞,应立即取头低位和左侧卧位,采取吸氧等急救措施。

3. 进针部位及方向要正确,用力要适中,一旦有"落空感"即停,以免引起眼眶及面颊部肿胀或感染。

4. 冲洗时密切观察患者眼部和面颊部,如患者主诉眶内胀痛、眼球有被挤压感或发现面颊部逐渐隆起,应立即停止。

5. 拔除穿刺针后如遇出血不止,应止血处理。

六、鼻窦负压置换法

（一）概述

鼻窦负压置换法是指利用吸引器具使鼻窦形成负压,从而吸出鼻窦分泌物并使药液进入鼻窦内,达到治疗目的的方法。

（二）操作目的

1. 吸出鼻腔及鼻窦内的分泌物。

2. 使药液进入窦腔,以达到治疗目的。

（三）适用范围

慢性鼻窦炎,尤其是儿童慢性鼻窦炎。

（四）禁忌证

急性鼻炎、急性鼻窦炎、鼻出血、鼻息肉、鼻部手术后伤口未愈、鼻前庭炎、鼻前庭疖、高血压等。

（五）操作准备

1. **物品准备** 电动负压吸引器或中心负压吸引装置、橄榄式接头、1% 麻黄碱滴鼻剂、治疗碗（内盛清水）、抗生素药液、纸巾。

2. **患者准备** 患者正确擤鼻,取仰卧位。

3. **环境准备** 环境安静整洁、光线充足。

（六）操作步骤

鼻窦负压置换法操作步骤见表 3-6。

表 3-6 鼻窦负压置换法

程序	步骤
检查仪表	检查仪表端庄、服装整洁,符合职业要求
核对	双人核对医嘱单与治疗单
评估	一般情况:病情、生命体征、意识状态、病变程度及治疗经过
	心理状态:情绪反应、心理需求
	操作部位:鼻腔
	合作程度:患者和 / 或家属对此项操作的认识及配合程度
	环境:安静整洁、光线充足

程序	步骤
操作前准备	护士:洗手、戴口罩
	用物:电动负压吸引器或中心负压吸引装置、橄榄式接头、1% 麻黄碱滴鼻剂、治疗碗(内盛清水)、抗生素药液、纸巾
	患者:根据病情取仰卧位
操作过程	携用物至处置室,核对患者及腕带信息(2 个以上查对点)
	向患者或家属解释操作的目的、方法,擤净鼻涕
	患者取仰卧位,肩下垫枕或头悬于床头,头尽量后仰,鼻孔朝上
	向两侧鼻腔缓慢滴入 1% 麻黄碱滴鼻剂 2~3 滴(小儿患者浓度减半),以收缩鼻黏膜,使窦口开放
	2~3min 后擤净鼻涕
	向鼻腔内注入 2~3ml 抗生素药液
	连接吸引器和橄榄式接头,打开吸引器,调节负压
	一手将橄榄式接头塞入患者患侧前鼻孔,另一手封闭患者对侧前鼻孔;嘱患者发出"开"的声音,使软腭上提、间歇关闭鼻咽腔;反复吸引,每次吸引 1~2s,重复 6~8 次
	观察有无头痛、耳痛或鼻出血
	同法吸引对侧鼻腔,操作完毕,关闭吸引器
	再次核对治疗单、患者及腕带信息(2 个以上查对点),协助患者坐起
	擦净患者口鼻
	告知患者注意事项,进行健康指导
操作后处理	用物:依据《消毒技术规范》和《医疗废物管理条例》做相应处理
	护士:洗手
	记录:打钩、记录时间、签全名

(七)注意事项

1. 小儿患者使用麻黄碱时浓度应减半。

2. 吸引负压不宜过大,一般控制在 20~24kPa,抽吸时间不宜过长,一般为 1~2s,以免引起鼻出血。

3. 不能配合的年幼患儿,可让其尽量张大口,以封闭鼻咽腔。

七、雾化吸入法

(一)概述

雾化吸入是咽、喉、气管疾病局部用药的方法,是应用雾化装置将药液分散成细小的雾滴,以气雾状喷出,经口、鼻、人工气道等呼吸通道吸入的方法,具有抗炎、消肿、祛痰、解痉、湿化气道等作用,临床上分为氧泵雾化吸入、超声雾化吸入、高压泵雾化吸入。

（二）操作目的

1. 治疗咽、喉部炎症。

2. 湿化气道。

3. 解除痉挛，改善通气功能。

（三）适用范围

1. **咽喉部炎症类疾病** 急性咽喉炎、急性会厌炎、声带息肉早期、声带小结等。

2. **咽喉部疾病术后** 会厌囊肿、气管切开、声带病变等。

3. **过敏性疾病** 喉痉挛、支气管痉挛。

（四）禁忌证

无。

（五）操作准备

1. **物品准备** 高压雾化泵或氧气装置、雾化器1套、药液、纱布数块、5ml注射器。

2. **患者准备** 患者取坐位或半坐位。

3. **环境准备** 环境安静整洁、光线充足。

（六）操作步骤

雾化吸入法操作步骤见表3-7。

表3-7 雾化吸入法

程序	步骤
检查仪表	检查仪表端庄、服装整洁，符合职业要求
核对	双人核对医嘱单与治疗单
评估	一般情况：病情、生命体征、意识状态、病变程度及治疗经过
	心理状态：情绪反应、心理需求
	操作部位：口、鼻、人工气道
	合作程度：患者和/或家属对此项操作的认识及配合程度
	环境：安静整洁、光线充足
操作前准备	护士：洗手、戴口罩
	用物：高压雾化泵或氧气装置、雾化器1套、药液、纱布数块，5ml注射器
	患者：根据病情取合适体位
操作过程	携用物至床旁，核对患者及腕带信息（2个以上查对点）
	向患者或家属解释操作的目的、方法
	患者取坐位或半坐位
	取出雾化罐，连接面罩或口含嘴
	抽吸药液，注入雾化罐内
	连接氧气装置或高压雾化泵
	打开开关，调节压力，药液呈雾状喷出

程序	步骤
操作过程	将口含嘴放入患者口中,嘱患者闭口深吸气,用鼻呼气,如此反复,直到无雾状药液喷出为止;气管切开患者置于套管口进行雾化;小儿或意识不清楚患者使用面罩,同时观察患者反应
	吸入完毕,关闭开关,擦拭患者面部
	再次核对治疗单、患者及腕带信息(2个以上查对点)
	告知患者注意事项,进行健康指导(漱口等)
	分离雾化装置,清洁雾化罐、口含嘴(导管除外),晾干备用
操作后处理	用物:依据《消毒技术规范》和《医疗废物管理条例》做相应处理
	护士:洗手
	记录:打钩、记录时间、签全名

(七)注意事项

1. 治疗前,检查高压雾化泵或氧气装置是否完好。
2. 雾化器压力不可过高。
3. 雾化罐内药量不超过规定刻度。
4. 雾化时雾化泵应保持直立位,防止漏液或呛咳。
5. 雾化时闭口深吸气,用鼻呼气。
6. 雾化后漱口,以防药液对咽喉部产生刺激。

八、剪鼻毛法

(一)概述

剪鼻毛法是指护士应用弯头小剪刀,为鼻腔、鼻窦或经鼻内镜实施鼻眼、鼻颅底等相关手术的患者剪短鼻毛,以达到扩大手术视野,预防感染的一项专科技能。

(二)操作目的

清洁术野,预防感染。

(三)适用范围

鼻腔及鼻窦疾病、经鼻垂体瘤切除、经鼻内镜鼻眼及鼻颅底相关手术等。

(四)禁忌证

患者年龄小或不能配合、鼻出血、鼻内较大肿物等。

(五)操作准备

1. **物品准备** 额镜、光源、弯头眼科剪、凡士林或抗生素软膏、棉签、75%乙醇溶液、纱布。
2. **患者准备** 擤净分泌物,根据病情取合适体位。
3. **环境准备** 处置室安静整洁、避免强光直接照射。

(六)操作步骤

剪鼻毛方法见表3-8。

表 3-8　剪鼻毛法

程序	步骤
检查仪表	检查仪表端庄、服装整洁,符合职业要求
核对	双人核对医嘱单与治疗单
评估	一般情况:病情、生命体征、意识状态、鼻腔情况
	心理状态:情绪反应、心理需求
	操作部位:鼻前庭
	合作程度:患者和 / 或家属对此项操作的认识及配合程度
	环境:安静整洁、光线充足
操作前准备	护士:洗手、戴口罩
	用物:额镜、光源、弯头眼科剪、凡士林或抗生素软膏、棉签、75% 乙醇溶液、纱布
	患者:擤净分泌物,根据病情取合适体位
操作过程	携用物至处置室,核对患者及腕带信息(2 个以上查对点)
	向患者或家属解释操作的目的、方法
	患者取坐位,头后仰,自然呼吸
	打开并调节光源,额镜对光,使光源聚焦在一侧鼻前庭
	检查鼻腔黏膜、息肉、肿物情况,用棉签清洁鼻腔
	将软膏用棉签均匀涂在剪刀两叶
	一手固定鼻部,另一手持剪刀,使剪刀凸面紧贴鼻毛根部,将鼻前庭四周鼻毛剪下
	用干棉签擦净剪刀上剪下的鼻毛
	检查是否有残留
	用 75% 乙醇溶液消毒鼻前庭,同法剪对侧鼻毛
	纱布擦拭面部、口周,关灯,取下额镜
	询问患者有无不适
	再次核对治疗单、患者及腕带信息(2 个以上查对点)
	告知患者注意事项,进行健康指导
操作后处理	用物:依据《消毒技术规范》和《医疗废物管理条例》做相应处理
	护士:洗手
	记录:打钩、记录时间、签全名

（七）注意事项

1. 操作前,戴眼镜患者须摘下眼镜,告知患者勿咳嗽、打喷嚏,以免发生意外。

2. 剪鼻毛时,动作要轻柔,勿伤及鼻黏膜引起出血。

3. 操作后,将剪刀清洗灭菌。

九、鼻腔冲洗法

（一）概述

鼻腔冲洗法是指使用专用冲洗器,先将冲洗液经负压吸入橡皮球中,再通过挤压橡皮球,将冲洗液以一定压力注入一侧鼻腔,使鼻腔分泌物和冲洗液从另一侧鼻腔或口中流出,从而达到冲洗目的的一种治疗方法。

（二）操作目的

1. 清洁鼻腔,改善微循环,促进炎症吸收。
2. 鼻腔或鼻窦术后清痂、引流、消炎、抗水肿、止血、收敛、防止术腔粘连等作用。
3. 提高术后疗效。

（三）适用范围

1. 各种鼻炎及鼻窦炎,鼻腔急性炎症期除外。
2. 日常鼻腔清洁。
3. 鼻内镜术后。
4. 职业性吸入粉尘的鼻腔保健冲洗。

（四）禁忌证

1. 鼻腔急性炎症期。
2. 脑脊液鼻漏、鼻颅底开放术后及重度中耳感染。

（五）操作准备

1. **物品准备**　鼻腔冲洗器、冲洗液（温生理盐水）、纸巾或纱布、脸盆。
2. **患者准备**　患者自备脸盆,根据病情取合适体位。
3. **环境准备**　环境安静整洁、光线充足。

（六）操作步骤

鼻腔冲洗方法见表3-9。

表 3-9　鼻腔冲洗法

程序	步骤
检查仪表	检查仪表端庄、服装整洁,符合职业要求
核对	双人核对医嘱单与治疗单
评估	一般情况:病情、生命体征、意识状态、鼻腔情况
	心理状态:情绪反应、心理需求
	操作部位:鼻腔黏膜完整性、有无出血、有无填塞物
	合作程度:患者和/或家属对此项操作的认识及配合程度
	环境:安静整洁、光线充足
操作前准备	护士:洗手、戴口罩
	用物:鼻腔冲洗器、冲洗液（温生理盐水）、纸巾或纱布
	患者:自备脸盆,根据病情取合适体位

程序	步骤
操作过程	携用物至床旁,核对患者及腕带信息(2个以上查对点)
	向患者或家属解释操作的目的、方法
	患者取坐位,头向前倾30°
	将脸盆置于患者面前,开启已加热的冲洗液,放置于稳妥之处
	打开并检查鼻腔冲洗器,将橄榄头塞入患者鼻孔,另一端放入冲洗液中
	告知患者头前倾,张口自然呼吸,勿说话及吞咽;冲洗时压力不可过大,以免分泌物冲入咽鼓管引起中耳炎;冲洗时出现咳嗽、呕吐、打喷嚏等现象,应立即停止,稍等片刻后再冲洗;观察冲出液的颜色,如呈鲜红色,应立即停止冲洗
	反复挤压橡胶负压球,进行鼻腔冲洗
	须双侧冲洗的患者,先冲洗阻塞较重的一侧鼻腔,每侧鼻腔使用冲洗液300~500ml;用相同的方法冲洗对侧
	冲洗完毕,询问患者有无不适,嘱其将冲洗器洗净后晾干备用
	指导正确擤鼻,用纸巾或纱布擦拭口鼻
	根据病情协助患者取舒适卧位
	再次核对治疗单、患者及腕带信息(2个以上查对点)
	告知患者注意事项,进行健康指导
操作后处理	用物:依据《消毒技术规范》和《医疗废物管理条例》做相应处理
	护士:洗手
	记录:打钩、记录时间、签全名

(七)注意事项
1. 冲洗液温度应接近体温,不能过冷或过热。
2. 嘱患者冲洗时勿说话,以免引起呛咳。
3. 压力不可过大,以免分泌物冲入咽鼓管引起中耳炎。
4. 冲洗时患者出现咳嗽、呕吐、打喷嚏等现象,应立即停止,稍等片刻后再冲洗。
5. 观察冲出液的颜色,如呈鲜红色,应立即停止冲洗。

十、滴鼻法

(一)概述
滴鼻法是鼻部疾病常用的一种治疗方法,是将药液滴入鼻腔,通过按压鼻翼,使药液均匀分布在鼻黏膜上,从而达到收缩或润滑鼻黏膜,保持鼻腔引流通畅的目的。

(二)操作目的
收缩或湿润鼻腔黏膜,达到引流、消炎、消肿、通气的作用。

(三)适用范围
1. 鼻部急、慢性炎症。
2. 鼻部手术前、后。

3. 鼻出血。

（四）禁忌证

脑脊液鼻漏、意识不清等。

（五）操作准备

1. **物品准备**　滴鼻药、清洁棉球或纸巾。
2. **患者准备**　患者根据病情擤净分泌物,取合适体位。
3. **环境准备**　环境安静整洁、光线充足。

（六）操作步骤

滴鼻法操作步骤见表 3-10。

表 3-10　滴鼻法

程序	步骤
检查仪表	检查仪表端庄、服装整洁,符合职业要求
核对	双人核对医嘱单与治疗单
评估	一般情况:病情、生命体征、意识状态、鼻腔情况
	心理状态:情绪反应、心理需求
	操作部位:鼻腔黏膜完整性、出血及分泌物情况
	合作程度:患者和/或家属对此项操作的认识及配合程度
	环境:安静整洁、光线充足
操作前准备	护士:洗手、戴口罩
	用物:滴鼻药、清洁棉球或纸巾
	患者:根据病情擤净鼻腔分泌物,取合适体位
操作过程	携用物至床旁,核对患者及腕带信息(2 个以上查对点)
	向患者或家属解释操作的目的、方法,患者擤净鼻腔分泌物
	根据病情,协助患者取合适体位 (1)仰卧位:肩下垫枕或头悬于床头,头尽量后仰,鼻孔朝上,高血压患者慎用 (2)侧卧位:头低肩高,患侧向下 (3)坐位:端坐于椅上,背靠椅背,头尽量后仰
	一手轻推鼻尖,暴露鼻腔;另一手持药置于前鼻孔上方,每侧鼻腔滴 3~4 滴;轻按鼻翼,使药液和鼻腔黏膜充分接触
	保持原卧位 2~3min 后坐起,需要时协助
	用棉球或纸巾擦净口鼻部
	再次核对治疗单、患者及腕带信息(2 个以上查对点)
	告知患者注意事项,进行健康指导
操作后处理	用物:依据《消毒技术规范》和《医疗废物管理条例》做相应处理
	护士:洗手
	记录:打钩、记录时间、签全名

（七）注意事项

1. 滴药前,根据病情清洁鼻腔(鼻腔内有填塞物者除外),以免影响用药效果。

2. 滴药时,滴管口或瓶口勿触及鼻孔,以免污染药液。

3. 根据病情选择合适的体位,滴药时勿吞咽,以免药液进入咽部引起不适。

十一、气管切开术后换药法

（一）概述

气管切开术作为抢救危重患者的一种急救手术,已广泛应用于临床,气管切开术后护理质量直接关系到患者的生命安全,气管切开术后换药是护理人员应该掌握的一项技能。

（二）操作目的

1. 观察伤口情况,及时发现异常变化。

2. 清除气管造瘘口周围的分泌物,使创面清洁,促进愈合,防止感染等并发症发生。

3. 使患者舒适。

（三）适用范围

气管切开、气管造瘘的患者。

（四）禁忌证

无。

（五）操作准备

1. **物品准备** 换药碗2套、镊子2把、无菌开口纱布、无菌棉球、安尔碘、薄膜手套、吸痰管数根。

2. **患者准备** 患者取舒适体位,充分暴露颈部。

3. **环境准备** 环境安静整洁、光线充足,床旁备吸引装置、医疗垃圾桶、生理盐水。

（六）操作步骤

气管切开术后换药的方法见表3-11。

表 3-11　气管切开术后换药法

程序	步骤
检查仪表	检查仪表端庄、服装整洁,符合职业要求
核对	双人核对医嘱单与治疗单
评估	一般情况:病情、生命体征、意识状态、呼吸状况、系带松紧度等
	心理状态:情绪反应、心理需求
	操作部位:颈部人工气道
	合作程度:患者和/或家属对此项操作的认识及配合程度
	环境:安静整洁、光线充足,床旁备吸引装置、医疗垃圾桶、生理盐水
操作前准备	护士:洗手、戴口罩
	用物:换药碗2套、镊子2把、无菌开口纱布、无菌棉球、安尔碘、薄膜手套、吸痰管数根
	患者:根据病情取合适体位

续表

程序	步骤
操作过程	携用物至床旁,核对患者及腕带信息(2个以上查对点)
	向患者及其家属解释操作的目的、方法
	患者取舒适体位,充分暴露颈部
	右手戴薄膜手套,揭掉套管口上覆盖的湿纱布,取下开口纱布;观察纱布颜色,判断有无铜绿假单胞菌感染,后弃于医疗垃圾袋中;检查系带松紧度,以伸入一指为宜;脱手套
	观察套管柄有无分泌物,需要时可用消毒棉球擦净
	评估有无痰液,必要时给予吸痰
	消毒气管套管周围皮肤,直径≥8cm,以套管为中心,由内向外,由上到下消毒2次
	检查并打开无菌开口纱布,用镊子夹取,垫于套管柄下
	再次核对治疗单、患者及腕带信息(2个以上查对点)
	告知患者注意事项,进行健康指导
操作后处理	用物:依据《消毒技术规范》和《医疗废物管理条例》做相应处理
	护士:洗手
	记录:打钩、记录时间、签全名

（七）注意事项

1. 操作前,检查系带松紧度,尤其是合并皮下气肿的患者,必要时给予调整,以伸入一指为宜,防止发生脱管。

2. 观察污染纱布及伤口分泌物的颜色、性质,若有异常应及时送检,做分泌物细菌培养及药物敏感试验。

3. 注意无菌操作,消毒时以套管为中心,由内向外,由上到下消毒2次;消毒棉球1次夹取1个,避免反复使用。

4. 铜绿假单胞菌感染患者使用后的用物,须做好标识,给予特殊处理,避免交叉感染。

十二、经气管套管吸痰法

（一）概述

吸痰是护理人员必须掌握的一项专业技能,是利用负压原理,经呼吸道插入导管清除分泌物、保持呼吸道通畅的一种方法。根据病情可经口、鼻、人工气道吸引。临床上常采用电动吸引器和中心负压装置吸引。

（二）操作目的

1. 清除分泌物、保持气道通畅。
2. 预防肺不张、坠积性肺炎等肺部感染。
3. 促进呼吸功能,改善肺通气。

（三）适用范围

气管切开、气管造瘘患者。

（四）禁忌证

无。

（五）操作准备

1. **物品准备**　生理盐水、吸痰管数根（内装薄膜手套）、治疗巾、听诊器。

2. **患者准备**　患者取合适体位、吸氧；清醒患者，操作前告知吸痰的必要性及不适感；分泌物黏稠不易吸出者，吸痰前可给予雾化吸入、翻身、叩拍胸背部，促进痰液排出。

3. **环境准备**　环境安静整洁、光线充足；床旁备负压吸引装置、医疗垃圾桶。

（六）操作步骤

经气管套管吸痰法的操作步骤见表 3-12。

表 3-12　经气管套管吸痰法

程序	步骤
检查仪表	检查仪表端庄、服装整洁，符合职业要求
核对	双人核对医嘱单与治疗单
评估	一般情况：病情、生命体征、意识状态、呼吸状况、系带松紧度、痰液状况
	心理状态：情绪反应、心理需求
	操作部位：颈部人工气道
	合作程度：患者和 / 或家属对此项操作的认识及配合程度
	环境：安静整洁、光线充足，床旁备负压吸引装置、医疗垃圾桶
操作前准备	护士：洗手、戴口罩
	用物：生理盐水、吸痰管数根（内装薄膜手套）、治疗巾、听诊器
	患者：根据病情取舒适体位、吸氧
操作过程	携用物至床旁，核对患者及腕带信息（2 个以上查对点）
	向患者或家属解释操作的目的、方法
	患者取合适体位
	撤掉套管口上覆盖的湿纱布，给予高流量吸氧
	铺治疗巾于颌下
	准备吸引用物，打开生理盐水瓶盖
	检查吸痰管型号、有效期
	打开吸痰管，取出并佩戴手套，一手保持无菌，取出吸痰管
	另一手将连接管与吸痰管连接，打开吸引器开关，调节负压（成人 0.04~0.053MPa，儿童 <0.04MPa），检查通畅性，取出吸氧管放于治疗巾上
	阻断负压，将吸痰管经气管套管插入气管内，遇阻力后略上提
	吸痰时左右旋转，自深部向上提拉吸净痰液，每次不超过 15s
	将吸痰管连同手套弃于医疗垃圾桶内，将吸氧管重新放入套管内，冲洗连接管，关闭吸引器，撤去治疗巾

程序	步骤
操作过程	观察患者生命体征,肺部听诊判断吸痰效果
	调节氧流量至原范围
	再次核对治疗单、患者及腕带信息(2个以上查对点)
	告知患者注意事项,进行健康指导
操作后处理	用物:依据《消毒技术规范》和《医疗废物管理条例》做相应处理
	护士:洗手
	记录:打钩、记录时间、签全名

（七）注意事项

1. 吸痰前检查负压吸引装置性能是否良好,各管连接是否正确。

2. 准备合适的吸痰管,其外径不超过气管套管内径的1/2。

3. 吸痰前、后可给予患者高流量吸氧3~5min,调节氧流量时,先断开患者端,调整后再吸氧。

4. 检查系带松紧度,尤其是合并皮下气肿的患者,需要时给予调整,以伸入一指为宜,防止发生脱管。

5. 调节吸引负压,成人在0.04~0.053MPa(300~400mmHg),小儿<0.04MPa。

6. 吸痰时动作要轻柔,边吸边旋转上提,切勿反复上下提插或固定一处吸痰,防止损伤呼吸道黏膜。

7. 注意无菌操作,气管切开处的吸痰管与口鼻的吸痰管分开使用,一次性吸痰管避免重复使用。

8. 每次吸痰时间不超过15s,吸痰过程中密切观察痰液情况和生命体征变化,痰未吸尽时,可间隔3~5min后再吸。

9. 痰液黏稠,不易吸出时,可配合雾化吸入,使痰液稀释后吸出,也可叩拍胸背部或使用排痰机,通过振动使痰液排出。叩拍时,使用空心拳,自下而上,自外向内拍击胸背。

10. 气管切开处、口鼻腔均需吸痰时,先吸引气管切开处痰液再吸口鼻腔。

11. 听诊时,从肺尖开始,自上而下,两侧对称部位进行比较。

第二节　耳鼻咽喉头颈外科早期康复护理技术

一、吞咽功能康复训练

（一）概述

喉癌等疾病经手术治疗后,因局部解剖结构的改变,会给患者带来吞咽功能障碍等一系列问题,严重影响患者的营养水平和生活质量。术后吞咽功能康复训练能帮助患者适应吞咽方式的改变,提高其营养摄入水平。

（二）适应证

各种原因导致的吞咽障碍患者,如中枢神经系统病变(脑卒中、颅内肿瘤)、周围神经系统病变、鼻咽癌放疗后、下咽部及喉内肿瘤等。

（三）训练方法

1. 吞咽辅助训练

（1）空咽训练：对于吞咽障碍者，术后第 7 日指导患者开始做空咽动作，每日 3 次，每次 10min，最好在抬头、低头时交替进行，若患者发生呛咳则停止。

（2）头颈训练：术后第 8 日指导患者头部旋转、前倾、侧偏等，每日 3~5 次，每次 10min。

（3）屏气 - 发声运动：指导喉部分切除术后气道恢复正常的患者进行屏气 - 发声练习。嘱患者坐在床旁椅上，双臂抬至胸前，掌心向前，掌根用力向前推，屏气，然后让患者突然松手，打开声门，呼气发声，每次 5~10min，每日练习 3~5 次。

2. 进食吞咽训练

（1）进食体位：指导水平部分喉切除患者采取端坐卧位，头尽量向下低，躯干略向前倾；垂直部分喉切除患者取端坐位，头偏向健侧，躯干侧倾；全喉切除患者取端坐卧位，以患者舒适为主。

（2）吞咽食物选择：喉部分切除患者从团状食物开始练习，比如香蕉、蛋糕等，逐渐过渡到糊状、半流食、流食、普食；全喉切除患者先练习进水、流食，逐渐过渡到半流食、软食、普食。

（3）吞咽过程指导：指导患者循序渐进练习进食，从少量（1~4ml）开始，逐渐增加。根据吞咽时食物通过的情况选择最恰当的颈部位置，食物吞至舌根处时停止吞咽，做深吸气动作，手指堵住气管套管，然后屏气进行吞咽。若发生呛咳，应暂停进食，并帮助患者叩击背部，指导患者清除口腔内残留食物。告知患者在正常饮食恢复前要继续保留胃管，以保证每日所需能量及营养物质摄入。

（四）病情观察与记录要点

1. 早期评估患者吞咽能力。

2. 指导患者进行吞咽辅助训练，记录训练依从性及适应性。

3. 根据患者的手术方式选择恰当的体位及食物性质，观察患者有无呛咳及最佳吞咽体位。

4. 观察患者有无咽瘘发生。

5. 观察患者生命体征变化和营养情况。

二、嗓音功能康复训练

（一）概述

嗓音功能康复训练是通过系统练习的方法，使患者对与发音相关的器官进行训练，改善患者机体的共鸣系统并提高敏感度，从而实现正确发声。

（二）适应证

因职业或个人原因存在用声过度，有声嘶、声音疲劳等症状者，如声带小结、声带息肉、慢性喉炎等患者。

（三）训练方法

1. 第一阶段　缓解肌肉紧张，包括放松训练、呼吸吐纳训练、姿势运动训练等，每日练习 4~5 次，每次 5min，可以根据患者耐受程度逐渐增加到每次 10~15min。

（1）放松训练：教会患者按摩颈部，用示指和拇指旋转按摩甲状软骨两侧肌肉，头部轻轻旋转，边打哈欠边发"a"音。

（2）呼吸吐纳训练：指导患者自然站立，处于放松状态，用鼻缓慢深吸气，均匀缓慢地做缩唇呼吸,然后迅速吸气,自然呼气,重复以上动作。指导患者进行吹吸管练习,口含放入水中的吸管,用鼻深吸气后持续将气体吹出。

(3)姿势运动训练:轻握拳抬高至头部最高点,然后手臂自然下垂;用力握拳抬高前臂与肩平行,然后手臂自然下垂。

2. **第二阶段** 改善声带运动,包括共鸣训练、舌肌操练习、打哈欠练习和滑音、柔声运动,每日练习 4~5 次,每次 5min。刚开始以一种发声训练为主,之后逐渐将几种方法进行结合练习。

(1)共鸣训练:指导患者上下唇微闭,舌尖轻顶牙床,边用鼻音发"n"音,边体会鼻腔共鸣感。

(2)舌肌操练习:指导患者用舌尖抵上齿龈,同时顺硬、软腭向后钩卷,练习舌尖伸缩,通过舌尖力量推动舌面伸出口,舌尖卷起回缩,重复多次;用舌尖沿牙床四周、左右内颊及上下内唇之间转圈,先顺时针转 5~8 圈,再逆时针转 5~8 圈。

(3)打哈欠练习:指导患者自然地打哈欠并体会口腔咽喉部打开与下降的感觉,维持 4~6s,每日练习 15 次以上。

3. **第三阶段** 改变发音方式,包括低语样发声与哼鸣训练、软起音练习、含水发声训练、水泡音练习、嚼音练习和吟唱练习等,开始时以一种方式为主,每日 4~5 次,每次 5min,随后逐渐将几种方法进行结合练习,根据耐受情况可加至每次 10~15min。

(1)含水发声练习:指导患者口含温盐水 5~10ml,自然站立,全身及咽喉均放松,仰头发"a"音,开始时 20~30s,逐渐延长到 60s,连续 5~6 次。

(2)吟唱练习:鼓励患者诵读诗歌散文等,语速逐渐加快到正常人交流语速。

(四)病情观察与记录要点

1. 评估患者声音嘶哑的程度、近期有无过度用嗓经历、呼吸道感染史。

2. 对患者进行饮食指导及用声指导,记录患者依从性。

3. 记录患者嗓音功能康复训练的过程及效果。

三、前庭功能康复训练

(一)概述

前庭功能康复训练是以运动为基础,依托前庭适应、感觉替代、前庭习服机制,使受损的前庭功能加速恢复,消除患者的眩晕症状、提高机体代偿水平的运动训练。

(二)适应证

1. **周围性前庭疾病** 如良性阵发性位置性眩晕(benign paroxysmal positional vertigo,BPPV)、内耳外伤性眩晕、突聋伴眩晕、梅尼埃病等。

2. **中枢性前庭疾病** 颅脑外伤性眩晕、多因素性老年平衡失调等。

3. **精神源性头晕** 如持续性姿势 - 知觉性头晕等。

(三)训练方法

1. **凝视稳定性练习** 护士指导患者坐在床边进行训练,可准备 2 个或多个视靶,距离为一臂(远视靶可设在 1~2m 处)。

(1)外周性前庭康复训练

1)摇头固视:患者手持 1 个静止的视靶,放于两眼正中。患者眼睛注视着视靶,头部进行左、右和上、下的运动。

2）交替固视：保持 2 个视靶固定不动，且相距一定距离，指导患者在 2 个视靶之间水平或垂直转头时，眼睛交替注视两个不同方向的视靶，头眼方向相同。

3）分离固视：保持 2 个视靶固定不动，且相距一定距离，指导患者眼先对准左侧视靶，头不动，眼睛转向右侧视靶，看清右侧视靶之后再快速向右转头。左右交替进行。

4）反向固视：护士手持 1 个视靶水平或垂直移动，指导患者眼睛注视视靶并随之移动，但头向相反的方向移动。

（2）中枢性前庭康复训练

1）VOR 抑制：刺激半规管和耳石器都可通过前庭眼反射引起眼球运动，即前庭眼动反射（vestibulo-ocular reflex，VOR）。VOR 抑制是指护士手持 1 个视靶水平或垂直移动，指导患者头眼同时同步跟踪视靶，持续 1~2min。

2）反扫视：护士手持 2 个视靶，向患者随机示意其中 1 个视靶，让患者头保持不动，眼睛向另 1 个视靶快速扫视，以能看清为宜。

3）记忆 VOR：护士手持 1 个视靶在患者正前方，让患者头眼同时对准视靶，闭目转头至任意方向，眼不随头动，固视记忆视靶的位置，睁眼时记忆视靶距离中心位的视靶越近越好，转头幅度由小到大，持续 5min。

4）记忆扫视：在患者前方各个方向和位置设置多个视靶，让患者记住其中 1 个视靶的位置后闭目，头眼转至正中位，在闭眼的情况下，头保持不动，通过眼动扫视记忆中的视靶。

2. **习服训练** 治疗各种半规管良性阵发性位置性眩晕。指导患者坐床边，快速向一侧侧卧，然后头向上转 45°，保持该位置 30s，然后坐起来 30s，再向对侧以相同的方式重复。两侧交替进行，每组动作重复 10~20 次，每日 3 次。患者练习期间，若残余头晕症状消失，则停止练习。

3. **平衡与步态训练**

（1）单脚站立：指导患者手扶床旁椅，单脚站立，停留 15s，换另一侧。

（2）前后摇摆身体：指导患者在床旁椅与墙之间锻炼，以免跌倒。开始时俯身向下，然后将身体重心向后移动，脚尖翘起，接着向前摆动，身体重心向前，脚跟翘起，重复 10 次。

（3）脚跟脚尖一线走：指导患者在病房走廊进行锻炼，一脚在前一脚在后，脚跟挨着脚尖站立，双上肢平伸，停留 15s，然后换另一只脚在前，停留 15s。若患者可适应，则让患者按照此法沿着一条直线行走。

4. **活动耐力训练**

（1）起立锻炼：指导患者在床边进行锻炼，从坐位到站立位，然后再回到坐位。

（2）急转弯练习：让患者在病区走廊进行锻炼，指导患者行走时向左或向右急转弯，或大弧度转弯。

（四）病情观察与记录要点

1. 观察患者有无眩晕发作及发作情况，如发作诱因、持续时间、眩晕程度、活动能力以及相关伴随症状等。

2. 记录患者康复训练的进度，如训练内容、训练次数、训练依从性等。

3. 动态评估患者眩晕好转情况，如活动能力、进食情况、眩晕减轻情况等。

4. 观察患者生命体征变化情况，按护理级别要求进行巡视。

（李丽红 刘 爽 谭 茜 荆 璇）

第四章

专科急救及重症护理

第一节 耳鼻咽喉头颈外科疾病的并发症及护理

一、慢性化脓性中耳炎

慢性化脓性中耳炎并发症及护理见表 4-1。

表 4-1 慢性化脓性中耳炎并发症及护理

常见并发症	预防要点	治疗及护理要点
1. 颅外并发症 耳部脓肿、迷路炎、面瘫	1. 术中防止不必要的损伤,注意面神经的保护 2. 观察脓肿范围、体温、耳痛、听力、眩晕情况的变化 3. 观察额纹、闭眼、鼻唇沟变化	1. 卧床休息,处理原发病灶 2. 尽早切开排脓,必要时手术治疗 3. 遵医嘱应用抗生素抗炎治疗 4. 遵医嘱对症用药(如血管扩张药、营养神经药物),可配合针灸、按摩治疗
2. 颅内并发症 硬脑膜外脓肿、脑膜炎、脑脓肿、乙状窦血栓性静脉炎	1. 观察瞳孔、意识、体温变化,头痛及呕吐情况 2. 控制血压、血糖在正常范围 3. 如出现血压升高、脉搏下降、头痛剧烈、喷射状呕吐等表现,应考虑颅内压增高 4. 发现意识变化、剧烈头痛、喷射状呕吐、听力下降、耳道流脓等应及时就诊	1. 处理原发病灶,尽快手术 2. 对症支持疗法,保持水、电解质平衡,颅内压高时降颅内压,控制液体入量,必要时使用脱水药物 3. 遵医嘱使用抗生素 4. 卧床休息 5. 观察生命体征、头痛、呕吐、耳部分泌物情况
3. 眼周并发症 眼睑水肿、视物模糊	1. 术中避免损伤颞浅动脉及分支 2. 观察患者有无眼睑水肿及视物模糊	1. 遵医嘱抗感染治疗 2. 观察患者生命体征变化、眼睑水肿及视物模糊的程度和持续时间 3. 做好安全护理

二、鼻出血

鼻出血并发症及护理见表 4-2。

表 4-2　鼻出血并发症及护理

常见并发症	预防要点	护理要点
1. 休克	1. 尽早建立静脉通道 2. 彻底止血 3. 积极治疗原发病 4. 控制导致鼻腔再次出血的各种诱因（如高血压、便秘、用力咳嗽、打喷嚏、挖鼻等）	1. 休克体位（中凹卧位），卧床休息 2. 保持呼吸道通畅（吸氧、防窒息） 3. 快速建立 1~2 条静脉通道，快速补液 4. 全身支持治疗（抗感染、补液、止血） 5. 严密监测出血量及生命体征 6. 积极查找病因，治疗原发病
2. 感染	1. 观察体温 2. 鼻腔填塞物留置时间不宜过长	1. 监测体温 2. 保持口腔的清洁，及时清理口鼻腔分泌物；观察填塞局部情况，观察鼻腔分泌物的颜色及气味变化 3. 遵医嘱使用抗生素
3. 舒适度改变鼻部胀痛、疼痛、呼吸不畅	1. 注意围手术期患者心理辅导，消除紧张情绪 2. 讲解鼻部肿胀、疼痛等不适的原因，取得患者理解配合	1. 密切观察患者的生命体征变化 2. 术后应用鼻腔润滑剂，促进创面痂皮的脱落及愈合 3. 局部冰袋冷敷，缓解不适感 4. 必要时使用镇痛药物，观察疼痛改善情况
4. 心血管意外	1. 术前询问患者有无高血压病史及心脑血管病变 2. 术中迅速发现出血部位，操作轻柔，避免二次损伤 3. 术中避免反复操作引起疼痛刺激	1. 术后行心电监护，密切观察患者的生命体征变化 2. 观察患者术后有无顽固性出血 3. 术后加强巡视，关注患者主诉，及时向医师反馈处理

三、扁桃体切除术后

扁桃体切除术后并发症及护理见表 4-3。

表 4-3　扁桃体切除术后并发症及护理

常见并发症	预防要点	护理要点
1. 出血	1. 术前全面了解患者的身体情况及凝血情况，防治高血压 2. 术中正确操作，避免不必要的组织损伤，彻底止血 3. 术后观察口腔分泌物，监测生命体征，血压高者采取降压措施 4. 避免用力咳嗽，儿童避免哭闹喊叫 5. 予以流质、半流质饮食，避免粗糙、坚硬的食物刺激	1. 术后颌下部冷敷，口含冰块 2. 鼓励患者多饮水，避免口干、咽干 3. 饮食应由冷流质饮食逐渐过渡到半流质饮食、软食再到普食 4. 避免剧烈活动，避免咳嗽、高声说话、过度用嗓 5. 密切观察术区有无出血，观察患者有无频繁吞咽动作，告知患者勿将分泌物咽下，应吐出，以便观察出血情况 6. 术后局部有活动性出血者，配合医师止血 7. 保持呼吸道通畅 8. 遵医嘱应用止血药物 9. 指导患者正确漱口

续表

常见并发症	预防要点	护理要点
2. 局部感染	1. 术前、术后观察患者的体温 2. 术后观察白膜生长情况	1. 每日监测4次体温,若有高热及时通知医师 2. 进食后适当饮用清水,保持口腔清洁,每日漱口3~6次 3. 观察伤口,如膜呈灰白色,口臭重,提示有创面感染,应及早处理 4. 遵医嘱应用抗生素 5. 积极预防上呼吸道感染

四、咽旁脓肿

咽旁脓肿并发症及护理见表4-4。

表4-4　咽旁脓肿并发症及护理

常见并发症	预防要点	护理要点
1. 咽后脓肿、喉水肿、纵隔炎、血栓性静脉炎、颈动脉鞘感染	1. 感染初期,脓肿尚未形成时,遵医嘱给予足量的抗生素和适量的类固醇激素 2. 脓肿形成后,立即行脓肿切开排脓	1. 遵医嘱应用抗生素 2. 观察生命体征的变化,尤其注意体温、呼吸的变化 3. 观察脓肿消退情况 4. 观察进食情况 5. 床旁备气管切开包及环甲膜穿刺针 6. 做好口腔护理,进食后用漱口液漱口 7. 留置引流管,观察引流情况
2. 上呼吸道阻塞	1. 观察患者有无憋气等呼吸困难表现 2. 观察患者颜面、甲床、口唇颜色 3. 行动脉血气分析	1. 床旁备气管切开包,做好气管切开准备 2. 给予患者低流量吸氧(2L/min) 3. 密切观察患者的生命体征变化,尤其是呼吸、血氧饱和度情况

五、阻塞性睡眠呼吸暂停低通气综合征

阻塞性睡眠呼吸暂停低通气综合征并发症及护理见表4-5。

表4-5　阻塞性睡眠呼吸暂停低通气综合征并发症及护理

常见并发症	预防要点	护理要点
1. 上呼吸道水肿、窒息	1. 术前调整睡眠姿势,侧卧位或半卧位休息;戒烟酒;使用无创呼吸机辅助呼吸;勿擅自使用中枢神经系统抑制药物 2. 术中操作轻柔,防止造成不必要的组织水肿 3. 术后观察呼吸及血氧饱和度,观察局部水肿情况	1. 加强巡视,尤其是夜间 2. 避免仰卧位,可侧卧位或半卧位,保持呼吸道通畅 3. 术前使用无创呼吸机辅助呼吸,给予吸氧 4. 做好建立人工气道的准备 5. 严密观察生命体征及血氧饱和度变化 6. 观察患者有无口唇发绀、呼吸困难等情况

常见并发症	预防要点	护理要点
2. 出血	1. 术前全面了解患者的身体情况及凝血情况,防治高血压 2. 术中正确操作,避免造成不必要的组织损伤,彻底止血 3. 术后观察口腔分泌物,监测生命体征、血压高者采取降压措施 4. 避免用力咳嗽 5. 指导患者正确漱口	1. 术中彻底止血 2. 术后颌下部冷敷,口含冰块 3. 饮食应由冷流质饮食逐渐过渡到半流质饮食、软食再到普食 4. 避免剧烈活动,避免剧烈咳嗽、高声说话、长时间说话 5. 密切观察术区有无出血,观察患者有无频繁吞咽动作 6. 术后局部有活动性出血者,配合医师止血 7. 及时清理口腔分泌物,保持呼吸道通畅 8. 全身应用止血药物 9. 指导患者正确漱口,口腔护理时动作要轻柔,避免触及创面

六、急性喉炎、急性会厌炎

急性喉炎、急性会厌炎并发症及护理见表4-6。

表4-6　急性喉炎、急性会厌炎并发症及护理

常见并发症	预防要点	护理要点
1. 喉梗阻、窒息	1. 保持呼吸道通畅 2. 观察口唇、面色有无发绀 3. 评估有无呼吸困难及呼吸困难程度 4. 安静休息、减少活动、小儿患者避免哭闹 5. 及时用药、控制疾病	1. 准备急救物品(气管切开包及环甲膜穿刺针),做好气管插管或气管切开的准备 2. 密切监测生命体征及血氧饱和度变化,有异常及时通知医师 3. 保持呼吸道通畅,给予吸氧 4. 遵医嘱合理使用抗生素、激素及雾化吸入治疗 5. 观察呼吸、声嘶、咽痛及进食改善情况 6. 告知患者不随意外出,注意休息,避免感冒
2. 术后并发症　呼吸道感染、口腔感染、气管切开切口出血	1. 及时观察患者病情变化 2. 保持呼吸道通畅 3. 做好血糖的管理	1. 密切观察患者的生命体征变化,尤其是呼吸和体温变化 2. 雾化吸入治疗 3. 抗感染治疗 4. 观察患者术区有无出血,嘱患者勿将口腔分泌物咽下,以便观察出血情况 5. 做好气管切开处换药、出血情况的观察,有异常及时通知医师

七、喉癌

喉癌并发症及护理见表4-7。

表 4-7　喉癌并发症及护理

常见并发症	预防要点	护理要点
1. 皮下气肿	1. 气管切开时动作轻柔 2. 套管大小合适 3. 避免气管切开过程中或术后剧烈咳嗽	1. 发生皮下气肿时,密切观察皮下气肿的范围、程度 2. 适当给予镇咳药
2. 出血	1. 术中彻底止血 2. 术后术区加压包扎 3. 避免引起出血的诱因	1. 气囊套管充气,避免误吸,保证气道通畅 2. 术后伤口加压包扎,密切观察包扎处出血情况及术区负压引流液的颜色、量及性质 3. 密切观察生命体征变化 4. 遵医嘱使用止血药物 5. 避免剧烈咳嗽及剧烈运动 6. 备好抢救用品,协助医师止血
3. 误吸与进食呛咳	1. 根据手术术式选择饮食种类及进食体位,进行专业吞咽训练 2. 对患者进行心理护理	1. 术前、术后床旁指导患者吞咽的方法 2. 根据手术术式选择饮食种类及进食体位 3. 进食时气囊套管充气,积极预防肺部感染 4. 讲述进食成功的案例,对患者进行心理护理,帮助患者解决进食中的困难
4. 咽瘘	1. 术前全面了解患者的身体情况,控制血糖在正常范围 2. 术中正确操作,避免不必要的组织损伤 3. 告知口腔分泌物尽量吐出,避免咽下 4. 加强肠内/肠外营养	1. 术后勿吞咽,一旦发生咽瘘,则应延长鼻饲时间 2. 加强口腔护理 3. 严密观察伤口局部情况 4. 遵医嘱使用抗生素,配合医师局部换药,如无法愈合,考虑再次手术修补 5. 指导鼻饲营养物质,观察出入量
5. 套管堵塞	1. 做好气道的管理 2. 及时湿化气道,必要时吸痰,保持气道通畅 3. 指导患者有效咳嗽、咳痰的方法	1. 一旦发生套管堵塞应迅速嘱患者平卧,湿化气道,给予吸痰 2. 持续供氧,监测血氧饱和度、呼吸变化 3. 拔除内套管,清洗 4. 外套管堵塞时通知医师,协助换管
6. 脱管	1. 系带松紧适宜、固定牢固 2. 加强巡视 3. 避免护理操作不当导致的脱管,如吸痰方法不正确,致患者剧烈咳嗽;取内管时,未固定外管	1. 立即通知医师,准备气管切开包,做抢救准备 2. 协助医师迅速重新置管 3. 高流量吸氧,监测血氧饱和度及患者呼吸情况 4. 气管切开后窦道已形成者,可将套管消毒后放入气管,并系好
7. 感染	1. 严格无菌操作 2. 预防性使用抗生素 3. 控制血糖在正常范围	1. 密切观察生命体征,尤其是体温变化 2. 半卧位休息,勿吞咽 3. 做好口腔护理 4. 教会患者有效咳嗽、咳痰的方法,必要时给予吸痰 5. 保持伤口周围清洁干燥,观察皮肤颜色、渗出物及气味 6. 严格无菌操作,做好气管套管的护理 7. 做好清创和换药 8. 增强营养,关注营养指数 9. 对分泌物做细菌培养,以便对症用药

续表

常见并发症	预防要点	护理要点
8. 呃逆	1. 选择合适的鼻饲管,插入长度正确 2. 避免受凉 3. 适当行药物、针灸治疗	1. 调整鼻饲管的位置、长度或更换合适的鼻饲管 2. 鼻饲温开水,屏气 3. 遵医嘱用药 4. 必要时行中医针灸治疗
9. 乳糜漏	1. 术中避免损伤乳糜管 2. 做好皮肤、血糖监测	1. 观察伤口引流管有无大量淡黄色或乳白色液体引出 2. 观察生命体征,监测血糖变化 3. 协助医师做好伤口的换药、冲洗等处置 4. 遵医嘱使用抗生素,观察用药的效果

八、颈部蜂窝织炎

颈部蜂窝织炎并发症及护理见表4-8。

表4-8 颈部蜂窝织炎并发症及护理

常见并发症	预防要点	护理要点
1. 呼吸困难	1. 保持呼吸道通畅 2. 观察口唇、面色有无发绀 3. 评估有无呼吸困难及呼吸困难程度 4. 安静休息、减少活动 5. 及时用药、控制疾病	1. 持续吸氧 2. 床旁备气管切开包及环甲膜穿刺针,做好气管切开的准备 3. 观察生命体征、观察血氧饱和度变化 4. 合理使用抗生素及激素 5. 观察炎症、呼吸改善情况 6. 做好安全宣教,避免不必要的外出,外出检查时做好供氧准备
2. 感染性休克	1. 密切监测生命体征、精神和意识状态、皮肤和黏膜状况、出入量、实验室检查指标及其变化情况 2. 积极治疗基础疾病,抗感染、纠正水电解质紊乱、对症支持治疗等 3. 保持呼吸道通畅,遵医嘱给予吸氧,如出现呼吸衰竭,必要时给予呼吸机辅助呼吸 4. 精神紧张者给予安慰 5. 床头备吸引器等急救设备	1. 密切观察患者生命体征、意识变化 2. 取中凹卧位,抬高头胸部20°,抬高下肢约30° 3. 给予高流量吸氧,维持 $PaO_2>60mmHg$ 4. 补充血容量,快速建立两条静脉通道,根据具体情况扩容 5. 畅通气道,必要时行气管插管或气管切开,予呼吸机辅助呼吸 6. 做好出入量的记录 7. 积极处理原发病 8. 必要时遵医嘱使用血管活性药物
3. 脓毒血症	1. 早期处理原发病灶 2. 早期用药控制感染 3. 做细菌培养及药物敏感试验	1. 密切观察患者生命体征、意识变化 2. 遵医嘱应用抗生素,并协助进行局部冲洗、换药 3. 根据细菌培养及药物敏感试验结果调整抗生素 4. 加强营养支持,提高患者抵抗力

九、鼻内镜术后

鼻内镜术后并发症及护理见表4-9。

表4-9 鼻内镜术后并发症及护理

常见并发症	预防要点	护理要点
1. 出血	1. 术前全面了解患者的身体情况,控制血压、血糖在正常范围,防止感冒 2. 术中操作轻柔,防止不必要的损伤;术后严密观察鼻腔渗血情况	1. 观察鼻腔分泌物的颜色、性质及量 2. 抬高床头,冰袋冷敷前额处 3. 避免剧烈活动,避免用力打喷嚏、擤鼻涕、咳嗽等 4. 避免进食过热及辛辣刺激性食物 5. 出血量多时通知医师,行鼻内镜下检查,重新填塞压迫止血 6. 备好抢救药品及物品 7. 遵医嘱应用止血药物 8. 指导患者正确进行鼻腔冲洗
2. 颅内并发症 颅内血肿、颅内积气、脑脊液鼻漏	1. 观察神志、瞳孔变化,有无脑膜刺激征,有无颅内压增高 2. 观察体温的变化 3. 观察渗出物的性质	1. 卧床休息,避免剧烈活动 2. 密切观察生命体征变化 3. 密切观察有无脑膜刺激征 4. 观察鼻腔渗出物的颜色性质、量 5. 积极抗感染治疗 6. 及时向医师反馈病情变化,做好相关实验室检查
3. 眶内并发症 眶内血肿、眶蜂窝织炎	1. 术中注意避免损伤或去除眶纸样板 2. 术后注意观察患者有无眶周及内眦处症状	1. 观察患者有无眶周及内眦淤血、肿胀,球结膜有无出血 2. 观察患者视力情况、眼球有无突出、有无眼球活动受限 3. 遵医嘱适当松解鼻腔填塞物,保持鼻腔引流通畅 4. 遵医嘱应用抗生素及地塞米松等

十、支撑喉镜术后

支撑喉镜术后并发症及护理见表4-10。

表4-10 支撑喉镜术后并发症及护理

常见并发症	预防要点	护理要点
1. 咽喉部损伤	1. 选择正确麻醉方式及术式 2. 麻醉插管及术中避免损伤正常组织	1. 术后清淡饮食,多饮水 2. 保持口腔的清洁 3. 遵医嘱行雾化吸入治疗 4. 遵医嘱应用抗生素

续表

常见并发症	预防要点	护理要点
2. 舌体麻木及舌运动障碍	术中操作轻柔,避免过度压迫、牵拉	1. 对患者进行心理护理,舌神经功能减退可自行恢复 2. 必要时使用营养神经药物 3. 术前、术后充分与患者沟通,及时解除患者的心理顾虑
3. 术区粘连	1. 术中操作轻柔,避免损伤正常组织及黏膜 2. 术中止血彻底 3. 术前评估,如粘连可能性大时,可分期手术	1. 遵医嘱给予雾化吸入治疗 2. 正确用声,使声带适度活动 3. 指导患者嗓音训练的方法
4. 喉头水肿	1. 术中使用激素,预防麻醉插管引起的黏膜水肿 2. 术中置支撑喉镜时,动作轻柔	1. 密切观察呼吸,必要时给予吸氧 2. 备好急救药品、物品 3. 床旁备气管切开包、环甲膜穿刺针 4. 严密观察血氧饱和度及呼吸变化 5. 完善喉镜检查,及时了解水肿情况 6. 遵医嘱使用抗生素、激素治疗

十一、颈部术后

颈部术后并发症及护理见表 4-11。

表 4-11　颈部术后并发症及护理

常见并发症	预防要点	护理要点
1. 呼吸困难、窒息	1. 密切观察生命体征及血氧饱和度变化 2. 观察有无进行性呼吸困难、烦躁、发绀 3. 观察局部肿胀情况	1. 监测生命体征,观察患者面色及情绪,观察颈部肿胀及引流情况 2. 给予持续吸氧 3. 必要时进行吸痰,保持呼吸道通畅 4. 迅速建立静脉双通道 5. 做好建立人工气道的准备 6. 备好急救药品、物品
2. 出血	1. 观察切口有无渗血,术区引流液的颜色、性质及量 2. 保持负压引流通畅	1. 术中彻底止血 2. 观察有无颈部肿胀,术区伤口加压包扎,观察渗血情况 3. 观察引流液的颜色、性质及量 4. 监测生命体征,血压高者采取降压措施 5. 必要时协助医师清除积血 6. 使用止血药物,观察用药效果

常见并发症	预防要点	护理要点
3. 感染	保持术区伤口清洁干燥,避免污染	1. 每日按时监测体温,做好记录 2. 观察伤口分泌物、引流物的颜色、性质、量 3. 及时、规范换药,保持伤口敷料清洁、干燥 4. 取脓性分泌物做细菌培养,遵医嘱正确使用抗生素 5. 给予营养供给
4. 声音嘶哑、声带麻痹	术中避免损伤喉返神经	1. 术后正确评估患者的声音变化 2. 必要时行气管切开术 3. 术前、术后向患者告知声音改变的原因,做好心理护理
5. 呛咳	术中避免损伤喉上神经	协助患者坐起进食,进食速度不宜过快
6. 低钙抽搐	1. 术中避免损伤甲状旁腺 2. 补钙治疗	1. 询问患者面部、口唇、手、足有无针刺感和麻木感 2. 给予患者高钙低磷饮食 3. 给予补钙治疗,症状轻者口服钙剂,检查血钙浓度;抽搐发作时缓慢静推葡萄糖酸钙注射液
7. 甲状腺危象	1. 完善术前准备、控制甲亢症状 2. 密切观察患者生命体征变化,尤其是体温、脉率 3. 观察患者有无大汗淋漓、烦躁、谵妄等表现	1. 高热者积极降温 2. 给予低流量氧气吸入治疗,静脉输注葡萄糖溶液 3. 口服复方碘化钾溶液;紧急时用 10% 碘化钾 5~10ml 加入 10% 葡萄糖溶液 500ml 静脉滴注,或普萘洛尔 5mg 加入 5%~10% 的葡萄糖溶液 100ml 中静脉滴注

第二节　耳鼻咽喉头颈外科危重症的急救与护理

一、呼吸困难

(一)概述

呼吸困难(dyspnea)是指患者主观上感觉空气不足或呼吸费力,客观上表现为呼吸频率、深度、节律的异常,严重时可出现端坐呼吸、发绀、辅助呼吸肌参与呼吸运动。

呼吸困难是耳鼻咽喉科常见急症之一,很多疾病都可能引起呼吸困难,如吸气性呼吸困难,常由喉、气管、大支气管的炎症、水肿、肿瘤或异物等引起狭窄或梗阻所致,其特点是吸气显著困难,高度狭窄时呼吸肌极度紧张,胸骨上窝、锁骨上窝、肋间隙在吸气时凹陷,可伴有干咳和高调的吸气性哮鸣音。

吸气性呼吸困难的分度:Ⅰ度为安静时无呼吸困难,活动时出现;Ⅱ度为安静时有轻度呼吸困难,活动时加重,但不影响睡眠和进食,无明显缺氧;Ⅲ度为明显吸入性呼吸困难、喉鸣音重、三凹征、明显缺氧和烦躁不安,不能入睡;Ⅳ度为呼吸极度困难,严重缺氧,二氧化碳增多,嘴唇苍白或发绀、血压下降、大小便失禁、脉细弱,进而昏迷、心力衰竭,直至死亡。

(二)急救流程图

呼吸困难的急救流程见图 4-1。

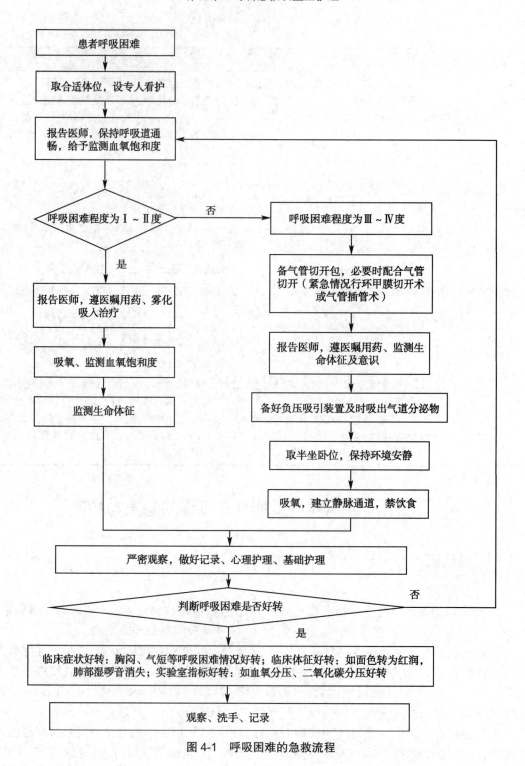

图 4-1 呼吸困难的急救流程

二、窒息

（一）概述

窒息（asphyxia）是指呼吸过程由于某种原因受阻或异常，导致全身各组织器官缺氧及二氧化碳潴留,而引起的组织细胞代谢障碍、功能紊乱和形态结构损伤的病理状态。引起窒息的原因很多,如喉头水肿、喉梗阻、喉/气管异物、气管/支气管痉挛、颈部外伤、大咯血、声带麻痹、溺水等。主要表现为缺氧,是急诊和危重患者突然死亡及早期死亡的主要原因之一。

（二）急救流程图

窒息的急救流程见图 4-2。

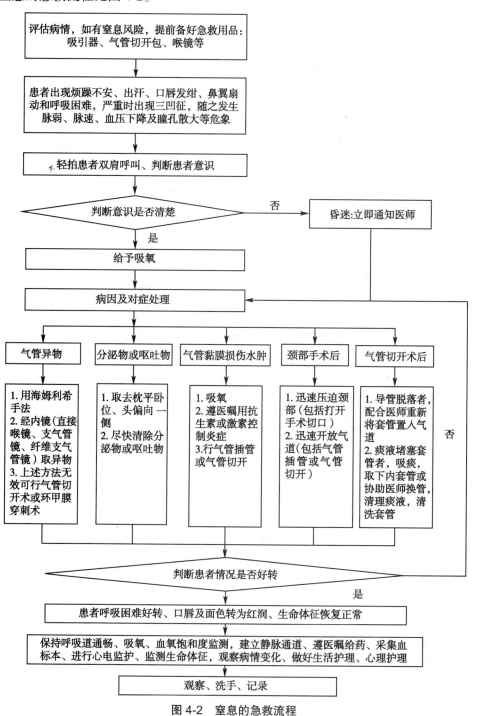

图 4-2 窒息的急救流程

三、晕厥

（一）概述

晕厥是指各种原因导致一过性脑供血不足引起的意识障碍。典型症状为突然意识丧失，跌倒在地，片刻后恢复如常。发作时间短暂，意识丧失时间多<20s；无后遗症。

（二）急救流程图

晕厥的急救流程见图4-3。

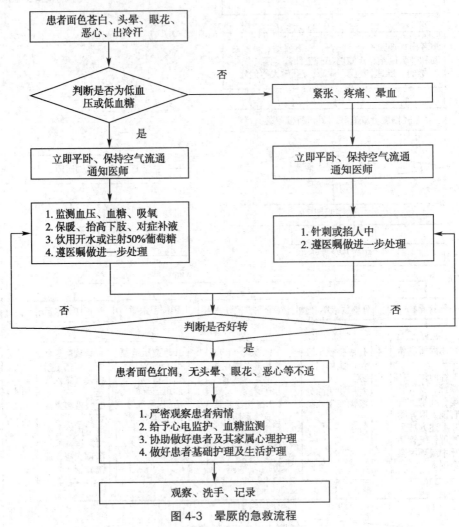

图 4-3 晕厥的急救流程

四、失血性休克

（一）概述

1. **失血性休克** 各种原因引起的大出血后有效循环血容量不足，导致以循环障碍为特征的急性循环功能不全，以及由此导致的组织器官血流灌注不足、低氧和内脏损伤的综合征。

2. **失血性休克诊断标准** ①有各种出血病史；②意识异常；③脉搏细速，脉率>100 次 /min 或不能触及；④四肢湿冷，皮肤、黏膜苍白或发绀，尿量<30ml/h；⑤收缩压<80mmHg；⑥脉压

<20mmHg;⑦原有高血压者,收缩压较原水平下降30%以上。凡符合第①项及第②、③、④项中的两项及第⑤、⑥、⑦项中一项者诊断为失血性休克。

3. 耳鼻咽喉科常见的引起失血性休克的原因有鼻出血、扁桃体术后出血、颈部术后出血等。

(二)急救流程图

失血性休克急救流程见图4-4。

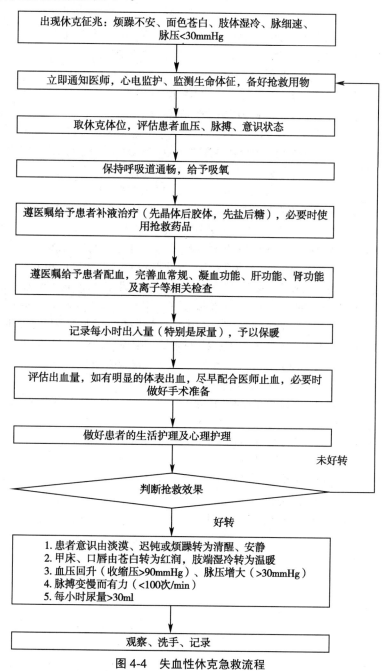

图4-4　失血性休克急救流程

(潘　乐　郑　婷　刘　爽　常慧芳　赵奕雯　荆　璇)

参考文献

［1］席淑新,肖慧明.眼耳鼻咽喉科护理学［M］.5版.北京:人民卫生出版社,2021.

［2］孙虹,张罗.耳鼻咽喉头颈外科学［M］.9版.北京:人民卫生出版社,2018.

［3］孙玉梅,张立力,张彩虹.健康评估［M］.5版.北京:人民卫生出版社,2021.

［4］王永华,徐飞.诊断听力学［M］.杭州:浙江大学出版社,2013.

［5］刘秀丽,杨军.眩晕诊断学［M］.北京:科学出版社,2020.

［6］韩德民,SATALOFF RT,徐文.嗓音医学［M］.北京:人民卫生出版社,2017.

［7］余蓉,辜德英,赵会玲.耳鼻咽喉头颈外科疾病护理难点与对策［M］.成都:四川大学出版社,2021.

［8］吴子明,刘博,韩军良.临床前庭医学［M］.北京:人民卫生出版社,2022.

［9］徐先荣,杨军.眩晕内科诊治和前庭康复［M］.北京:科学出版社,2020.

［10］肖永芳,张罗,高志强.耳鼻咽喉头颈外科学［M］.2版.北京:人民卫生出版社,2021.

［11］张建中,高兴华.皮肤性病学［M］.北京:人民卫生出版社,2015.

［12］耿小凤,田梓蓉.耳鼻咽喉头颈外科专科护理［M］.北京:人民卫生出版社,2021.

［13］杨辉,张文光.临床疾病系统化全责整体护理［M］.北京:人民卫生出版社,2016.

［14］成守珍,胡丽茎.耳鼻咽喉头颈外科急症高级护理实践［M］.北京:人民卫生出版社,2020.

［15］韩杰,席淑新.耳鼻咽喉头颈外科护理与操作指南［M］.北京:人民卫生出版社,2019.

［16］万勤,徐文.康复治疗师临床工作指南嗓音障碍康复治疗技术［M］.北京:人民卫生出版社,2019.

［17］田梓蓉,韩杰.耳鼻咽喉头颈外科护理健康教育与康复手册［M］.北京:人民卫生出版社,2019.

［18］桂莉,金静芬.急危重症护理学［M］.5版.北京:人民卫生出版社,2022.

［19］李乐之,路潜.外科护理学［M］.7版.北京:人民卫生出版社,2021.

［20］冀飞,梁思超,陈艾婷,等.耳蜗电图检查临床操作要点［J］.中国听力语言康复科学杂志,2018,16(5):386-389.

［21］中国医药教育协会眩晕专业委员会,中国康复医学会眩晕与康复专业委员会,中西医结合学会眩晕专业委员会,等.前庭功能检查专家共识(一)［J］.中华耳科学杂志,2019,17(1):117-123.

［22］中国医药教育协会眩晕专业委员会,中国康复医学会眩晕与康复专业委员会,中西医结合学会眩晕专业委员会,等.前庭功能检查专家共识(二)［J］.中华耳科学杂志,2019,17(2):144-149.

［23］王洪田,马琳,王成硕,等.过敏原皮肤点刺试验的专家共识［J］.北京医学,2020,42(10):966-985.